Dieter Schröder · Michael Anderson

Kryo- und Thermotherapie

Kryo- und Thermotherapie

Grundlagen und praktische Anwendung

Dieter Schröder
Michael Anderson

Herausgegeben von
Bernd Geupel

37 Abbildungen

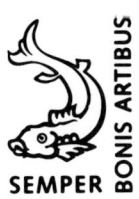

Gustav Fischer Verlag
Stuttgart · Jena · New York · 1995

Anschriften der Autoren:

Dr. med. Dieter Schröder
Espenweg 19
51373 Leverkusen

Michael Anderson
Gustav-Vollmer-Straße 9
79379 Müllheim

Die Deutsche Bibliothek – CIP-Einheitsaufnahme

Kryo- und Thermotherapie : Grundlagen und praktische
Anwendung / Dieter Schröder ; Michael Anderson. Hrsg. von
Bernd Geupel. – Stuttgart ; Jena ; New York : G. Fischer, 1995
    ISBN 3-437-00756-4
NE: Schröder, Dieter; Anderson, Michael

© Gustav Fischer Verlag · Stuttgart · Jena · New York · 1995
Wollgrasweg 49 · D-70599 Stuttgart

Gesetzt in der 9/10 p Berthold-Sabon
auf Macintosh, Satzprogramm Quoin
gedruckt auf LuxoMatt holzfrei, 90 g/m^2, chlorfrei gebleicht,
Satz: Typomedia Satztechnik GmbH, Scharnhausen
Druck: Gulde-Druck GmbH, Tübingen
Einband: Heinrich Koch, Tübingen

Printed in Germany

Inhalt

Die nach den Überschriften stehenden Buchstaben verweisen auf den jeweiligen Autor, wobei (S) für D. Schröder und (A) für M. Anderson steht.

1 Einführung

Die moderne Medizin hat seit Anfang des 20. Jahrhunderts gewaltige Fortschritte gemacht. Die für unbesiegbar geltenden Krankheiten, die großen Seuchen und Pestepidemien vergangener Jahrhunderte, scheinen ihre Schrecken, zumindest in den Industriestaaten, verloren zu haben. Aber auch noch heute haben Krankheitsnamen wie Cholera und Pest einen unheilvollen Klang. Es sind die Verdienste berühmter Mediziner, wie Rudolf Virchow und Robert Koch, daß akute, letale Infektionskrankheiten in der heutigen Krankheits- und Todesstatistik keine bzw. eine untergeordnete Rolle spielen. Dafür sind im ausgehenden 20. Jahrhundert der modernen Medizin andere Probleme erwachsen, und diese scheinen sich nur schwer beherrschen zu lassen:
Neben der Zunahme chronischer Erkrankungen sind es vor allem die Kosten, die in einem immer stärkeren Maße der technisch hochentwickelten Krankenhausmedizin die Grenzen aufzeigen.
Zwangsläufig muß ein Umdenken stattfinden: Nicht mehr das medizinisch-technisch Machbare kann ohne Wenn und Aber das Maß aller Dinge bleiben, sondern eine optimale Versorgung des Patienten bei maximaler Kostenminimierung. Der Begriff «lean production», d.h. «schlanke Produktion», eines der Modewörter im Jahre 1993, eine Bezeichnung für effektivere, kostengünstigere und damit wettbewerbsfähigere Waren- und Güterherstellung, geht mittlerweile auch vielen Krankenhausmanagern leicht über die Lippen. Das angestrebte Ziel muß in der Zukunft sein: Kosten zu verringern bei Einhaltung des Qualitätsstandards. Und gerade hier bieten sich die Methoden der physikalischen Medizin an: Ungemein effektiv und konkurrenzlos preiswert.

Im Rahmen dieses Buches sollen altbewährte Heilverfahren der Physikalischen Medizin, hier die Wärme- und die Kältetherapie, besprochen werden.
Stellvertretend für viele Indikationen soll die Aufforderung der Schmerzmediziner zitiert werden, die eine breitere Akzeptanz gerade der Kryotherapie für die Behandlung von chronisch kranken Schmerzpatienten fordern:
Schmerzmediziner fordern eine breitere Anerkennung schmerztherapeutischer Behandlungsverfahren (Deutscher Schmerztag in Frankfurt 1993).
Nach Schätzungen der Veranstalter des «Deutschen Schmerztages» leiden in der Bundesrepublik über 4,5 Millionen Menschen an chronischen Schmerzen. Nach Angaben von Thomas Flöter (Präsident des «Schmerztherapeutischen Kolloquiums») steigt die Zahl der Patienten mit chronischen Schmerzen: Im Bereich des Schädels (Kopfschmerzen), Rücken- und Gelenkbeschwerden. Flöter kritisiert, daß die deutsche Schulmedizin alternativen Behandlungsmethoden, wie Akupunktur, Atemtechniken, Kälteanwendungen (Wärmeanwendungen) sowie verschiedenen Formen der Psychotherapie, immer noch mit Vorurteilen begegnet. Dabei handelt es sich bei einem Großteil dieser Verfahren noch nicht

einmal um etwas grundlegend Neues oder besonders Aufwendiges. Kälte- und Wärmeverfahren wurden schon in der frühesten Menschheitsgeschichte genutzt.

In neuerer Zeit ist der Einsatz der Kältetherapie bei frischen Sportverletzungen und anderen Traumen vermehrt Gegenstand von Diskussionen. In diesem Zusammenhang wird der Sinn der Kältebehandlung häufig in Frage gestellt und stattdessen der Einsatz von Wärme befürwortet.
In dem vorliegenden Buch werden anhand zahlreicher wissenschaftlicher Untersuchungen die physiologischen Grundlagen der Kälte- und Wärmetherapie eingehend dargestellt und diskutiert.
Unter Berücksichtigung der Kontraindikationen und Risiken geben die Autoren einen umfassenden Überblick über die verschiedenen Behandlungsformen und deren praktische Anwendung. Dabei wird vor allem die Bedeutung der Kälte und Wärme im Rahmen der physikalischen Therapie bei Sportverletzungen, aber auch orthopädischen Eingriffen sowie bei chronischen Veränderungen dargestellt.
Auf der Basis klinischer Studien werden konkrete Vorschläge zum sinnvollen Einsatz der Kälte- und Wärmetherapie gemacht, wobei die Bedeutung der gewählten Temperatur und Behandlungsdauer herausgestellt wird.

2 Historische Entwicklung

2.1 Kältetherapie

Die Anwendung von Kälte bei der Behandlung frischer Verletzungen und zahlreicher anderer Erkrankungen wurde schon im Corpus Hippocraticum beschrieben. Neben der Verwendung von kaltem Wasser empfahl Hippokrates (460–377 v. Chr.) vor allem Umschläge mit kaltem Mehlbrei (53). Eis- und Schneeanwendungen gingen bei ihm auch zahlreichen Operationen voraus (8), und die Blutstillung erfolgte wie in der heutigen Zeit durch Hochlagerung der betroffenen Extremität in Verbindung mit Kälte und Kompression (43, 58).

Während Celsus diese Behandlungsmethode später fortführte, zog Galen (129–201) den Gebrauch von warmem Wasser und warmem Öl vor (36).

Auch der persische Arzt Avicenna (980–1070) machte sich die anästhesierende Wirkung von Schnee und Eiswasser zunutze (106). Nach ihm benutzte der Anatom und Chirurg Marco Aurelio Severino (1580–1656) mit Schnee gefüllte Behälter zur Unterkühlung der Haut vor Operationen (9).

Dominique Jean Larrey (1766–1862), der Chirurg Napoleon Bonapartes, berichtete in seinen Memoiren, daß er auf dem Schlachtfeld bei Temperaturen von −19° C schmerzlose Amputationen an den halberfrorenen Soldaten vornehmen konnte (82).

Zur gleichen Zeit wies der französische Chirurg Amédée Bonnet (1809–1858) (16) erstmals auf die große Bedeutung von Wärme, Kälte, Bewegung und Ruhe in der Behandlung von Verletzungen hin. Gleichzeitig beklagte er die Unkenntnis über die Wirkung der Kälteanwendung auf den Heilungsprozeß. Er benutzte zur Kühlung neben Behältern mit kaltem Wasser, in die die Extremitäten bis zu einem Tag eingetaucht wurden, kalte Umschläge aus frischen, geriebenen Kartoffeln, die acht Tage lang ständig erneuert wurden. Außerdem konstruierte er einen Apparat zur anhaltenden Irrigation einer hochgelagerten Extremität mit kaltem bzw. Eiswasser. Bonnet berichtete über einen erheblichen Rückgang sowohl der Schmerzen als auch der Schwellung nach Sprunggelenksdistorsionen unter dieser Therapie, der um so deutlicher ausfiel, je früher diese Behandlung einsetzte (16, 17).

Ebenfalls zur Behandlung von Entzündungen aber auch zur lokalen Unterkühlung vor Operationen diente das von dem Briten James Arnott 1847 entwickelte erste halbgeschlossene Kühlsystem (5, 6), das eine kontinuierliche Kühlung erlaubte. Es bestand aus einem Behälter, der mit einem Gemisch aus Eis, Wasser und Salz gefüllt war und einer Schweineblase als Kühlkissen. Das Eiswasser floß über einen Verbindungsschlauch in die Blase und konnte nach Erwärmung durch einen weiteren Schlauch abfließen. Arnott wies auch darauf hin, daß eine gleichzeitige Kompression die Kältewirkung noch verstärken würde (6).

Nach den guten Erfahrungen, die französische und deutsche Chirurgen mit der Kältebehandlung in den Militärlazaretten machen konnten, fand diese auch zunehmend Eingang in die zivile Medizin.

In Deutschland wurde diese Entwicklung vor allem von Friedrich von Esmarch (1823–1908) vorangetrieben. Der große Kieler Chirurg, der auch die künstliche Blutleere bei Operationen einführte, wendete trockene Kälte über Tage und Wochen nach Operationen, Entzündungen und bei rheumatischen Erkrankungen an. Dazu benutzte er Eisbeutel und spezielle, an die Form der zu kühlenden Körperteile angepaßte Wasserkästen, auf die z.B. Arme oder Beine gelagert wurden. Dabei vermied er extreme Kälte und längere Anwendung feuchter Kälte (36). Seine Vorliebe für die Kältebehandlung brachte ihm in der Bevölkerung den Spitznamen «Fiete Eisbüttel» ein.

In der Folgezeit wurde die Kältetherapie durch die Entwicklung der Lokalanästhetika weitgehend verdrängt.

Erst aufgrund der Erfolge der Vollnarkose mit Äther und Chloroform wurde auch die lokalanästhetische Wirkung dieser Stoffe untersucht. Nachdem der Brite Hardy 1853 erfolgreich eine Chloroformdusche eingesetzt hatte, entwickelte der Pariser Arzt Guerard 1854 einen handgetriebenen Kompressor, der Äther und Luft auf das Operationsgebiet brachte, wo der verdunstende Äther einen starken Temperaturabfall verursachte. Den damit verbundenen lokalanästhetischen Effekt nutzte der französische Chirurg Richet, um zahlreiche schmerzlose Eingriffe vorzunehmen. Ein ähnliches Gerät wurde um 1866 auch von Richardson entwickelt. Detaillierte Quellenangaben hierzu finden sich in der hervorragend recherchierten historischen Betrachtung von Furnas (44).

Um 1942 nahm der Amerikaner Allen (4) Amputationen nach einer Eisbehandlung vor. Dabei legte er bereits zu Beginn der zweistündigen Eisbehandlung ein Tourniquet an, um die Kühlung zu unterstützen. Nach der Operation wurde der Stumpf mehrere Tage lang mit Eisbeuteln gekühlt, um Wundödem und Schmerzen zu verringern. Allen verwendete auch erstmals ein elektrisches Kühlsystem.

Zur gleichen Zeit entwickelte der Brite Gibson (46) zur lokalen Anästhesie vor Hauttransplantationen ein Kühlgerät, bei dem eine elektrische Pumpe Eiswasser aus einem Vorratsbehälter durch eine modifizierte Wärmeflasche pumpte.

In neuerer Zeit war es vor allem Schaubel (107), der an 345 von 824 Patienten die Auswirkungen einer postoperativen Eisbehandlung von 48 Stunden untersuchte und zu dem Ergebnis kam, daß unter der Eisbehandlung Temperatur, Puls, Respirationsrate, Leukozytenzahlen, Schmerzmittelverbrauch und postoperative Komplikationen im Vergleich zur Kontrollgruppe deutlich reduziert waren. Insbesondere mußten weniger Gipsverbände gespalten werden, und die Häufigkeit von Hämarthros und Hämatomen war erheblich geringer.

Zusammenfassung

Schon seit frühester Zeit wird die Kältebehandlung mit Eis, kalten Umschlägen und anderen Kälteträgern bei frischen Verletzungen, Operationen und zahlreichen anderen Erkrankungen erfolgreich angewandt, um Schmerzen und Schwellungen zu bekämpfen.

2.2 Wärmetherapie

Wärme wird schon seit Urzeiten in der Medizin geschätzt. Vermutlich geht diese Erfahrung auf die Wohltat heißer Quellen, des Feuers oder der Wärme der Sonnenstrahlen zurück.
Der Begriff Thermotherapie: Die Bezeichnung leitet sich von dem griechischen Wort «therme», also «Wärme, Hitze» her. Die deutsche Sprache verwendet «therme» als Bestimmungswort von Zusammensetzungen mit der Bedeutung «Wärme, Hitze, Wärmeenergie, Temperatur» u. a.
Im Altertum gehörte die regelmäßige Anwendung von Wärme als Heilmittel bereits zu den gängigen Verordnungen. Die von Celsus, Galen, Hippokrates u. a. geprägten Medizinschulen kannten bereits wärmende und kühlende Verfahren. Die Badekultur erreichte in der Römerzeit eine später nie wieder anzutreffende Blüte. Auch wenn uns manche der Vorstellungen der alten Ärzte ein wenig seltsam erscheinen mag, so haben doch die Aussagen über die Funktion des Schwitzens einen durchaus nachvollziehbaren Gedankenansatz: «Ein Drittel aller Krankheiten wird durch Schwitzen geheilt» (Sylvius, Franciscus 15. 03. 1614 – 14. 11. 1672, zitiert aus Aschner [7]). Hippokrates: «Die Haut ist das größte Reinigungsmittel unseres Körpers. Unaufhörlich verdunstet durch Millionen kleiner Gefäße auf eine unbemerkbare Weise eine Menge verdorbener, abgenutzter und verbrauchter Teile. Diese Absonderung ist mit unserem Leben und Blutumlauf unzertrennlich verbunden, und durch sie wird unserem Körper bei weitem der größte Teil alles Verdorbenen entzogen.»(zitiert aus Aschner (7)).
In der indischen und hippokratischen Medizin des Altertums finden sich Angaben über die lokale Anregung der Schweißabsonderung an erkrankten Körperstellen. Behandelt wurden die erkrankten Körperareale mit «schweißtreibenden Salben» bzw. hautreizenden Substanzen, wie Senf, Harze, lackartige Stoffe u. a. Heute wird leider der Aspekt der verstärkten Schweißabsonderung therapeutisch nicht ausreichend berücksichtigt. Ausnahme: Sauna, Fangopackungen.
Die hippokratische Medizin bis vor 150 Jahren und in der Neuzeit die Volksheilkunde haben das Schwitzen zu Recht seit jeher bei fieberhaften Erkrankungen (Schnupfen, Influenza, Gelenkrheumatismus u. a.) angewendet. Sehr anschaulich schildert zum Beispiel Paracelsus, wie man «das Gift durch die Schweißlöcher» austreiben müsse. Der Schweißausbruch wird neben anderen «kritischen» Ausleerungen (Durchfall, Hämorrhoidalblutungen, Nasenblutungen), als ein bedeutsamer Heilvorgang angesehen (7).
Wer sich mit den Methoden der Wärme- und Kältetherapie auseinandersetzen will, kommt auch nicht umhin, sich mit den sog. Heilerden zu beschäftigen. Bekannt ist das hohe Ansehen der Heilerden in antiken Zeiten. Die Hohepriester des alten Ägypten gebrauchten den Löß, der regelmäßig bei den jährlichen Überschwemmungen des Nil an Land gespült wurde.
Im alten Griechenland wurde die heilende Erde der Insel Limnos geschätzt. Aber nicht nur in der Antike, auch während der Blüte des römischen und byzantinischen Reiches wurden Heilerden erfolgreich und spektakulär für die Heilung einer Vielzahl von Krankheiten verwendet.
Verwandt mit den Heilerden, doch von anderer Beschaffenheit und Konsistenz, ist das Fango, wobei hier nicht das Parafango gemeint ist, eine künstliche moderne Weiterentwicklung des «Urschlamms», sondern der echte «Fango-

schlamm», wie er ebenfalls seit Urzeiten für die Behandlung Kranker verwendet wird. Schon Livius (59 vor Christus − 17 n. Christus) erwähnt in seinen Schriften die heißen Schlammvorkommen im Bereich der Euganeischen Hügel, heute weltberühmt durch die Kurorte Abano und Monte Grotto. In Deutschland wird Fango in der Umgebung von Bad Neuenahr, Bad Boll und in der Gegend des Kaiserstuhl (Bötzingen) abgebaut. Die verschiedenen Fangomassen haben eine unterschiedliche Zusammensetzung.

Kälte- und Thermotherapieverfahren sind ein Bestandteil der physikalischen Medizin, auf deren Grundlagen im folgenden Kapitel kurz eingegangen werden soll.

3 Grundlagen der physikalischen Therapie

3.1 Reiz und Reizantwort

Mit physikotherapeutischen Reizen werden die natürlichen Abwehrmechanismen des Körpers nicht nur angeregt, sondern auch normalisiert.

Physikalische Therapieverfahren sind die natürlichen Heilmittel in der Medizin und wurden aus der reinen Empirie heraus entwickelt. So sind einfache thermotherapeutische Verfahren und Griffe aus der manuellen Medizin schon aus über 2000 Jahre alten Überlieferungen bekannt.

Definition: «Bei der physikalischen Therapie handelt es sich um eine in wesentlichen Elementen funktionelle Therapie, die zur Voraussetzung hat, daß Körperfunktionen angeregt, trainiert oder gedämpft werden sollen.» (125)

Gerade bei chronischen Erkrankungen, die mit den Mitteln der Akut-Medizin nur schwer zu behandeln sind, hat die Physiotherapie ihren Platz. Physiotherapeutische Maßnahmen lösen im Körper bestimmte, reproduzierbare Reaktionen aus.

Zur physikalischen Therapie im engeren Sinne gehören:
- Hydrotherapie
- Thermotherapie
- Kryotherapie
- elektrophysikalische Behandlungen (Überschneidungen mit der Thermotherapie)
- Krankengymnastik
- Massagen.

3.2 Das Prinzip der Thermoregulation

Physikalische Therapieverfahren arbeiten mit «Reizen». Diese Behauptung soll einmal am Beispiel eines komplexen biologischen Regelkreises – der Thermoregulation – erläutert werden.

Leben unterscheidet sich im wesentlichen deshalb von unbelebter Materie, weil lebende Organismen sowohl in der Lage sind, sich selber zu organisieren, als auch selber zu regulieren. Ziel aller Regelbemühungen des Körpers ist in letzter Konsequenz die Einhaltung der Homöostase. Unter Homöostase ist das Gleichgewicht aller Körperfunktionen zu verstehen.

Der menschliche Körper reguliert weitgehend unabhängig von der Umgebungstemperatur seine Körperwärme über eigene Wärmeproduktion oder Wärmeabgabe auf etwa 37° C ein. Anzumerken sei allerdings, daß sich nur die Körperhöhlen (Körperkerntemperatur) in einem weitestgehend konstanten Tempera-

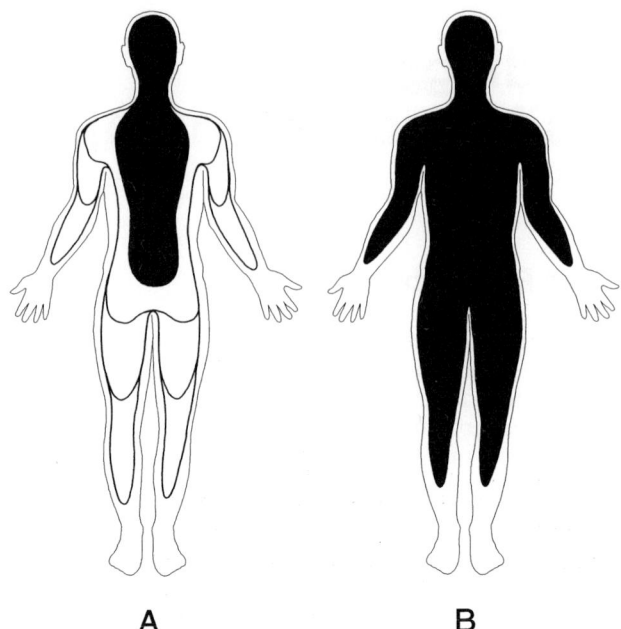

A   B

Abb. 1: A. Periphere Vasokonstriktion bei Gefahr der Auskühlung.
B. Periphere Vasodilatation bei drohender Überwärmung.

turbereich bewegen; die Gliedmaßen und die Haut verhalten sich quasi wechsel-warm (poikilotherm) (111).
Die Körperkerntemperatur muß trotz der Schwankungen zwischen Wärmeauf-nahme und Wärmeabgabe in engen Grenzen konstant auf dem Sollwert von im Mittel ca. 37° C gehalten werden. Der Organismus hält die Körperkerntempe-ratur durch eine Veränderung der peripheren Temperatur konstant. Dies gelingt über vasomotorische Regulation in den kleinen Blutgefäßen (**Abb. 1**).
So wird zum Beispiel bei der Gefahr einer drohenden Überwärmung Wärme über eine periphere Vasodilatation abgegeben, bei Gefahr einer drohenden Un-terkühlung dagegen ein Wärmeverlust über periphere Vasokonstriktion verhin-dert (**Abb. 2**).
So lange dem Organismus diese Regulation gelingt, befindet sich der Körper in einem Zustand der «Behaglichkeit».
Eine Umgebungstemperatur wird im Normalfall dann als «behaglich» emp-funden, wenn die Hautdurchblutung sich auf einem mittleren Niveau befindet und weder Schweißdrüsen noch Muskelzittern zur Regulierung der Körper-temperatur eingesetzt werden müssen (111).
Die Behaglichkeitstemperatur ist nicht nur abhängig von der Temperatur der Umgebung, sondern auch von dem Grad der körperlichen Aktivitäten, Luft-feuchtigkeit, Wind, Sonneneinstrahlung u.a. mehr. Die Behaglichkeitstemperatur beträgt in einem Raum mit durchschnittlicher Luftfeuchtigkeit von 50% und leichter Kleidung ca. 25° C. Bei einem unbekleideten Körper müßte die Tem-

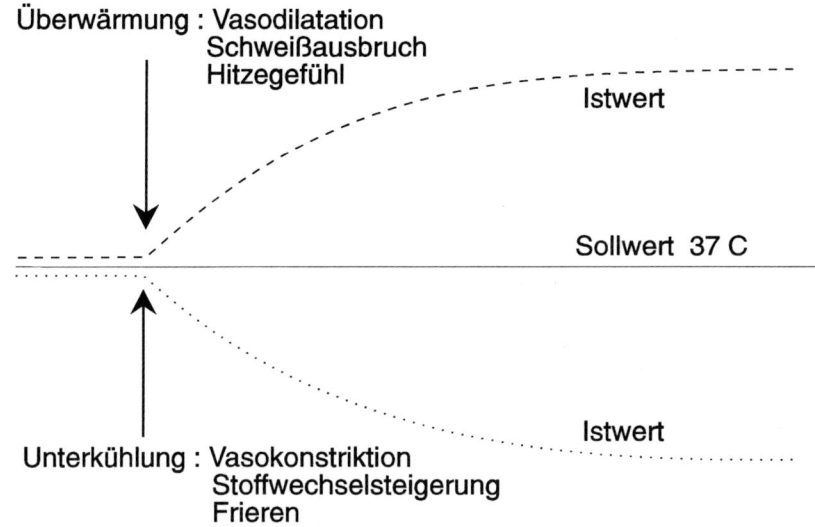

Abb. 2: Mechanismen der Temperaturregelung.

peratur auf 28° C angehoben werden, um die Behaglichkeitstemperatur zu erreichen.

Im Wasser steigt die Behaglichkeitstemperatur in Ruhe bei einer *dicken* subkutanen Fettschicht auf 31° C an und muß bei Menschen mit einer *dünnen*
subkutanen Fettschicht sogar 36° C betragen (111). Außerhalb dieser definierten
Behaglichkeitstemperatur werden nicht nur die vegetativen Regelmechanismen
herangezogen (s.u.), sondern auch das Verhalten den Umweltbedingungen entsprechend verändert: Die Kleidung angepaßt, die Sonneneinstrahlung wird vermieden (Schatten aufsuchen), die Wohnräume werden geheizt etc. (**Abb. 3 und
4**).

Die Mechanismen der Wärmeregelung

a) Wärmeproduktion (endogen)

Die Produktion von Wärme ist eng mit dem Energieumsatz verbunden. In Ruhe
wird die dem Körper in der Form von Nahrung zugeführte Energie zum größten
Teil in Wärmeenergie umgewandelt. In der Ruhe sind an der Wärmeproduktion
zu mehr als der Hälfte die inneren Organe beteiligt und zu fast 1/5 Muskulatur
und Haut.

Bei körperlicher Belastung nimmt die Wärmeproduktion deutlich zu, wobei der
Anteil der Muskulatur auf ca. 90 % der Wärmebildung anwächst (**Abb. 5**).

Eine Sonderform stellt die «zitterfreie Wärmebildung» dar. Diese findet vorwiegend im braunen Fettgewebe statt und kommt in nennenswertem Umfang nur
bei Organismen mit einem Körpergewicht unter 10 kg vor. Beim Menschen ist
die zitterfreie Wärmebildung daher auf die Säuglings- und Neugeborenenperiode
beschränkt.

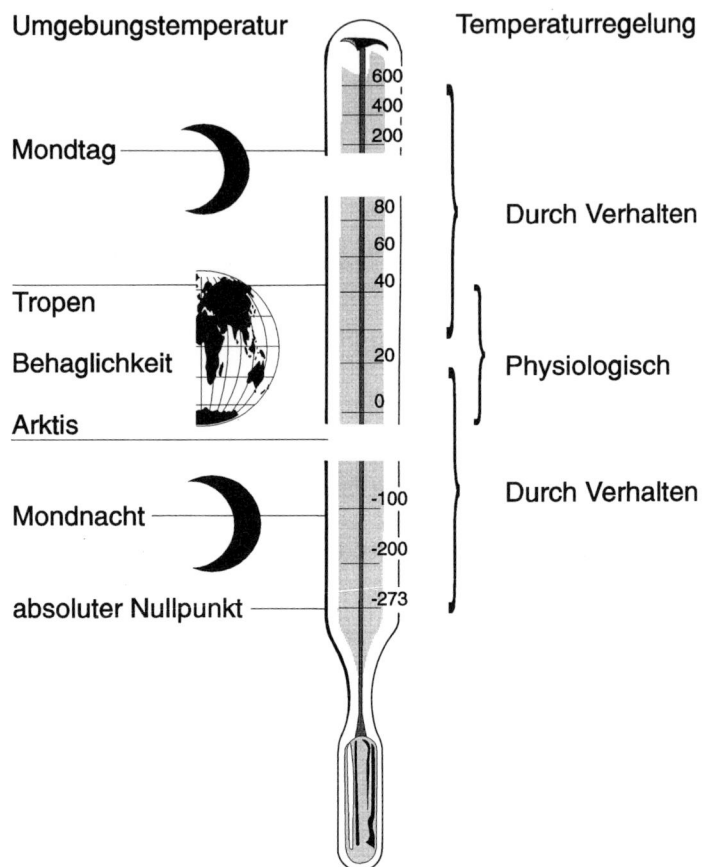

Abb. 3: Erklärung siehe Text.

Bei Abkühlung unter die Behaglichkeitsgrenze kann es notwendig werden, zusätzliche Wärme zu produzieren: Dies geschieht durch Körperbewegungen und durch unwillkürliches «Muskelzittern». Das «Kältezittern der Skelettmuskulatur».

b) Wärmeaufnahme (exogen)

– Wärmestrahlung
Die wichtigste natürliche Wärmequelle für die Erde ist die Sonne. Sie wird von allen Lebewesen aufgenommen und gespeichert (hier vor allem die Pflanzen). Weitere natürliche Wärmequellen sind Vulkane und heiße Quellen, die Wärme aus dem Erdinneren an die Oberfläche bringen.

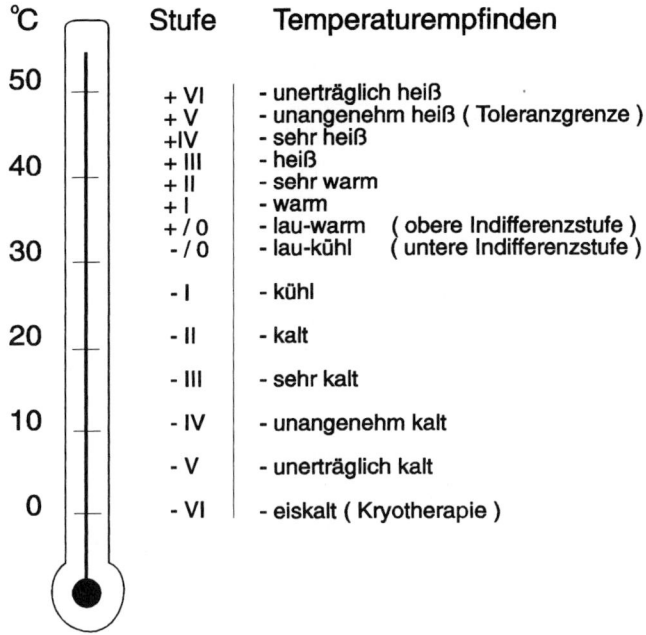

°C	Stufe	Temperaturempfinden
50	+ VI	- unerträglich heiß
	+ V	- unangenehm heiß (Toleranzgrenze)
	+IV	- sehr heiß
40	+ III	- heiß
	+ II	- sehr warm
	+ I	- warm
	+ / 0	- lau-warm (obere Indifferenzstufe)
30	- / 0	- lau-kühl (untere Indifferenzstufe)
	- I	- kühl
20	- II	- kalt
	- III	- sehr kalt
10	- IV	- unangenehm kalt
	- V	- unerträglich kalt
0	- VI	- eiskalt (Kryotherapie)

Abb. 4: Das Temperaturempfinden des Menschen.

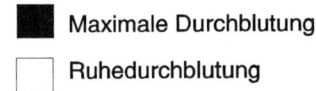

■ Maximale Durchblutung

□ Ruhedurchblutung

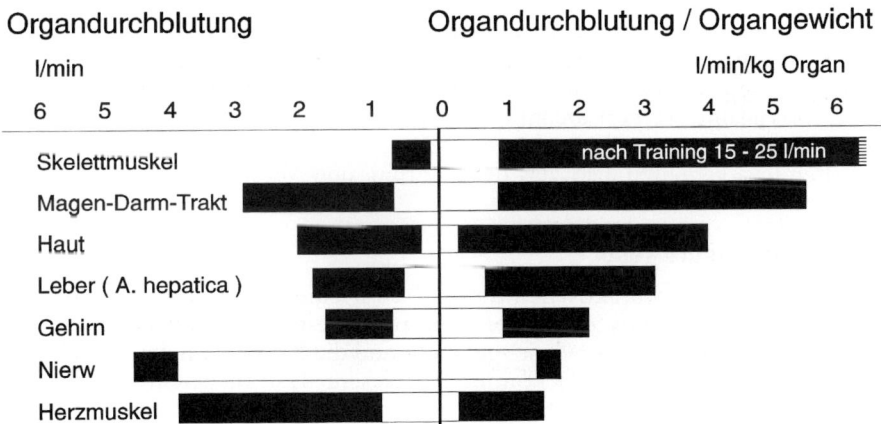

Organdurchblutung   Organdurchblutung / Organgewicht

l/min   l/min/kg Organ

6   5   4   3   2   1   0   1   2   3   4   5   6

Skelettmuskel   —   nach Training 15 - 25 l/min

Magen-Darm-Trakt

Haut

Leber (A. hepatica)

Gehirn

Nierw

Herzmuskel

Abb. 5: Veränderung der Organdurchblutung.

c) Wärmeabgabe

— physikalisch durch Regelung der Hautdurchblutung
— Abgabe von Schweiß (Verdunstungskälte)
Bei extremen Temperaturen wird die der Temperatur adäquate Verhaltensweise das ausschlaggebende Instrument der Thermoregulation. Im Vergleich mit anderen Regulationssystemen spielt die Thermoregulation eine herausragende Rolle. Die wissenschaftlichen Untersuchungen über Funktion und Bedeutung der Thermoregulation haben in den letzten Jahren viele Fragen beantworten können.
Die zentrale Bedeutung der Thermoregulation wird in einer Feststellung deutlich: Thermoregulation und Energiewechsel sind der Kreislauf- und Durchblutungsregulation hierarchisch übergeordnet. So werden zum Beispiel bei einer drohenden Überwärmung des Körpers die Blutgefäße der Haut weitgestellt, ohne daß dabei der nun absinkende Blutdruck mit der drohenden Kollapsgefahr eine Rolle spielt.
Der Abstrom von Wärme über die geweiteten Blutgefäße hat eindeutig den Vorrang vor anderen Regelgrößen.

Der Hypothalamus und die zentrale Rolle im Rahmen der Thermoregulation

Der Hypothalamus ist das Steuerzentrum aller vegetativen und der meisten endokrinen Funktionen des menschlichen Körpers (**Abb. 6**).
Kernsatz
Biologische Systeme sind «offene Systeme», tauschen also mit ihrer Umgebung Energie aus.
Für die Regelung der Körpertemperatur besitzt der mediale Hypothalamus u.a. eigene Thermorezeptoren, mit denen die Temperatur bestimmt wird. Der Hypothalamus kann die ihm untergeordneten hormonellen und vegetativ-somatisch-nervalen Vorgänge anregen oder dämpfen.
Dieses System wird stets mit beeinflußt von der Formatio reticularis mit ihrem jeweiligen Aktivitätsgrad. Geschaltet wird dann entweder auf Ergotropie (Spannung und Leistung) oder Trophotropie (Entspannung, Ruhe und Erholung). Sympathikonie wird dabei unmittelbar vom Hypothalamus ausgelöst. Außer diesem nervalen Weg kommen neuroendokrine Reaktionen vor, und zwar über Hypophyse und Nebennierenmark durch Ausschüttung von Katecholaminen.
Der Hypothalamus steuert die ihm untergeordneten Prozesse so, daß der Organismus entweder eine Alarmreaktion zeigt (Abwehrverhalten) oder nutritives Verhalten (ein Verhalten also, das der Nahrung und Verdauung dient), thermoregulatorisches Verhalten u.a.

Der «cold-pressure-test»

Zu den bekanntesten praktischen Beispielen für eine übergeordnete Steuerung durch den Hypothalamus gehört der «cold-pressure-test» (72):
Eine Hand wird in eiskaltes Wasser getaucht und die Reaktionen des autonomen Nervensystems registriert. Es kommt bei diesem Test zu einem Anstieg des Blutdrucks und zu einer Tachykardie. Ausnahme: Besonders kälteadaptierte Menschen, also Menschen, die viel Zeit außerhalb klimatisierter Räume zubringen, reagieren auf den «cold-pressure-test» weniger ausgeprägt (129).

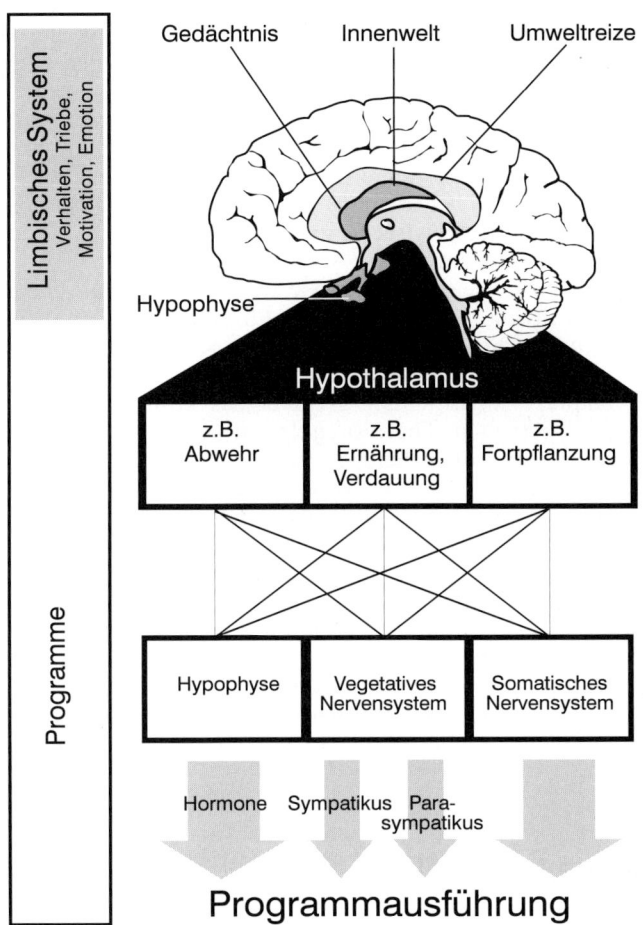

Abb. 6: Erklärung im Text.

Das Modell des biologischen Regelkreises

Auch wenn der Vergleich mit technischen Steuer- und Regelvorgängen ein wenig an den Versuch erinnert, Birnen mit Äpfeln vergleichen zu wollen: Aus didaktischen Gründen ist es sicher angebracht, diesen Versuch zu wagen.

Als Beispiel soll die Zentralheizung dienen. Die Zimmertemperatur ist am Thermostaten auf eine Raumtemperatur von 20° C eingeregelt. Sinkt nun die Zimmertemperatur unter die eingestellten 20° C, wird der Temperaturfühler der Heizung dieses registrieren und das Heizungsventil um eine Stufe weiter öffnen. Der umgekehrte Fall tritt ein, wenn die Zimmertemperatur über die eingestellten 20 Grad ansteigt: Nun wird der Temperaturfühler das Heizungsventil ein wenig schließen. So bleibt die Zimmertemperatur immer im «Sollbereich».

Bei der Stabilisierung der Körperkerntemperatur ist es ähnlich. Temperaturfühler (Rezeptoren) an verschiedenen Stellen des Körpers liefern Informationen (Meßwerte) an den Regler (im Hypothalamus). Meßfühler sitzen in der Haut (!), im Körperinneren und im Zentralnervensystem. Die Werte werden verrechnet und integriert.

Vereinfacht dargestellt baut sich das Thermoregulationssystem des menschlichen Körpers aus vier Subsystemen auf:

1. Dem übergeordneten Regelsystem (ZNS)
2. Den Rezeptoren (dem Meßsystem)
3. Dem passiven System (Regelstrecke, geregeltes System)
4. Den Effektoren (Stellglieder).

So laufen im Körper zur gleichen Zeit viele Regelvorgänge ab, die miteinander verknüpft werden müssen. Die hierarchische Ordnung (Organisation) des vegetativen wie des sensorischen Systems erhöhen die Komplexität der Regulationsabläufe.

Die Thermotherapie – Kryotherapie greift in das komplexe, wichtige Instrumentarium der körperlichen Thermoregulation dramatisch ein. Daher ist es einleuchtend, daß es von großer therapeutischer Bedeutung sein muß, zu wissen, wie der gesetzte (Thermo-Kryo-)Reiz vom Organismus vermutlich beantwortet werden wird. Einen groben Anhalt bietet die Arndt-Schulzsche-Regel:

1. Schwache bis mittelstarke Reize regen an,
2. starke Reize hemmen,
3. stärkste Reize töten (lähmen).

Diese Regel besagt nichts anderes, als daß, neben der Entscheidung für ein bestimmtes Therapieverfahren, auch das Ausmaß der jeweiligen Reizstärke von entscheidender Bedeutung für den therapeutischen Erfolg ist. In der Kryo- und Thermotherapie wird vorwiegend mit thermischen Reizen behandelt (Einschränkung: Eisstäbchenmassage. Hier wirken neben dem Kältereiz auch mechanische Reizfaktoren mit).

3.3 Haut als Reizmittler

3.3.1 Die Rezeptoren

Der Reiz, z.B. Kaltreiz oder Warmreiz, wird über die Haut aufgenommen. Die Haut des Körpers registriert Druck, Berührung, Vibration, Temperatur und Schmerzen. Diese Empfindungen werden durch unterschiedliche Rezeptoren vermittelt:

A. Die Mechanorezeptoren
B. Die Thermorezeptoren
C. Die Schmerzrezeptoren

A. Die Mechanorezeptoren

Es handelt sich bei den Mechanorezeptoren um Fühler, die in der Lage sind, drei Tastqualitäten zuzuordnen:
Druck, Berührung und Vibration.

Druck

Werden die Merkelzellen bzw. die Tastscheiben durch verschiedene Gewichtsauflagen gereizt, finden wir in den ableitenden Nervenfasern Aktionspotentiale mit einer Frequenz, die dem Druck des Gewichts proportional ist (Intensitätsdetektoren). Die Mechanorezeptoren reagieren bereits auf einen Druck von 400 mg/cm^2.

Berührung

Auf Berührung reagieren die Meissnerschen Körperchen bzw. die Haarwurzelrezeptoren. Dabei spielt nicht die Intensität, also die Verbiegung der Haare, eine Rolle, vielmehr ist die Geschwindigkeit der Reizänderung von Bedeutung (Geschwindigkeitsdetektoren).

Vibration

Die Pacinischen Körperchen sind darauf spezialisiert, Vibration zu ermitteln. Bei einer einmaligen Änderung der Reizstärke reagieren sie nur mit *einem* Impuls, unabhängig von der Änderungsgeschwindigkeit. Ändert sich jedoch, wie bei einer Vibration üblich, diese Geschwindigkeit andauernd, ergibt sich eine zu dieser Beschleunigung der Haut proportionale Impulsfrequenz der ableitenden Nervenfasern. Solche «Beschleunigungsdetektoren» finden wir nicht nur in der Haut, sondern auch in den Sehnen, Muskeln und in den Gelenkkapseln. Übrigens reagieren die Pacini-Körperchen so fein, daß selbst unterschiedliche Vibrationen gut wahrgenommen werden können.

B. Die Thermorezeptoren

Es gibt in homöothermen Lebewesen, also Lebewesen, die ihre Temperatur unter allen Lebens- und Umweltbedingungen gleichhalten (müssen), Thermorezeptoren, nervale Strukturen, die Temperaturveränderungen registrieren.

Unterschieden werden

– Thermoenterorezeptoren, die als sog. Innenrezeptoren des Körpers die Temperatur im Körper (wichtig: die Temperatur des Blutes) kontrollieren und daher bei der Thermoregulation eine wichtige Rolle spielen.
– Thermoexterorezeptoren, die als Außenrezeptoren (Exterorezeptoren) in der Körperperipherie, d.h. der Haut, liegen und die Temperaturreize aus der Umwelt wahrnehmen und den Temperatursinn darstellen, der auf das äußere Verhalten von Lebewesen entscheidenden Einfluß nimmt (z.B. das Tragen von wärmender Kleidung; Schatten aufsuchen etc.).

Funktion der Thermorezeptoren

Die Thermorezeptoren der Haut verfügen über eine starke dynamische Empfindlichkeit, d.h. die Thermorezeptoren reagieren auf die Temperaturveränderung pro Zeit. Abruptes Eintauchen einer Extremität in kaltes Wasser führt zu einer sehr starken Erregung der Hautrezeptoren und damit zu einer erheblich überschießenden Kälteabwehrreaktion. Schon nach wenigen Augenblicken normalisiert sich allerdings die überschießende Reaktion der Rezeptoren, und die Kälteabwehrreaktionen (Wärmebildung, zitterfreie Wärmebildung) nehmen ab.

Es handelt sich bei den Rezeptoren also um Nervenendigungen, die der jeweiligen Hauttemperatur entsprechende Dauersignale (Proportional-Verhalten) aussenden oder auf Temperaturveränderungen kurzzeitig mit einer überschießenden Reaktion antworten. Die überschießende Reaktion erfolgt so lange, bis sich die Rezeptoren auf die veränderte Lage neu eingestellt haben.

Merke: Bei einer allmählichen Veränderung (vgl. «Einschleichen») der Temperatur ist eine größere Differenz zwischen Haut- und Reiztemperatur notwendig, damit die Rezeptoren entsprechend reagieren können.

Thermorezeptoren gibt es für den Temperaturbereich unter 36° C (Kaltrezeptoren) und für den Bereich über 36° C (Warmrezeptoren).

Je niedriger die Temperatur (Bereich 20–36° C) ist, desto höher ist die Impulsfrequenz in den ableitenden Nervenfasern der Kaltrezeptoren.

Verständlicherweise ist die Situation bei den Warmrezeptoren (36–43° C) umgekehrt: Je höher die Temperatur, desto heftiger ist die Impulsfrequenz in den ableitenden Nervenfasern der Warmrezeptoren. Vergleiche «Einschleichen».

Zwischen etwa 20° C und 40° C kommt es rasch zu einer Adaption der Thermorezeption. Kaltes Wasser von 25° C wird nur am Anfang als «kalt» wahrgenommen; extreme Temperaturen (warm als auch kalt) werden allerdings dauerhaft als «unangenehm» empfunden.

Schmerzrezeptoren

Die Schmerzrezeptoren, sog. Nozizeptoren, sind in der Haut in unterschiedlichen Dichten anzutreffen. Die Dichte der Nozizeptoren kann sehr hoch sein – bis zu 200/cm² (an der Fingerkuppe).

Schmerzfasern

Zu unterscheiden sind schnell leitende Schmerzfasern, 20 m/Sekunde der A-delta-Gruppe und langsam leitende, 0,5 bis 2m/Sekunde, die zur Gruppe der C-Fasern gehören (siehe auch Schmerzdämpfung durch Kälte).

Der Eingeweideschmerz (viszeraler Schmerz) wird vom oberflächlichen Schmerz (somatischer Schmerz) unterschieden. Beim oberflächlichen Schmerz unterscheidet man den schnell gemeldeten ersten Schmerz (hell) und den etwa 0,5–1 Sekunde später folgen zweiten Schmerz (dumpf), der länger anhält und weniger gut lokalisierbar ist. Der Erstschmerz führt meist zu Fluchtreaktionen (die Hand wird von der heißen Herdplatte weggezogen), der Zweitschmerz eher zu einer Schonhaltung. Schmerzrezeptoren adaptieren nicht! Sinn: Da der Schmerz nicht «angepaßt» wird, gerät eine Gewebeschädigung nicht in Vergessenheit: Tagelange Zahnschmerzen.

Nach neueren Erkenntnissen gibt es in der Haut für Temperaturen über 45° C eigene Hitzerezeptoren; vermutlich eine Besonderheit der Schmerzrezeptoren (nach Silbernagel [111]).

3.3.2 Lebensalter und thermische Reizstärke

Bekannt ist, daß nicht alle Menschen einheitlich auf gesetzte Reize reagieren. So hat z. B. das Alter des Patienten einen ganz entscheidenden Einfluß auf die Stärke des thermischen Reizes.

Kinder

Der Säugling reagiert scheinbar ähnlich wie ein Erwachsener auf einen Kaltreiz: Es kommt zu einem generalisierten Anstieg des Stoffwechsels und zu einer sofortigen lokalen Vasokonstriktion, auch die weiteren Reaktionen sind durchaus mit denen des Erwachsenen zu vergleichen.

Allerdings gibt es einige wichtige Unterschiede, die sich vor allem durch quantitative Unzulänglichkeiten ergeben:
– der Säugling verfügt über ein geringeres Fettpolster,
– der Säugling besitzt eine dünne, wasserreiche Haut,
– das Verhältnis Körperkern (Volumen) zur Hautoberfläche steht beim Säugling in einem ungünstigen Verhältnis.

Fazit: Der Mensch verfügt erst etwa zwischen dem 1. und 2. Lebensjahr über eine wirklich funktionierende Thermoregulation.

Das hat insbesondere für die Thermo- bzw. Kryotherapie, aber auch für andere Bereiche der physikalischen Therapie Konsequenzen.

Bei allen Kindern ist aber auch nach dem 2. Lebensjahr zu beachten:

Nach Vollendung des 2. Lebensjahres gibt es zwar rasche, sofortige Reaktionen, aber diese Reaktionen müssen nicht immer dem zugeführten Reiz angemessen sein. Daher gilt: Alle extremen thermischen Reize («Heiß» und «Kalt») sind bei Kindern zu vermeiden. Thermische Reize sind bei Kindern nur in deutlich abgeschwächter Form anzuwenden.

Der alte Mensch

Wir sprechen von einem älteren Menschen etwa ab dem 60. Lebensjahr. Der ältere Mensch ist einer Rückbildung aller Organe und Gewebe ausgesetzt.

Beim älteren Menschen erlebt der Therapeut nicht nur eine Rückbildung der Organe und Gewebe, sondern es kommt in der Folge auch zu einer allgemeinen Leistungsminderung, einer trophotropen vegetativen Tonuslage, mit einer entsprechenden Kreislaufeinstellung.

Es ergibt sich eine insgesamt trägere vegetative, somatische und psychische Reaktionsfähigkeit, an der selbstverständlich auch die nachlassende Gefäßelastizität mitbeteiligt ist.

Anzumerken ist, daß es bekanntlich Menschen gibt, die «vorgealtert» sind, bei denen also das biologische Alter nicht dem kalendarischen entspricht. Umgekehrt erlebt der Praktiker aber auch immer wieder Menschen, die biologisch wesentlich jünger sind als dies das Geburtsdatum vermuten läßt.

Grundsätzliche Regeln für die Behandlung des älteren Menschen

Die nachfolgenden Regeln gelten nicht allein für die Behandlung mit Kalt- bzw. Warmreizen, sondern haben eine Aussagekraft für den gesamten Bereich der Physiotherapie (129):

a) Auch bei älteren Menschen funktionieren meist die physiologischen Anpassungs-, Ausgleichs- und Abwehrreaktionen.

b) Da die ergotropen Reaktionen bei älteren Menschen verlangsamt sind – erkennbar am veränderten Puls und Blutdruck – benötigen ältere Menschen geringere Reizintensitäten, dabei aber längere Behandlungszeiten.

c) Meist ist die Zeit der notwendigen Erholungszeit bei älteren Menschen verlängert (Umschaltung von ergotroper- auf trophotrope Reaktionslage).

d) Bei einer gleichzeitigen Multimedikation ist zu bedenken, daß einige Medikamente die Reaktionslage deutlich verlangsamen oder insgesamt verändern können. Beispiel: Rheumamedikamente (meist schmerzdämpfende Wirkstoffe) nehmen einen Einfluß auf die Hautrezeptoren. Der Patient empfindet dabei einen Reiz meist deutlich abgeschwächt.

Das Geschlecht

Frauen sind durchschnittlich etwa 10 cm kleiner und etwa 10 kg leichter als Männer. Dabei verfügen Frauen aber über einen geschlechtspezifisch höheren Fettanteil. Bisher konnten allerdings signifikante Unterschiede hinsichtlich der Durchblutung und der Hauttemperatur der Extremitäten bei Männern und Frauen, trotz der Gewichts- und Hautflächenunterschiede, nicht nachgewiesen werden.
Allerdings finden wir bei jüngeren Frauen im Durchschnitt niedrigere Hauttemperaturen am Unterschenkel und Fuß als dies bei Männern der Fall ist. Interessant in diesem Zusammenhang ist, daß die Blutgefäße bei jüngeren Frauen deutlich schneller ansprechen als bei Männern (129).
Bei Frauen sind die thermische Ausgangslage und die thermische Reaktion entscheidend vom menstruellen Zyklus geprägt (21):
- Postmenstruell ist die Kälteempfindlichkeit größer und damit die Wiedererwärmungszeit länger,
- im Prämenstrum ist die Situation umgekehrt.

Körperliche Kondition

Grundsätzlich gilt: Je besser der Mensch an Reize und Lebensanforderungen angepaßt (adaptiert) ist, um so günstiger ist seine Kondition zu beurteilen.
Je schlechter dagegen die Kondition ist, desto höher ist die Streßanfälligkeit und die daraus resultierende Krankheitshäufigkeit. Physische und psychische Kondition beeinflussen sich gegenseitig. Konditionsstarke Menschen können auch auf starke Reize adäquat reagieren. Pathologische Reaktionen sind selten.
Beispiel: Kryotherapie in der Sportphysiotherapie.

3.3.3   Das vegetative Nervensystem

Wenn wir von einer vegetativen Ausgangslage sprechen, meinen wir das vegetative Nervensystem mit seinen Funktionskreisen. Das vegetative System wird grob unterteilt in einen sympathischen und einen parasympathischen Teil.

Sympathicus

Der Sympathicus hat seinen Ursprung in den Seitenhörnern der grauen Substanz des Brustmarks und des oberen Lendenmarks (Nucleus intermediolateralis). Anatomisch gesehen handelt es sich um ein thorakolumbales System.
Die nervösen Impulse des Sympathicus sind ausstrahlend. Die präganglionären Fasern verlassen mit den Vorderwurzeln das Rückenmark und treten durch die weißen Verbindungsäste (Rr. communicantes albi) in den Grenzstrang (Truncus sympathicus) ein. Der Grenzstrang hat einen Halsteil, Brustteil, Lendenteil und einen Kreuzbeinanteil.

Reaktion auf Sympathikusreize

Der Sympathicus beschleunigt den Herzschlag und die Atmung. Die Herzkranzgefäße und die Bronchialäste werden dabei erweitert. Die Muskulatur der Arteriolen kontrahiert sich, dabei steigt der Blutdruck an. Die Tätigkeit der Drüsen und die Darmperistaltik werden gehemmt (ergotrope Wirkung!) (**Abb. 7 und 8**).
Am Auge kommt es zu einer Mydriasis (Pupillenerweiterung). Der Magen produziert weniger Salzsäure (Subazidität). Der Katecholaminspiegel im Blut ist erhöht: Hier vor allem die Hormone des Nebennierenrindenmarks Adrenalin und Noradrenalin.
Der Grad der Sympathikotonie zeigt sich bereits am psychischen und motorischen Verhalten eines Menschen, ausgehend von einem hohen Wachheitsgrad, der über psychophysische Unruhe und Spannung sich schließlich bis zum «Gehetztsein» steigern kann. Der Organismus ist auf Arbeit, auf Leistung eingestellt. Es besteht eine leistungsorientierte vegetative Reaktionslage (ergotrope Reaktionslage).

Parasympathikus

Der Parasympathikus ist anatomisch gesehen ein kraniosakrales System. Seine nervösen Steuerungen arbeiten gezielter als der Sympathikus. Die meisten parasympathischen Ganglien sind entweder organnah oder in die Wand des Organs eingelagert (intramurale Ganglien). Der wichtigste Teil des Parasympathicus ist der Nervus vagus. Daher sprechen wir auch von einer vagotonen Reaktionslage oder einer Vagotonie. Die Zentren liegen teilweise im Gehirn (kranialer Parasympathicus), teils aber auch im Kreuzbeinmark (sakraler Parasympathicus).

Reaktion auf Parasympathikusreize

Der Parasympathicus verlangsamt den Herzschlag (Bradykardie) und die Atmung. Der Blutdruck wird gesenkt (Hypotonie). Die Herzkranzgefäße verengen sich, die glatte Muskulatur der Bronchialäste zieht sich zusammen. Die Arbeit der Drüsen und die Darmperistaltik werden in «Schwung» gebracht. Unter dem Einfluß des Parasympathicus kommt es zur Entleerung der Blase und des Rectums (trophotrope Wirkung). Einfluß auf die Entstehung einer Parasympathikotonie hat der Neurotransmitter Acetylcholin.

Austesten der vegetativen Reaktionslage

In der Praxis hat sich folgende Methode bewährt:
Die dermatologische Latenzzeit: Beim Bestreichen der Haut mit einem spitzen Gegenstand reagieren die Hautgefäße über den Axonreflex:
Bei ergotroper Reaktionslage erfolgt die Hautrötung rasch und ist deutlich ausgeprägt. Bedeutung für die Praxis: Der Körper reagiert in der Norm, der Patient ist vermutlich für alle Reiztherapien geeignet.
Bei einer trophotropen Reaktionslage ist die Hautreaktion dagegen verzögert und schwach. Bedeutung für die Praxis: Vorsichtig und einschleichend behandeln. Keine ausgeprägten Reize einsetzen. Der Körper reagiert vermutlich nicht normgerecht.

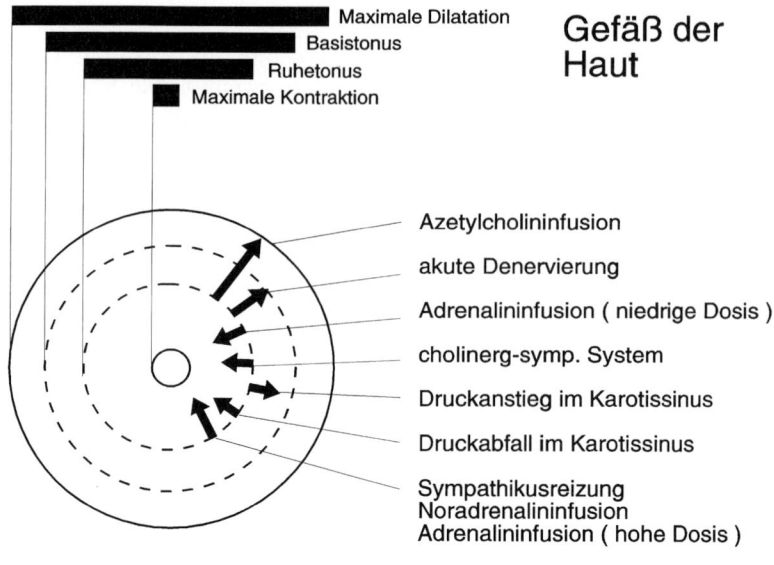

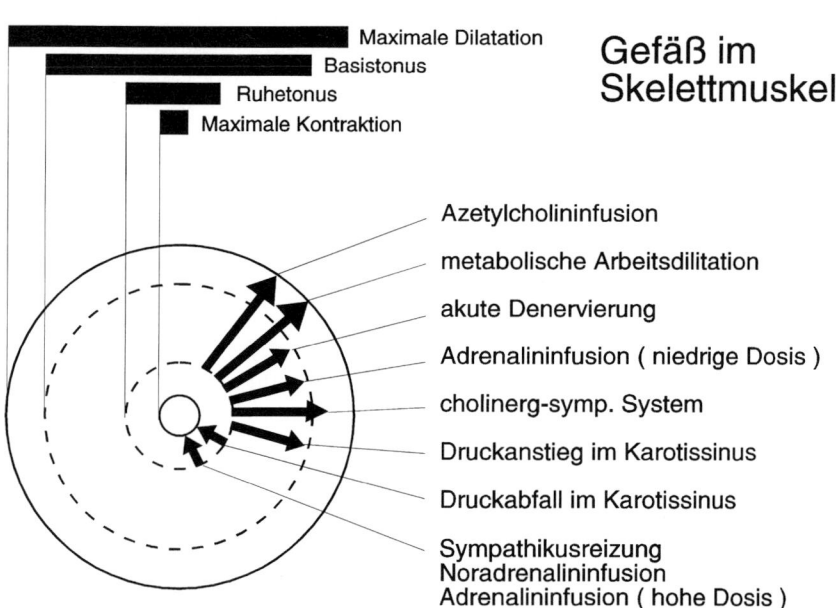

Abb. 7 und 8: Gefäßreaktion in Haut und Skelettmuskel.

Der Hauttest hat aber auch noch eine andere Bedeutung

In der Praxis haben es der Arzt bzw. der Therapeut manchmal schwer, zu entscheiden, mit welchem thermischen Reiz nun der Patient zu behandeln sei. Kälte oder besser Wärme? Einfach ist die Entscheidung bei allen akuten Sportverletzungen, hochentzündlichen Gewebeveränderungen und postoperativen Zuständen. Wie ist dies aber bei rheumatischen Erkrankungen? Der eine Patient verträgt besser Wärme, der andere besser Kälte. Gerade im entzündungsfreien Stadium ist die Situation meist verschwommen.
Dieses Problem ist im Normalfall nicht einfach zu klären. Man muß es ausprobieren und den Patienten entscheiden lassen. Meist nicht unbedingt befriedigend.
Es besteht kaum mehr Zweifel, daß Kälte oder Wärme, sieht man lediglich den Reizeffekt, in einem gewissen Maße austauschbar sind. Ich habe gute Erfahrungen mit dem oben beschriebenen Hauttest als eine Entscheidungshilfe gemacht: Ein Patient, der mit einem gleichmäßigen «roten Streifen» auf die Hautreizung anspricht, ist in aller Regel der geeignete Patient für eine Kältebehandlung, der Patient, der dagegen nicht oder nur sehr leicht und oberflächlich eine Hautrötung zeigt, sollte günstigerweise mit Wärme therapiert werden.

Der Tagesrhythmus (25, 111)

Der Morgentyp
Bei diesen Patienten ist bis zum frühen Nachmittag mit einer ergotropen vegetativen Reaktionslage zu rechnen.
Bedeutung für die Praxis:
Am Morgen bis in den frühen Nachmittag hinein reagiert dieser Personenkreis normgerecht auf die üblichen Reizstärken. Am Nachmittag ist mit einer trägen bis ausbleibenden Reizantwort zu rechnen.
Der Abendtyp:
Bei diesen Patienten ist bis zum frühen Nachmittag mit einer trägen bis ausbleibenden Reizantwort zu rechnen. Der Abendtyp hat eine trophotrope vegetative Reaktionslage.
Bedeutung für die Praxis:
Diese Patienten reagieren auf physikalische Reize bedeutend besser in den Nachmittagsstunden.

Der normale Schlaf-Wach-Rhythmus wird von einer in ihren Ursachen her unbekannten inneren Uhr (zirkadiane Uhr) gesteuert. Durch Zeitgeber aus der Umwelt (hell/dunkel) wird dieser Rhythmus normalerweise auf die dem Menschen vertraute 24-Stunden-Periodik eingependelt. Die innere Uhr scheint in der Zelle lokalisiert zu sein. Neuere Untersuchungen zeigen uns, daß z.B. die Körpertemperatur regelmäßigen Schwankungen unterworfen ist. Etwa um 3 Uhr am Morgen hat der Mensch seinen absoluten Tiefstpunkt erreicht. Zu diesem Zeitpunkt erfolgt der allmähliche Übergang von der Tropho- in die Ergophase.
Bedeutung für die Praxis:
Kaltanwendungen werden am Morgen schlecht vertragen! Ausnahme: Kneipp-Güsse (Kniegüsse). Am Morgen lieber mit Warmanwendungen beginnen.

Zusammenfassung

Die physikalische Therapie bedient sich unterschiedlicher Reizverfahren, mit deren Hilfe eine angemessene Reizantwort im Körper provoziert werden soll.

Thermische Reize haben die stärkste Einwirkkraft auf den menschlichen Körper. Dies wird an der übergeordneten Stellung thermoregulativer Mechanismen deutlich.

Wichtig ist die genaue Wahl der (thermischen) Reizstärke. Hier ist besonders das Lebensalter der Patienten zu berücksichtigen. Auch sei an die Arndt-Schulze-Regel erinnert. Die Uhrzeit spielt in der physiotherapeutischen Behandlung eine bedeutende Rolle. Über eine geschickte Wahl der Behandlungszeiten läßt sich der Therapieerfolg optimieren. Die unterschiedlichen Reaktionstypen lassen sich recht einfach über die Hautschrift ermitteln.

4 Physiologische Grundlagen der Kältetherapie

4.1 Temperatur

Das Wirkungsprinzip der Kältebehandlung besteht im Entzug von Wärme. Legt man beispielsweise nach einer Prellung einen Eisbeutel auf den verletzten Muskel, so findet aufgrund der Temperaturdifferenz von ca. 37° C zwischen Muskelgewebe und Eisbeutel ein Wärmefluß vom Gewebe zum Eisbeutel statt, bis diese Differenz ausgeglichen ist. Der Wärmetransport erfolgt dabei in erster Linie durch Wärmeleitung (Konduktion). Gleichzeitig findet auch ein Temperaturausgleich zwischen Eisbeutel und umgebender Luft statt in Abhängigkeit von der Umgebungstemperatur.

Das Ausmaß des Temperaturabfalls im Gewebe bei lokaler Kälteanwendung ist abhängig von der Temperaturdifferenz zwischen Haut und Umgebung (d.h. dem verwendeten Kühlmedium), der Größe der Kontaktfläche, der Dauer der Kälteanwendung, der Wärmemenge, die vom Kühlmedium aufgenommen oder abgeleitet werden kann und dem Ausmaß der Wiedererwärmung des Gewebes durch Durchblutung und Wärmeleitung aus dem umgebenden Gewebe (76) (**Abb. 9**).

Zu Beginn der Kälteapplikation ist ein rascher Temperaturabfall der Haut und des subkutanen Gewebes zu beobachten (83, 100, 127), während die Muskeltemperatur nur langsam abfällt (1, 55, 66). Nach einiger Zeit verlangsamt sich der Temperaturabfall, bis es zu einer Plateaubildung kommt, d.h. die Temperatur

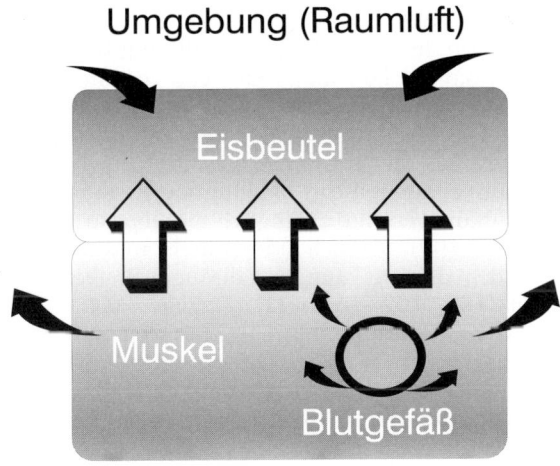

Abb. 9: Wärmeströme bei Kälteanwendung.

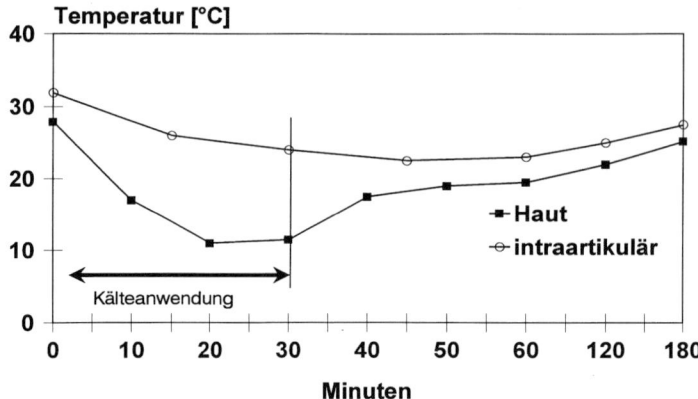

Abb. 10: Verhalten der Haut- und der intraartikulären Temperatur am Kniegelenk bei 30 min Eisanwendung (nach Oosterfeld et al.).

fällt trotz Fortsetzung der Kälteanwendung nicht weiter ab (1, 55, 83, 127) (**Abb. 10**). Es konnte gezeigt werden, daß die Reduktion der intramuskulären Temperatur um so größer ist, je niedriger der Körperfettanteil ist, da Fett eine isolierende Wirkung besitzt (66).

Nach langanhaltender starker Temperaturerniedrigung durch Eintauchen eines Fingers in Eiswasser wurde erstmals von Lewis (85) ein zyklischer Anstieg und Abfall der Hauttemperatur nach Erreichen einer Temperatur von etwa 2° C beobachtet, der seither als Hunting-Reaktion bezeichnet wird. Von Abramson et al. (1) wurde nach Eintauchen des Unterarmes in Eiswasser von 4° C über 192 min nach Erreichen einer Hauttemperatur von ca. 5° C die beschriebene zyklische Temperaturschwankung von einem parallelen Anstieg bzw. Abfall der Durchblutung begleitet. Ursache ist eine periodische Vasodilatation im Wechsel mit einer Vasokonstriktion, in Verbindung mit Öffnung bzw. Verschluß arteriovenöser Anastomosen, die das betroffene Gewebe vor einer zu starken Unterkühlung und den damit verbundenen Kälteschäden (Frostbeulen, Gewebsnekrosen) schützen soll. Die Hunting-Reaktion wurde von Knight und anderen Untersuchern (76) allerdings nur am Finger bestätigt. Im Rahmen regelrechter therapeutischer Kälteanwendungen tritt die Hunting-Reaktion nicht auf.

Nach Abbruch der Kühlung erfolgt anfänglich ein ebenso rascher Anstieg der Hauttemperatur (13, 55, 109), der sich jedoch mehr und mehr verlangsamt, so daß es mehrere Stunden dauern kann, bis die ursprüngliche Hauttemperatur wieder erreicht wird (100, 109) (**Abb. 11**). Dagegen fällt die intramuskuläre ebenso wie die intraartikuläre Temperatur zunächst weiter ab, ehe auch hier eine Wiedererwärmung einsetzt (55, 73, 100). Dieses unterschiedliche Verhalten läßt sich mit physikalischen Gesetzen erklären. Da der Wärmefluß immer in Richtung des Temperaturgradienten erfolgt, fließt die Wärme aus tieferen Schichten der Muskulatur und aus der Umgebung (Luft) in das kälteste Gewebe, in diesem Fall Haut und subkutanes Gewebe. Daraus resultiert der beobachtete weitere Abfall der Temperatur in tieferen Muskelschichten, der um so länger anhält, je tiefer im

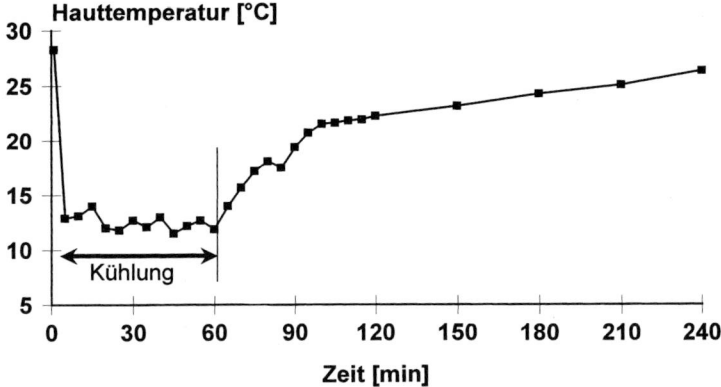

Raumtemperatur 20° C

Abb. 11: Typischer Hauttemperaturverlauf bei Verwendung eines Kühlsystems (Cryo/Cuff). Eigene Messungen.

Muskelgewebe die Messung erfolgt, da die Temperatur des gekühlten Muskels mit zunehmender Tiefe ansteigt (134). Der beschriebene Wärmefluß dürfte auch die Ursache sein für die mehrstündigen Wiedererwärmungszeiten bis zum Erreichen der intramuskulären bzw. intraartikulären Ausgangstemperatur (66, 73, 100) (**Abb. 10**).

Ergebnisse experimenteller Untersuchungen:

Von Beste und Essiger (13) wurde ein Abfall der Hauttemperatur am Knie um 6° C auf 22,9° C nach Anwendung eines Kältepacks mit einer Kühltemperatur von −7° C für 15 Minuten beobachtet. Bis zum Erreichen der Ausgangstemperatur vergingen 80 Minuten.

Nach 15minütiger Kühlung des Unterschenkels mit einem Eisbeutel betrug der Hauttemperaturabfall in der Untersuchung von Belitsky et al. (11) 9,9° C auf eine Temperatur von 13,5° C.

Die Messungen von Lavelle und Snyder (83) am Sprunggelenk zeigten nach einer Kühldauer von 30 Minuten unter Verwendung eines Eisbeutels einen Rückgang der Hauttemperatur um 12° C auf 18° C.

In der Studie von Schmidt et al. (109) wurden Kniegelenke 30 Minuten lang mit einem Kältepack gekühlt, dessen Temperatur −15° C betrug. Die anschließende Bestimmung der Hauttemperatur ergab einen Temperaturabfall um 12,5° C auf 16,5° C. Bis zur Wiedererwärmung vergingen 270 Minuten.

Nach Kühlung des Quadrizeps mit einem Kältepack über einen Zeitraum von 20 Minuten beträgt in der Untersuchung von Thorsson et al. (127) die Hauttemperatur 15,7° C, die Temperaturerniedrigung 13° C. Nach 50 Minuten war die Ausgangstemperatur wieder erreicht.

Die von Ho et al. (60) gemessenen Hauttemperaturen nach 20minütiger Kühlung des Kniegelenkes mit einem Kältepack von 0° C schwanken sehr stark um einen Mittelwert von 13,5° C. Die Werte liegen zwischen 9° und 20,5° C.

Vergleicht man die aufgeführten Untersuchungen, dann fällt auf, daß trotz unterschiedlicher Kühlmethoden (Eisbeutel, Kältepackungen) und Kühltemperaturen die ermittelten Werte für Temperaturabfall und absolute Hauttemperatur nach 15 bis 30 Minuten Kältebehandlung in einigen Studien (60, 83, 109, 127) recht eng beieinander liegen. Dies überrascht um so mehr, als die Kälteanwendung an verschiedenen Körperteilen erfolgte.

Johnson und Mitarbeiter (66) untersuchten das intramuskuläre Temperaturverhalten nach Eintauchen des Unterschenkels in Eiswasser von 10° C für 30 Minuten. Sie beobachteten einen intramuskulären Temperaturabfall um 12° C auf 22,5° C. Die Wiedererwärmung dauerte fast 5 Stunden.
Zu ähnlichen Ergebnissen kommen Swanson et al. (122) nach Kühlung des Armes mit Eispacks von –12° C über 45 Minuten. Der beobachtete intramuskuläre Temperaturabfall betrug hier 12,9° C, die Temperatur erreichte 20,1° C.
Von Kern (73) wurde im Tierversuch nach 30 minütiger Kühlung bei –23° C mit einem Kältepack ein intraartikulärer Temperaturabfall um 6,5° C auf 31,5° C gemessen. Die Ausgangstemperatur wurde erst nach 215 Minuten wiedererreicht.

Zusammenfassung

Lokale Kälteanwendung führt in Abhängigkeit vom Körperfettanteil zu einem raschen Abfall der Hauttemperatur und einem langsameren Abfall der Temperatur in tieferen Gewebeschichten bis zum Erreichen eines Temperaturplateaus, das auch bei fortgesetzter Kühlung nicht unterschritten wird.

Nach Abbruch der Kühlung kommt es zu einem schnellen Wiederanstieg der Hauttemperatur, während die intramuskuläre und intraartikuläre Temperatur zunächst weiter abfällt, ehe auch hier eine Wiedererwärmung einsetzt. Bis zum Erreichen der intramuskulären und intraartikulären Ausgangstemperatur vergehen mehrere Stunden.

4.2 Durchblutung

Der Temperaturabfall im Gewebe hat eine reflektorische Vasokonstriktion der Blutgefäße und damit einen Rückgang der Durchblutung zur Folge. Der Sinn dieser Reaktion liegt darin, den Verlust von Körperwärme zu verhindern. Die Durchblutung fällt dabei auf 60 bis 80% der Ruhedurchblutung ab und bleibt auch nach Abbruch der Kühlung für mindestens 20 bis 30 Minuten auf diesem Niveau (77, 86, 127) (**Abb. 12**).
Der Einfluß einer 20minütigen Kälteanwendung auf den arteriellen Blutfluß, die Gewebedurchblutung und den Knochenstoffwechsel wurde von Ho und Mitarbeitern (60) erstmals unter Verwendung der Technetium Szintigraphie an 21 Probanden untersucht. Nach 20minütiger Kühlung eines Kniegelenks mit einem Kältepack von 0° C wurden Messungen bis zu 2 Stunden nach Abbruch der Kälteanwendung vorgenommen. Dabei wurde ein hochsignifikanter (p < 0,0001) Rückgang der Durchblutung der Arteria poplitea von 38,4%, der Ge-

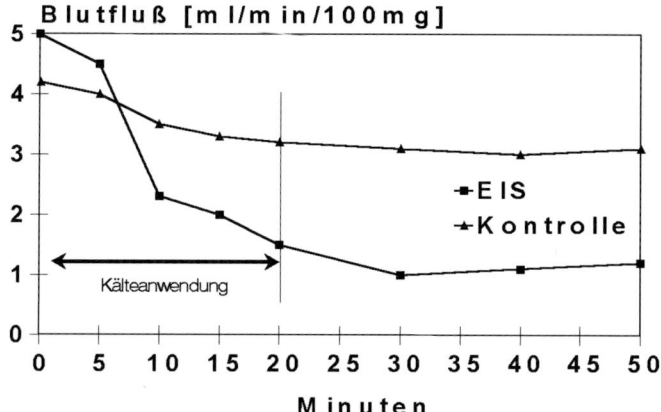

Abb. 12: Durchblutungsabfall bei lokaler Kälteanwendung am Quadrizeps (nach Thorsson et al.).

webedurchblutung in den Weichteilen von 25,8% und der Aktivitätsaufnahme in den Knochen von 19,3% beobachtet. Diese Aktivitätsabnahme im Vergleich zur Gegenseite war unabhängig von Alter, Geschlecht, Kniegelenkumfang und der Hauttemperatur nach der Kühlung. Interessant ist vor allem die Tatsache, daß die erreichten Hauttemperaturen trotz der erheblichen Streubreite von 9,0° bis 20,5° C keinen Einfluß auf die Meßergebnisse hatten.

Die im Körper gebildete Wärme wird in erster Linie durch die Blutströmung zur Körperoberfläche transportiert, also durch Konvektion, nur ein geringer Anteil durch Wärmeleitung im Gewebe (Konduktion) (111). Da Blut bedingt durch seine hohe Wärmekapazität darüber hinaus große Wärmemengen transportieren kann, resultiert aus dem beobachteten Durchblutungsrückgang auch eine verzögerte Wiedererwärmung durch die Blutströmung und Wärmeleitung aus dem umgebenden Gewebe. Dadurch wird der beabsichtigte Kühlprozeß wesentlich unterstützt.

An dieser Stelle muß darauf hingewiesen werden, daß der Genuß von Alkohol die positiven Effekte einer Kältebehandlung teilweise wieder aufhebt, da Alkohol eine unerwünschten Vasodilatation der Blutgefäße bewirkt, die über die vermehrte Durchblutung eine Erwärmung der Körperperipherie nach sich zieht. Dadurch wird beispielsweise die Hämatombildung nach einer frischen Verletzung oder nach einer Operation begünstigt.

Berücksichtigt man, daß der Rückgang von Temperatur und Durchblutung eng miteinander korreliert (76, 127), kann davon ausgegangen werden, daß der Zeitraum bis zum Erreichen der Ruhedurchblutung in etwa dem der Wiedererwärmung entspricht (**Abb. 13**).

Vereinzelt wird auch über eine Zunahme oder Konstanz der Ruhedurchblutung unter Kälteanwendung berichtet. Es fällt jedoch auf, daß bei diesen Untersuchern stets nur eine kurzzeitige Kältebehandlung zur Anwendung kommt.

In einem Fall handelt es sich um eine intermittierende Kältetherapie (24mal je 15

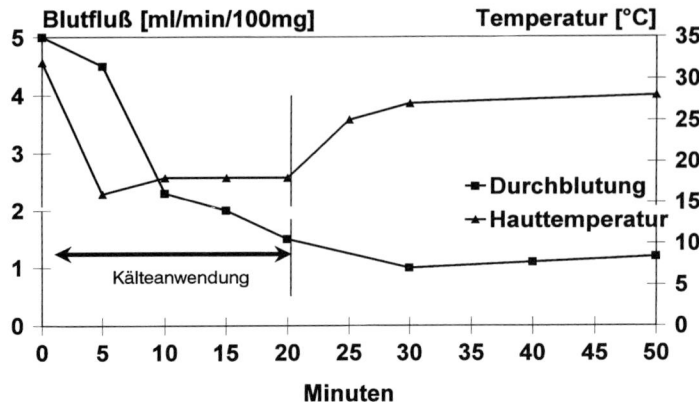

Abb. 13: Gleichsinniges Verhalten von Hauttemperatur und Durchblutung bei Kühlung (nach Thorsson et al.). Der kurzfristige weitere Abfall der Durchblutung nach Abbruch der Kälteanwendung entspricht dem typischen verzögerten Anstieg der intramuskulären Temperatur in anderen Untersuchungen.

Sekunden mit Pausen von je 10 Sekunden), bei der im Anschluß eine Hyperämie auftritt (101), im anderen Fall um eine 5minütige Kühlphase (128).
Nach derartig kurzen Einwirkungszeiten tritt auch in Untersuchungen, die einen erheblichen Rückgang der Ruhedurchblutung unter einer 20minütigen Kälteanwendung zeigen, noch keine wesentliche Veränderung auf (127). Hingegen führt die Kurzzeitanwendung von Eis nach einer frischen Verletzung nach einer vorübergehenden Vasokonstriktion über eine reaktive Vasodilatation zu einer Durchblutungszunahme, die letztlich die Hämatombildung begünstigt (71).

Zusammenfassung

Lokale Kälteanwendung hat eine Vasokonstriktion der Blutgefäße und damit eine Verringerung der Durchblutung zur Folge, die bis zu 30 Minuten nach Beendigung der Kühlung anhält, ehe – analog zum Temperaturverlauf – ein verzögerter Wiederanstieg erfolgt.

Kein Alkohol für die Dauer der Behandlung! Alkohol verursacht eine Erweiterung der Blutgefäße, die die Wirkung der Kälte- und Kompressionsbehandlung aufhebt.

4.3   Stoffwechsel

Es ist bekannt, daß eine Temperaturerniedrigung von $10°$ C eine Reduktion der Stoffwechselgeschwindigkeit um etwa 50% zur Folge hat (87). Daraus folgt über den verringerten Energieverbrauch und der damit verbundenen Abnahme des

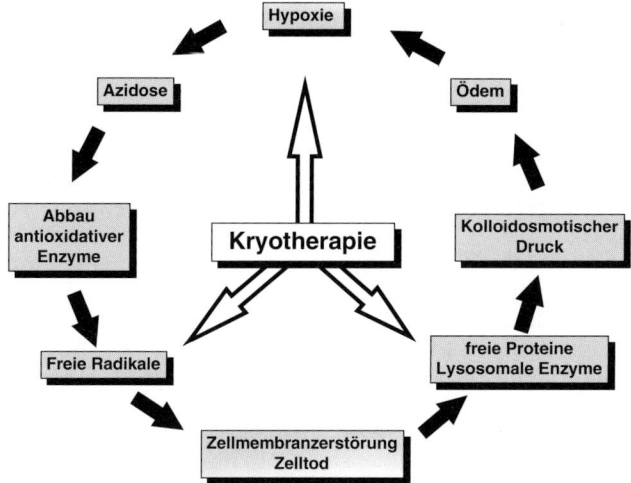

Abb. 14: Reduktion des posttraumatischen Hypoxieschadens durch Hypothermie. Erläuterung im Text.

Sauerstoffbedarfs eine Anpassung an das posttraumatisch verringerte lokale Sauerstoffangebot im Gewebe. Van der Meulin (131) hat dazu den Satz geprägt: «Die Essenz jedes Traumas ist der Sauerstoffmangel, der zum Zelltot führt.» Jede Verletzung und jeder operative Eingriff haben ein mehr oder weniger ausgeprägtes lokales Ödem und/oder eine Einblutung zur Folge, die die Sauerstoff- und Nährstoffversorgung des Gewebes beeinträchtigen. Die damit verbundene Abnahme des Sauerstoffpartialdrucks im Blut löst eine lokale Vasodilatation aus, die zwar mehr Sauerstoff heranführt aber gleichzeitig die Hämatomentwicklung fördert.

Außerdem wurde nachgewiesen, daß bei einer Temperaturerhöhung um nur 3° C, wie sie z.B. bei rheumatoider Arthritis im Kniegelenk gemessen wurde, die Kollagenaseaktivität um das Vierfache gesteigert ist (54). Dies hat einen beschleunigten Knorpelabbau zur Folge.

Schließlich wird vermutet, daß die Hypoxie bzw. die daraus resultierende Azidose im geschädigten Gewebe über die Zunahme des anaeroben Stoffwechsels zu einem Abbau antioxidativer Enzyme führt, deren Aufgabe darin besteht, freie Radikale unschädlich zu machen. Bei den freien Radikalen handelt es sich um sehr aktive Sauerstoffverbindungen, die durch die Zerstörung von Zellmembranen zum Zelltod führen (135).

Die Hypothermie bewirkt somit eine Reduktion des durch die Ischämie verursachten Hypoxieschadens, indem sie den Circulus vitiosus Sauerstoffmangel, Azidose, Zusammenbruch der Zellmembran, Zelltod unterbricht und darüberhinaus die Aktivität der von abgestorbenen Zellen freigesetzten lysosomalen Enzyme verlangsamt (**Abb. 14**). Hieraus resultiert eine geringere Konzentration von freien Zellbestandteilen, bei denen es sich in erster Linie um Proteine handelt. Diese wiederum bewirkt über die Senkung des kolloidosmotischen Druckes und den damit verbundenen Abfall des normalerweise leicht positiven kapillären Filtrationsdruckes eine verringerte Wassereinlagerung im Gewebe (76).

Die Tierversuche von Matsen (90) zeigten eine Schwellungszunahme der gekühlten Extremität gegenüber der Kontrollgruppe, die allerdings erst 6 bis 48 Stunden nach Beendigung einer 24 Stunden dauernden Kälteanwendung auftrat. Diese Schwellungszunahme wurde nur beobachtet, wenn die Kühltemperatur unter 15° C lag.

McMaster und Liddle (91) fanden bei ihren Tierexperimenten unmittelbar nach Beendigung einer einstündigen Kältebehandlung bei einer Temperatur von 20 bzw. 30° C eine deutlich geringere Ödementwicklung gegenüber der Kontrollgruppe. Vier Stunden nach Abbruch der Kühlung fiel ihnen gleichfalls eine vermehrte Schwellung auf, die bis zu 24 Stunden anhielt. Diese erneute Schwellungszunahme nach Abbruch einer Kältebehandlung wird auch als Reboundeffekt bezeichnet. Dieser Effekt wird auch nach Abbruch einer Kompressionsbehandlung beobachtet.

In einer experimentellen Studie am isolierten Musculus Gracilis des Hundes wurde von Wright et al. (135) in vivo der Einfluß einer Hypothermie auf Muskelödem und pH-Wert nach einer Ischämiedauer von sechs Stunden untersucht. Nach fünf Stunden wurde eine Seite mit einer 12 bis 18° C warmen Salzlösung auf 21° C gekühlt, und nach einer weiteren Stunde wurden beide Seiten reperfundiert. Im Vergleich zur Gegenseite, die als Kontrolle diente, fiel ein signifikant höherer pH-Wert und eine erheblich reduzierte Ödementwicklung bei unveränderter vasculärer Permeabilität auf.

Auch Svanes (120) konnte diesen Effekt auf eine akute Entzündungsreaktion im Tierexperiment nachweisen. Nach einer dreistündigen Kühlung bei einer Temperatur zwischen 20 und 22,5° C war die Exsudatbildung beträchtlich verringert. In einem weiteren Versuch von Svanes (121) war die lokale Entzündungsreaktion unter Hypothermie stark herabgesetzt, während nach Wiedererwärmung keine Unterschiede zur Kontrollgruppe bestanden. Svanes folgert daraus, daß Hypothermie die Entzündungsreaktion verzögert, ohne diese jedoch zu verhindern.

Diese Hemmung der Entzündungsreaktion wurde auch von Farry et al. (37) 48 Stunden nach einer Eisbehandlung im Tierversuch beobachtet.

Die Wundheilung wird nach einer tierexperimentellen Studie von Esclamado et al. (35) für die Dauer der Kälteanwendung gehemmt und verlangsamt. Eine dreitägige lokale Kühlung einer frischen Hautnaht mit Kühlkissen wirkte sich im Vergleich zu einer Kontrollgruppe jedoch nicht negativ auf die Wundheilung in den ersten zwei Wochen aus. Die Kältebehandlung könnte daher nach Ansicht der Untersucher gerade durch die Hemmung bzw. Verzögerung der Entzündungsreaktion eine positive Auswirkung auf den Heilungsprozeß haben.

Ähnliche Ergebnisse fanden Irving und Noakes (63) bei ihren Versuchen, bei denen sie die Auswirkungen einer lokalen Hypothermie während einer dreistündigen Ischämie untersuchten. Zur Kühlung dienten Eispacks von −4° C, die die Hauttemperatur auf 9,3° C und die intramuskuläre Temperatur auf 16° C erniedrigten. Ihnen fiel ein höherer Glykogengehalt und eine geringere Phosphofruktokinaseaktivität in Muskelbiopsien auf, die unter Hypothermiebedingungen oder bis zu sechs Tage danach gewonnen wurden. Die Laktatwerte waren noch drei Stunden nach Beendigung der Ischämie niedriger als bei den Kontrollen. Schließlich fiel der pH-Wert weniger stark ab und erreichte bereits fünf Minuten nach dem Ende der Ischämie wieder seinen Normalwert. Irving und Noakes ziehen aus ihren Messungen den Schluß, daß die Temperaturerniedrigung zu einer Verlangsamung des Stoffwechsels und dadurch bedingt zu einer geringeren Schädigung der Muskulatur sowie einer schnelleren Erholung geführt hat.

Die Reduktion des Muskelschadens durch Senkung der Myoglobinkonzentration im Serum wurde in einer klinischen Studie an 67 Patienten bestätigt (62). Präoperativ wurde der Arm der Untersuchungsgruppe 20 Minuten in Eiswasser getaucht, bevor die Blutsperre (250–300 mm Hg) angelegt wurde. Dabei fiel die Temperatur im M. brachioradialis auf ca. 22° C ab. Nach einer mittleren Dauer der Blutsperre von 77 Minuten wurde wiederholt bis zu 24 Stunden nach Öffnen der Blutsperre die Myoglobinkonzentration im Blut bestimmt. Gegenüber der Kontrollgruppe fand sich bei allen Messungen ein signifikant niedrigerer Anstieg.

Die Auswirkungen einer reduzierten Durchblutung auf den Stoffwechsel im traumatisierten Muskel wurde von Wright et al. (136) im Tierexperiment untersucht. Nach einer Ischämiedauer von 6 Stunden folgte eine Reperfusion von einer Stunde, während der ein normaler mit einem eingeschränkten Blutfluß verglichen wurde. Die reduzierte Muskeldurchblutung hatte ein geringeres Muskelgewicht, niedrigere Endothelpermeabilität, verringerten Sauerstoffverbrauch und weniger histologische Gewebeschäden zur Folge. Aus den beobachteten signifikanten Veränderungen folgern die Autoren, daß die Ödementwicklung als Ausdruck der geringeren Gewebeschädigung reduziert war.

Die Ergebnisse von Wright et al. lassen den Schluß zu, daß auch die reduzierte Durchblutung im Rahmen einer Kältetherapie gleichermaßen zur Verringerung des Gewebeschadens beiträgt.

Schlußfolgerung

Es gibt zahlreiche Hinweise darauf, daß Gewebetemperaturen unter 15° C durch eine Steigerung der Permeabilität der Lymphgefäße ein Ödem erzeugen oder verstärken können (90, 92). Bei darüberliegenden Temperaturen wurde diese Beobachtung nicht gemacht (91, 120, 135).

Die vorliegenden Untersuchungen lassen daher den Schluß zu, daß eine Kältebehandlung, die die Gewebetemperatur nicht unter 15° C reduziert, durch die Reduktion des Stoffwechsels und der Durchblutung sowie durch die Hemmung der lokalen Entzündungsreaktion zu einer Abnahme der posttraumatischen Schwellung führt.

Da diese Wirkungen nach Abbruch der Kühlung wieder aufgehoben werden (Reboundeffekt), wie die Experimente von Matsen (90), McMaster und Liddle (91) und Svanes (121) zeigen, ist eine kurzfristige oder intermittierende Kältetherapie nach einem Trauma nicht sinnvoll.

4.4   Schmerz und neurologische Effekte

Die unbestrittene schmerzlindernde Wirkung postoperativer bzw. posttraumatischer Kältetherapie ist wahrscheinlich auf ein Zusammenwirken verschiedener kälteinduzierter Effekte zurückzuführen.

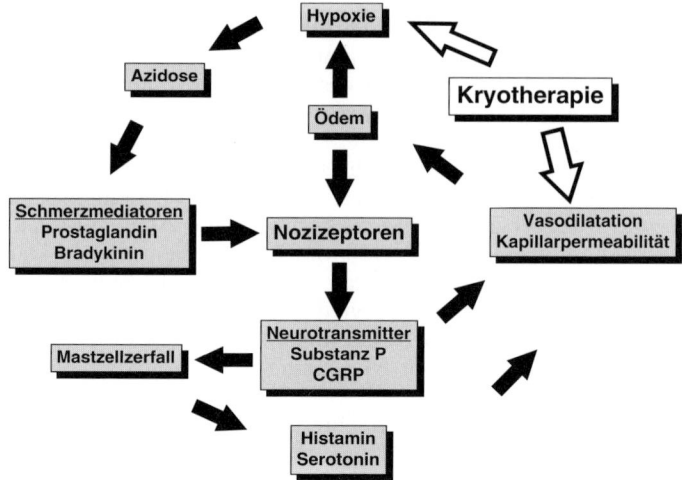

Abb. 15: Einfluß der Kältetherapie auf die Freisetzung von Schmerzmediatoren und die Reizung der Nozizeptoren.

Einmal wird durch die Reduktion des hypoxiebedingten Gewebeschadens indirekt die Freisetzung von körpereigenen schmerzerzeugenden Stoffen (Schmerzmediatoren) verringert, zu denen H- und K-Ionen, Histamin, Serotonin, Prostaglandin und Bradykinin gehören (**Abb. 15**).
Prostaglandin führt über die Sensibilisierung der für die Schmerzempfindung verantwortlichen Nozizeptoren gegenüber physikalischen und chemischen Reizen zu einer vermehrten Ausschüttung der Substanz P, einem Neurotransmitter. Dieser wiederum bewirkt die Degranulation von Mastzellen, die mit der Freisetzung von Histamin und Serotonin verbunden ist (42). Histamin schließlich verursacht ebenso wie Bradykinin neben einer Vasodilatation eine Steigerung der Kapillarpermeabilität (69), woraus letzlich eine Förderung der Ödementwicklung resultiert. Die damit verbundene Drucksteigerung im Gewebe reizt die hochsensiblen Nozizeptoren (42).
Neuere neurophysiologische Untersuchungen haben gezeigt, daß das Synovialgewebe menschlicher Gelenke reich an Nervenfasern ist, die CGRP (calcitonin gene related peptide) und Substanz P enthalten. Diese Neurotransmitter werden bei Entzündungsreaktionen aus den Nervenendigungen freigesetzt (88). CGRP steigert in Verbindung mit Prostaglandin, Histamin oder Substanz P die lokale Ödembildung um ein Vielfaches, indem es die durch diese Substanzen verursachte Steigerung der Gefäßpermeabilität potenziert (19).
Daß die Entzündungsreaktion und die damit verbundene Ödembildung, die auch auf der kontralateralen Seite beobachtet wird, teilweise neural vermittelt ist, konnte von Levine et al. (84) gezeigt werden.
Im entzündeten Kniegelenk werden zudem vermehrt mechanorezeptive nocizeptive Nervenfasern rekrutiert und sensibilisiert, wie im Tierversuch gezeigt werden konnte. Im normalen Kniegelenk zeigen diese Nervenfasern auch nach Stimulation durch forcierte Gelenkbewegungen nur geringe Nervenimpulse, im

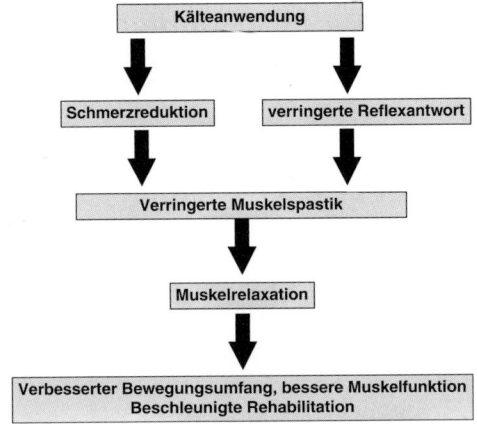

Abb. 16: Reduktion der Muskelspastik durch eine Kältebehandlung (nach Knight).

entzündeten Gelenk dagegen erfolgt bereits bei schwachen Bewegungsreizen ein starker Impulsstrom (51).

Die beschriebenen Erkenntnisse verdeutlichen die komplexen Reaktionen, die der Schmerzentstehung nach einem Trauma zugrundeliegen, ebenso, wie deren gegenseitige Beeinflussung. Allen beschriebenen Mechanismen ist eines gemeinsam. Da sie vom Ausmaß des Gewebeschadens und der begleitenden Entzündungsreaktion abhängig sind, kann ihnen mit einer frühzeitigen Kältetherapie entgegengewirkt werden.

Hypothermie hat über die Verlangsamung der Stoffwechselvorgänge auch einen direkten Einfluß auf das Schmerzgeschehen. Neben einer Herabsetzung der Nervenleitgeschwindigkeit hat die Kälteanwendung eine Verlängerung der Refraktärperiode zur Folge, so daß der afferente Impulsstrom abnimmt. Die beobachtete Abnahme der Nervenleitgeschwindigkeit beträgt etwa 1,2 bis 2,0 m/s/°C bei einer Temperaturerniedrigung bis auf etwa 18° C (1). Dadurch ist auch die Reflexantwort verringert (55), und die Schmerzschwelle wird heraufgesetzt, wie die Untersuchung von Benson und Copp (12) zeigt. Sie fanden, daß die Schmerzschwelle im gesunden Schultergelenk nach 15minütiger Kühlung mit einem Eispack signifikant stärker erhöht ist als nach 20minütiger Kurzwellendiathermie. Dieser Einfluß auf die Schmerzschwelle ging bei Wärmeanwendung rascher zurück als bei Eisbehandlung, bei der er bis 30 Minuten nach Beendigung der Therapie anhielt. Um eine Schmerzreduktion zu erreichen, sind allerdings Gewebetemperaturen um 10–15° C erforderlich (92). Die oben genannten Effekte sind durch zahlreiche Studien belegt (92).

4.5 Muskelspasmus

Die Schmerzzunahme bei jeder Bewegung oder Muskelanspannung veranlaßt den Patienten zur Einnahme einer möglichst unbeweglichen Lage und fördert damit eine zunehmende schmerzhafte Verkrampfung der Muskulatur. Dieser Kreislauf wird nach Knight (76) durch die oben beschriebenen neurologischen Effekte einer Kältetherapie durchbrochen (**Abb. 16**).

Auch Ciolek (22) führt mehrere Arbeiten auf, die bestätigen, daß eine lokale Kälteanwendung in Verbindung mit Dehnungsübungen eher zur Verbesserung der Flexibilität geeignet ist als eine Wärmeanwendung. (Siehe hierzu auch 6.3.3 Zentrale Muskelspastik).

Zusammenfassung

Kälteanwendung hat eine sofortige Verringerung der Oberflächentemperatur der Haut und einen langsamen Abfall der Muskel- und Gelenktemperatur zur Folge bis zum Erreichen eines Temperaturplateaus, das auch bei weiterer Kälteanwendung nicht unterschritten wird.

Dieser Temperaturabfall im Gewebe bewirkt sowohl eine Vasokonstriktion, die mit einem erheblichen Rückgang der Durchblutung verbunden ist, als auch eine Stoffwechselreduktion.

Die Wiedererwärmungszeit nach Abbruch der Kälteanwendung bis zum Erreichen der Ausgangswerte für Temperatur, Durchblutung und Stoffwechsel in Gelenken und tiefen Muskelschichten kann mehrere Stunden betragen.

Die Kälteanwendung führt über eine verminderte Ausschüttung von Schmerzmediatoren und Neurotransmittern zu einer verringerten Entzündungsreaktion und Ödembildung.

Daraus resultiert die beobachtete Schmerzreduktion.

Gleichzeitig wird die Nervenleitgeschwindigkeit herabgesetzt und die Refraktärperiode verlängert, woraus über eine Abnahme des afferenten Impulsstroms und eine verringerte Reflexantwort die klinisch bedeutsame Abnahme des Muskelspasmus resultiert.

5 Technik der Kälteanwendung

Die Anwendungsformen der Kälte (17, 24, 26, 27, 37):
Industriell gefertigte Kälteträger:
Kryogelpackungen (Eispacks)
Einmaleispackungen
Kältespray
Kühlsysteme
Kaltgastherapie (mit flüssigem Stickstoff)
Kältekammertherapie (mit flüssigem Stickstoff)
Kaltlufttherapie.

Natürliche Kälteträger:
Eiswürfelpackungen (Natureis)
Eishandtuch
Eisstäbchen
Eiswasser
Kaltwasser
Lehmpackungen.

Bei allen im folgenden beschriebenen Anwendungsformen der Kältetherapie sind die im Kapitel «Kontraindikationen und Risiken der lokalen Kälteanwendung» beschriebenen Gefahren und Nebenwirkungen unbedingt zu beachten!

5.1 Eisbeutel (Natureispackung)

Zusammensetzung: Wasser, gefroren (Eiswürfel), Temperatur von ca. 0° C, wasserdicht in zwei Plastiktüten eingeschlossen.
Art der Anwendung: Im Gefrierfach Eiswürfel herstellen. Die Eiswürfel in eine, besser in zwei Plastiktüten legen. Beide Tüten gut verschließen. Sicherheitshalber auf die Haut des Patienten ein Zwischentuch legen. Eisbeutelpackung öfters wechseln.
Anwendungsbeispiel Eisbeutel: 15minütige Eisbeutelauflage ohne Zwischentuch(!). Der Eisbeutel gefüllt mit 500 g Brucheis und 200 ml Leitungswasser, Applikationstemperatur: 0° C, Auflagefläche: 20 × 15 cm.
Vorteile: Eiswürfel haben den Vorteil gegenüber anderen Kälteträgern, daß sie meist überall zu haben sind bzw. die Herstellung mit heutiger Kühltechnik keine unüberwindbaren Schwierigkeiten bereitet.
1. Eine absolut natürliche Behandlungsmethode, ohne Chemie oder großen technischen Aufwand.

2. Auch bei unsachgemäßer Anwendung ist die Gefahr von Hautschäden gering.
3. Kältewirkung bei fleißigem Wechsel der Eispackungen nicht schlechter beurteilbar als bei industriell gefertigten Gelpackungen.
4. Minimale Kosten.
5. Eisbeutel halten, solange das Eis schmilzt, eine Schmelztemperatur um +/-0° C. Dieses kann je nach Eismenge bis zu einer Stunde dauern. Das Schmelzwasser schmiegt sich im Plastikbeutel jeder Körperregion gut an, so daß eine optimale Kühlwirkung erzielt werden kann.

Nachteile: Eine Durchnässung des Patienten, selbst bei einer dicht verschlossenen Plastikhülle ist nicht immer auszuschließen. Die Kühlwirkung verläuft nicht linear (siehe dazu die verschiedenen Tabellen). Vegetative Reaktionen können stark ausgeprägt sein (vgl. «cold pressure test»).

Indikationen:
1. Notfallmäßig: Die Erstversorgung der Verletzung, der Insektenstich in den Mund- und Rachenbereich (akutes Ödem der Epiglottis und der aryepiglottischen Falte) u. a.
2. Die Behandlung spastischer Extremitäten. Diese Behandlung ist allerdings nicht unumstritten.
3. Zur Selbstversorgung des Patienten bei chronischen Schmerzen, rheumatischen Erkrankungen etc.
4. Alle akuten Schmerzen (siehe auch Indikation der Kryotherapie).

Kontraindikationen: Siehe Kontraindikationen und Risiken der lokalen Kälteanwendung.

5.2   Eishandtuch

Zusammensetzung: Wasser, ein besonders saugfähiges Handtuch, ca. 50 g Salz.
Art der Anwendung: Mit dem Salz wird eine Salzwasserlösung angerührt. Auf einen Liter Wasser einen Eßlöffel Salz! Nun wird das Handtuch in die Salzlauge gelegt und gründlich mit Salzwasser getränkt. Das Handtuch leicht auswringen und so falten, daß es in der Größe etwa dem zu behandelnden Körperabschnitt entspricht. Dann wird das Tuch in das Gefrierfach gelegt.
Wenn Sie mehrere Tücher zur gleichen Zeit in das Gefrierfach legen, vermeiden Sie das Aneinanderfrieren der Tücher, indem jeweils eine Lage Plastikfolie zwischen die Tücher gelegt wird. Achten Sie auf Schutz der Patientenkleidung vor Durchnässung! Das Eishandtuch eignet sich für die großflächige Applikation von Kälte (129).
Vorteile gegenüber anderen Kälteträgern: keine.
Nachteile: Die Kälte verliert sich relativ rasch aus den Handtücher und es kommt dann zu einer unangenehmen Belästigung des Patienten durch Tauwasser. Auch sind die vegetativen Reaktionen stark ausgeprägt: Tachykardie, Blutdruckanstieg etc. Vergleiche auch «Cold pressure test» und entsprechende Studie.
Das Eishandtuch sollte nur noch in der Sportmedizin und auch dort nur dann, wenn keine anderen Kälteträger zur Verfügung stehen, eingesetzt werden.
Indikationen: In der Sportmedizin, zur Erstversorgung von leichten Traumen, vor einer krankengymnastischen Übungsbehandlung.

Kontraindikationen: Siehe Kontraindikationen und Risiken der lokalen Kälteanwendung.

5.3 Eisstäbchen

Zusammensetzung: Kindereisförmchen oder Einmalplastikbecher, Wasser.
Variante: Eine interessante Kombination ergibt sich, wenn in das Wasser des noch nicht gefrorenen Eislollys ein nichtsteroidales Antiphlogistikum eingemischt wird. Bei der späteren Behandlung mit dem nun gefrorenen Eislolly wird neben der Kältewirkung auch die Medikamentenwirkung freigesetzt: Das Eis schmilzt auf der Haut und gibt die Arzneiwirkung frei. Der Verfasser hat gute Erfahrungen mit z.B. Dolobene Sport Gel gemacht. Wirkstubstanz ist hier das DMSO, dessen antiphlogistische, analgetische und penetrationsfördernde Wirkung gut dokumentiert ist (64). Siehe auch Ultraphonophorese. Dort leistet das DMSO gute Dienste als Kontaktgel.
Art der Anwendung: In den Einmalplastikbecher/Kindereisförmchen wird ein Holzspatel gesetzt. Im Kühlfach zu Eis erstarren lassen.
Die Behandlung der Wahl mit einem Eisstäbchen ist die Eismassage.
Die Behandlungszeit richtet sich nach der Größe der zu behandelnden Fläche, aber auch nach der Reaktionsfähigkeit des Gewebes. Reagiert der Körper nur sehr langsam auf den angesetzten Reiz, dann muß länger behandelt werden. Erfolgt eine rasche Reaktion, kann die Zeit verkürzt werden. Die Behandlung ist auf alle Fälle zu beenden, wenn das «Massagestäbchen» bereits deutlich an Substanz verloren hat.
Anwendungsbeispiele: Fast alle Krankheiten und Veränderungen der Muskulatur, der Bänder und Sehnen können unterstützend mit Eis-Massage behandelt werden. Massage ist bei allen schmerzhaften Muskelverspannungen, bei Wirbelsäulenleiden und zur Entmüdung in der Sportmedizin geeignet. Die Behandlung mit Eisstäbchen am Ellenbogen (Tennisellenbogen!), am Knie, am Handgelenk oder an der Hüfte bringt erstaunliche Erfolge. Auch schmerzhafte Muskelreizungen nach einer Überanstrengung lassen sich gut mit dem Eisstäbchen behandeln. (Siehe auch Reflexkryobehandlung.)
Für die Eisstäbchenbehandlung wird eine trockenes Handtuch benötigt, mit dem das Eisstäbchen angefaßt und gleichzeitig verhindert wird, daß Eiswasser an der Haut herunterläuft. Bei dieser Form der Eisbehandlung haben wir neben den bereits genannten Kältereaktionen des Körpes auch eine mechanische Komponente. Alles zusammen ergibt die erstaunlich wohltuende und Schmerzen lindernde Wirkung der Eisstäbchen-Behandlung.

Die vorbeugende Eisabreibung: «Wettkampfvorbereitung».

Die vorbeugende Eisbehandlung ist bei Leistungssportlern eine interessante Variante vor einer sportlichen Belastung. Hierdurch kann die Muskulatur leistungsfähiger werden.
Hüten muß sich aber in diesem Fall der Therapeut vor einer zu langen Anwendung. Die Kälteabreibung mit einem Eisstäbchen gehört zu den Kurzzeitkryotherapien und darf auf keinen Fall zu sehr ausgedehnt werden!
Begründung: Eine kurzfristige Eisabreibung im Bereich der besonders stark

beanspruchten Strukturen (Sehnen, Bänder, Muskulatur) ist positiv zu bewerten, denn: Die Sofortreaktionen von Haut- und Muskelgefäßen verhalten sich bei einer Kälteapplikation gegenläufig. Während die Hautgefäße bei einer raschen Abkühlung mit einer Vasokonstriktion reagieren, kommt es in den Muskelgefäßen in den ersten Sekunden der Eisanwendung zu einer Erweiterung und Durchblutungssteigerung. Dieser Anstieg konnte von Kern (72) rheographisch nachgewiesen werden und macht ca. 30% der Ruhedurchblutungsmenge aus. Bei weiterer Kälteapplikation geht diese quantitativ nicht allzu große Hyperämie relativ schnell (innerhalb von 60 Sekunden!) wieder zurück, und es kommt dann rasch auch in den Muskelgefäßen zu einer Gefäßkonstriktion. Es gibt also eine reaktive Hyperämie auf Kältereize auch in der Muskulatur, die aber von kurzer Dauer ist. Bei weiterer Kälteapplikation wird bereits nach 90–120 Sekunden der Ausgangswert der Durchblutung wieder erreicht und anschließend unterschritten.

Besondere Hinweise: Die Massage wirkt, neben anderen noch nicht geklärten Mechanismen, über eine normalisierende Gewebespannung (tonusregulierend) und über eine lokal verbessernde Blut- und Lymphzirkulation. Die ausgleichende Wirkung wird nicht nur an dem Ort der Massage wirksam, sondern erfaßt den gesamten Organismus. Durch die mechanische Wirkung der Massage (die mechanische Behandlung der Haut und damit der tieferliegenden Gewebe) wird auch eine nervalreflektorische Beeinflussung des Stoffwechsels und der inneren Organe erzielt. Die wohltuende und ohne Zweifel sehr wirksame Behandlungsform Massage wird mit der Eistherapie hervorragend ergänzt. Die Eisstäbchenmassage soll aber nicht ähnlich großflächig wie eine «richtige» Massage duchgeführt werden.

Vorteile gegenüber anderen Kälteträgern: Aktiven Kontakt mit dem Gewebe des Patienten. So kann der Behandler Irritationen tasten und gleich entsprechend behandeln.

Nachteile: Bei einer mechanischen Reizung der entzündeten Areale besteht immer die latente Gefahr einer zusätzlichen Reizung der bereits entzündeten Strukturen.

Anwendungsgebiete: Sinnvoll ist die Behandlung verspannter Muskulatur, die Behandlung irritierter Reflexzonen und eine Massage von Sehnen und Bändern. Die Eismassage ist therapeutisch von Bedeutung, weil über die Massage mehrere Reizfaktoren zusammenkommen:

Es werden die Rezeptoren in der Haut über die Kälte und über die Mechanowirkung des Eisstäbchens gereizt. Also Kälterezeptoren und Mechanorezeptoren!

Anzuwenden bei:
– Muskelverspannungen bei Spondylosen und Osteochondrosen,
– Muskelatrophien nach längerer Ruhigstellung,
– Muskelrheumatismus,
– Muskelhärten der Waden- und Fußmuskulatur (**Cave:** Thrombose, Thrombophlebitis, Phebothrombose),
– Haltungsanomalien,
– Lockerungsbehandlung von Narben etc.,
– Triggerpunkte in verspannten Muskeln,
– Sehnenansätze,
– Schulter-, Hüftgelenk,
– Wirbelsäule etc.,
– zur Reflexbehandlung etc.

Kontraindikationen: Es sind alle Kontraindikationen der Muskelmassage zu beachten. Angemerkt sei aber, daß nicht alle Kontraindikationen der Massage nun unbedingt Kontraindikationen der Eisstäbchenmassage sein müssen. Beispiel: Massage ist bei allen akuten Entzündungen kontraindiziert. Gerade aber bei akuten Entzündungen kann Eis die richtige Behandlungsform sein.
Nebenwirkungen: Bei korrekter Durchführung keine zu erwarten.

5.4 Eiswasser

Zusammensetzung: kaltes Wasser mit Brucheis.
Art der Anwendung: Teilbäder, Ganzkörperbäder zur Lösung von weitreichender Spastik.
Anwendungsbeispiele: Spastische obere Extremität wird in einem Eiswasserbad bis zur Lösung der Spastik gebadet. Anschließend krankengymnastische Übungsbehandlung.
Besondere Hinweise: Die Anwendung von Eisbädern ist umstritten. Vorteile gegenüber anderen Verfahren der physikalischen Medizin (Bobath-Konzept) sind nicht erkennbar.
Anwendungsgebiete: Zur (kurzfristigen) Linderung von spastischen Zuständen.
Risiken: Herz- und Kreislaufsensationen.
Nebenwirkungen: Weitgehende Löschung des Muskeltonus über den angestrebten Bereich hinaus.

5.5 Kaltwasser

Zusammensetzung: brunnenkaltes Wasser.
Art der Anwendung: Die entzündeten Körperbereiche werden unter ständigem Rotieren unter fließend kaltes Wasser gehalten. Nach Auftreten von Schmerzen (Kälteschmerz) vorübergehendes Herausnehmen der gereizten Areale. Mit Nachlassen des Kälteschmerzes sofort weiter kühlen, bis im Gewebe eine deutliche Abkühlung erreicht wird und eine Schmerzlinderung eintritt (47).
Anwendungsgebiete: Entzündungen, Verbrennungen, Insektenstiche u. ä.
Risiken: Herz- und Kreislaufsensationen.

5.6 Lehmpackungen (Heilerden)

Zusammensetzung (z. B. Luvos-Heilerden):
45,0% Quarz
20,0% Feldspat
10,5% Kalkspat
 3,5% Dolomit
10,0% Glimmer
 8,0% Montmorillonit

Art der Anwendung: Die Heilerden werden in aller Regel kalt angelegt; eine «Warmanwendung» ist bei speziellen Indikationen möglich (siehe Kapitel Thermotherapie).

Anwendungsbeispiel: Lehmbreianwendungen (Kompressen: kalt oder warm) und Teilbäder (zum Beispiel das Lehmtreten). Aus der Kneippschen Wassertherapie sind Lehmhemd und Lehmwickel bekannt.

Kompresse mit Fertiglehm: Heilerde wird mit kaltem Wasser oder, um den Kaltreiz noch zu verstärken, mit Essigwasser angerührt. Eventuell ist auch eine Kräutermischung möglich. Der Brei wird so angerührt, daß sich eine von der Konsistenz her recht feste Masse bildet. Diese muß aber noch streichfähig sein und wird etwa 2 cm dick auf die erkrankten Hautbezirke, Gelenke etc. aufgetragen. Der aufgetragene Lehm wird mit einem klassischen Wickel abgedeckt. Der klassische Wickel nach Kneipp besteht bekanntlich aus drei Tüchern, einem feuchten Untertuch, einem trockenen Zwischentuch und einem Wolltuch als Abschluß. Bei einer Lehmkompresse wird das feuchte Untertuch mit dem Lehm eingestrichen. Auf keinen Fall darf der Lehm mit Plastikfolie oder ähnlichem abgedeckt werden!

Nachdem die Lehmkompresse entfernt wurde, wird die Haut mit körperwarmem Wasser abgewaschen. Eine Nachruhe von einer halben Stunde ist obligatorisch. Der Patient sollte darauf hingewiesen werden, daß Lehm die Haut austrocknet und daher im Bedarfsfall eine pflegende Hautcreme aufgetragen werden kann.

Besondere Hinweise: Der notwendige Lehm kann auf unterschiedliche Art und Weise gewonnen werden:

Der Lehm wird selber gegraben: Eine recht umständliche Methode, muß doch die Heilerde aus mindestens 50 cm Tiefe hervorgeholt werden. Der nächste Arbeitsschritt ist das Trocknen des frischen, feuchten Lehms. Anschließend wird der Lehm fein gesiebt, um Steine und andere Verunreinigungen zu entfernen. Schließlich sollte der Lehm noch bei ca. 100 Grad sterilisiert werden.

Fertiglehmmischungen: In der Apotheke zu beziehen.

Vorteile: Lehm ist eine absolut natürliche Anwendungsform.

Anwendungsgebiete:
– rheumatischer Formenkreis,
– Hämatome,
– Distorsionen,
– Kontusionen,
– Allergien,
– Verbrennungen, auch Sonnenbrand.

Risiken: Es müssen besondere Anforderungen an die Sterilität gestellt werden. Bei der Behandlung kommt daher sicher nur die fertig aufbereitete Heilerde zur Anwendung.

Bei Patienten, deren Durchblutungssituation gestört ist, muß die Indikation sehr streng gestellt werden. Im übrigen wird auf die üblichen Kontraindikationen und Risiken verwiesen.

5.7   Kältepackungen (Coldpacks)

Zusammensetzung: Die Kryogelpackungen werden von der Industrie in der Regel in unterschiedlichen Größen angeboten, mit denen jeder nur denkbare Anwendungsbereich abgedeckt wird. Es handelt sich im Grunde um eine «dicke Plastiktüte», gefüllt mit einer kältespeichernden Substanz. Manche Hersteller verwenden auch ein farbloses Gel, gemeinsam haben alle diese Stoffe, daß sie unter einer Kältewirkung nicht einfrieren. Die Kältepackungen werden im Eisfach auf Temperaturen bis −22° C heruntergekühlt und können mehrfach verwendet werden.

Eine Besonderheit stellt das Schupp EisPack (Schupp GmbH, Freudenstadt) dar. Es enthält im tiefgekühlten Zustand feinkristallines Eis in einer Emulsion, das zwischen −9° C und −2° C schmilzt. Durch die übrigen Emulsionsbestandteile wird dieser intensive Kälteschub in «gebremster» Form übertragen, so daß die gefürchteten Erfrierungen nicht mehr möglich sind. Auf diese Weise sind besonders gleichmäßige, lang andauernde und damit besonders wirkungsvolle Behandlungen ohne Kälteschäden möglich.

Art der Anwendung: Die Kältepackung wird bis auf eine bestimmte Temperatur im Eisfach heruntergekühlt. Die Applikationstemperatur darf allerdings −10 Grad nicht unterschreiten. Die gekühlte Packung wird bei Herausnahme aus dem Kühlfach leicht geknetet, damit diese flexibel und leicht anmodellierbar ist.

Grundsätzlich gilt bei allen Kältepackungen: Die Packung sollte von der Größe und Dauer der Anwendung immer an die individuelle Verträglichkeit des Patienten angepaßt werden.

Der besonders erfahrene Behandler kann die Kältepackung auch ohne Zwischentuch applizieren, nur muß dann sichergestellt sein, daß die Grenze zwischen wohltätiger Kälte und Hauterfrierungen erkannt wird!

Bei Verwendung eines Zwischentuches ist darauf zu achten, das Zwischentuch nicht zu dick zu wählen, da ansonsten der Kältereiz nicht bis zur Haut durchdringt. Nachdem Sie die Kältepackung auf die entsprechende Körperstelle gelegt haben, muß die Kältepackung am Körper fixiert werden. Dies geschieht mit entsprechenden Klettbändern oder auch mit einem Original «Kneipp-Wickel». Manche Hersteller bieten auch schon mit Befestigungsbändern versehene Kältepackungen an.

Praktische Hinweise: Die Schmerzlinderung durch Kryokurzzeittherapie wirkt um so besser, je intensiver und kälter der plötzliche Wärmeentzug stattfindet. Es hat therapeutisch keinen Sinn, eine Eispackung anzulegen, die nicht die notwendige Applikationstemperatur hat!

Besondere Hinweise: Nach Gebrauch soll eine Kältepackung gänzlich durchtauen und der Inhalt einmal durch leichtes Durchkneten (Durchbewegen) vermischt werden. Die besonders reißfeste Spezialfolie ermöglicht bei sachgerechter Handhabung viele Hundert Behandlungen. Fernhalten sollten Sie die Folie aber von Messern und anderen spitzen Gegenständen, da ein Kontakt der enthaltenen Substanzen mit der Haut oder Wundoberflächen unbedingt vermieden werden muß!

Vorteile: Kältepackungen sind sicher und sauber in der Anwendung. Frostschäden sind bei sachkundiger Anwendung nicht zu erwarten.

Nachteile: Konstruktionsbedingt eignen sich Kältepackungen nicht für eine

Langzeittherapie (häufiger Wechsel der Coldpacks). Eine Langzeitbehandlung ist zwar möglich, aber aus ökonomischen Gründen nicht zu empfehlen.

5.8   Einmalkältepackungen

Zusammensetzung: Inhaltsstoffe sind Ammoniumnitrat und Wasser. Die Einmal-Kältepacks bestehen meist aus einem inneren Beutel mit Flüssigkeit und einem äußeren Beutel mit einer festen Substanz. Die Packung wird aktiviert, indem kräftig auf das Kältepack gedrückt wird. Dabei platzt der innere Beutel. Nun wird der Beutel leicht hin und hergeschüttelt, bis die Kälte gleichmäßig im gesamten Beutel verteilt ist.

Art der Anwendung: Nach Aktivierung des Beutelinhalts ohne Zwischentuch auf dem Gewebe plazieren.

Vorteile: Die Einmaleispackung ist ohne Vorkühlung gebrauchsfertig. Die Packung gibt bis zu 30 Minuten Kälte gleichmäßig und ohne Unterkühlungsgefahr ab.

Nachteile: Eine Einmal-Eispackung ist teuer und aus ökologischen und ökonomischen Gründen nur bedingt empfehlenswert.

Risiken: Die Inhaltsstoffe sind giftig. Beim Kontakt mit dem Beutelinhalt Haut oder Kleidung sofort gründlich mit Wasser abwaschen! Die Packungen müssen vor Hitze und offener Flamme geschützt werden. Gelagert werden dürfen die Packungen nicht bei Temperaturen unter $0°\,C$ und bei Temperaturen über $45°\,C$.

Nebenwirkungen: Bei sachkundiger Anwendung keine zu erwarten. Er gelten die Kontraindikationen der Kryotherapie.

5.9   Kältespray (Eisspray)

Zusammensetzung: Ein flüssiges Gas zum Aufsprühen auf die Haut. Propan/Butan, Isohexan, Isopropanol, Menthol. Damit gelingt eine deutliche Absenkung der oberflächlichen Hauttemperatur.

Art der Anwendung: Das Eisspray wird in der Regel aus einer Entfernung zur Haut von etwa 15–25 cm appliziert. Der Abstand kann variieren und ist von der Größe der verletzten Fläche abhängig. Bei lokal begrenzten Läsionen wird ein geringerer Abstand gewählt als bei einer großflächigeren Verletzung. Die Sprühdauer sollte zwischen 5 und 15 Sekunden betragen, allerdings gilt zu beachten: Die maximale Sprühdauer bei einem minimalen Abstand darf 5 Sekunden nicht überschreiten! Verletzungsgefahr. Das Sprühen spätestens bei beginnender Reifbildung einstellen!

Besondere Hinweise: Die Bildung von Eiskristallen, zuerst an den Haaren und kurze Zeit danach an der Haut, zeigt meist die ausreichend lange Behandlungszeit an. Voraussetzung für die Anwendung von Eisspray ist, daß keine stärkeren mechanischen Schädigungen des Gewebes und keine Blutungen aufgetreten sind. Dann ist die Anwendung von Eisspray nicht nur nutzlos, sondern auch für den Patienten gesundheitlich bedenklich: Es kann nach Abklingen des Kältereizes zu einer verstärkten Nachblutung durch die einsetzende Hyperämie kommen.

Vorteile: Schnelle Kühlung von stumpfen Traumen möglich.

Nachteile: Bei unkritischer Anwendung Gefahr von Hautschäden.

Anwendungsgebiete: Das Eisspray eignet sich für die rasche und notfallmäßige Erstbehandlung von Sportverletzungen. Das Spray wirkt oberflächlich auf der Haut, entfaltet aber auch in tieferliegenden Bereichen des Gewebes eine Abkühlung.

Risiken: Bei einer unsachgemäßen Anwendung können Hautschäden verursacht werden. Eisspray darf nur nach vorheriger gründlicher Einweisung benutzt werden.

Eisspray darf keinesfalls auf Schleimhäute oder offene Verletzungen gesprüht werden!

5.10 Kühlsysteme

Systembeschreibung: Die im Handel erhältlichen Kühlsysteme bestehen aus drei Teilen: einer Kühlmanschette, einem isolierten Kühlbehälter und einem abnehmbaren Schlauchsystem, das beide Teile verbindet.

Zur Kühlung wird in der Regel kaltes Wasser verwendet, das im Kühlbehälter entweder durch Mischung von Eis und Wasser, durch eine Eiswasserpatrone oder durch ein elektrisches Kühlsystem erzeugt wird.

Nach der Vorbereitung des Kühlbehälters wird die leere Manschette z.B. um das betroffene Gelenk gelegt und mit Klettbändern befestigt. Anschließend wird der Verbindungsschlauch zum Kühlbehälter an der Manschette angeschlossen, und diese wird gefüllt. Der Inhalt der Kühlbehälter reicht zumeist aus für eine Behandlungsdauer von 4–8 Stunden. Die Manschetten werden in verschiedenen Ausführungen für jeden Einsatzzweck geliefert.

Während einige Systeme obligat mit einer elektrischen Pumpe ausgestattet sind (Artrocool bzw. Artrotherm, Ormed GmbH, Freiburg), die einen gleichmäßigen Austausch der Kühlflüssigkeit und damit die Konstanthaltung der Kühltemperatur gewährleisten, können andere zusätzlich mit einer Pumpe ausgestattet werden (Cryo/Cuff, Aircast GmbH, Rosenheim).

Der kontinuierliche Austausch der Kühlflüssigkeit entlastet nicht nur das Pflegepersonal, sondern erlaubt auch eine effektive Kühlung während der Nacht, ohne daß der Patient im Schlaf gestört werden muß. Gerade in der ersten Nacht nach Operation klagen erfahrungsgemäß viele Patienten darüber, daß die Kühlwirkung ohne Pumpe innerhalb von 15–30 min nachläßt und der wiederkehrende Schmerz sie ständig aus dem Schlaf reißt.

Ein Abrutschen der Kühlmanschette während der Nachtstunden, wie es bei Eisbeuteln oft beobachtet wird, ist bei korrekter Fixierung ausgeschlossen.

Am Tage erlaubt die Verwendung von Kühlsystemen die gleichzeitige Mobilisation des Patienten und beschleunigt so die Rehabilitation.

Darüber hinaus erlaubt das Kühlsystem Artrotherm auch eine stufenlose Einstellung der Temperatur im Bereich zwischen +6° C und +50° C. Hier besteht daher die Möglichkeit die Temperatur dem jeweiligen Einsatzzweck und dem individuellen Temperaturempfinden des Patienten anzupassen und konstant zu halten. Davon abgesehen kann das System auch zur Wärmebehandlung eingesetzt werden.

Das kombinierte Kühl-/Kompressionssystem Cryo/Cuff schließlich bietet als einziges System die Möglichkeit, mit seinen anatomisch angepaßten Manschet-

ten, die für alle Gelenke angeboten werden, ohne Verwendung zusätzlicher Bandagen einen Kompressionsverband zu ersetzen.
Der übliche Kompressionsverband lockert sich im Laufe des Tages, ist häufig mit Druckstellen und Abschnürungen verbunden und liefert sehr variable Kompressionswerte (29). Im Gegensatz dazu gewährleistet der Cryo/Cuff einen gleichbleibenden Druck und eine gleichmäßige Druckverteilung über der gesamten Fläche unter der Manschette. Durch das popliteale Fenster wird der venöse Rückfluß weniger behindert (93), als dies bei normalen Bandagen der Fall ist (61, 97, 126) und kann folglich auch leichter durch aktive Bewegung und Belastung überwunden werden (45, 61, 112). Außerdem kann der Patient den Manschettendruck jederzeit ohne fremde Hilfe reduzieren, wenn er ihm unangenehm sein sollte. Der schnelle Verbandwechsel ohne umständliches Abwickeln des Verbandes erleichtert auch die Kontrolle der Wundverhältnisse.
Bei korrekter Anwendung werden Hauttemperaturen von 10 bis 15° C erreicht bei einem Druck von 30–40 mmHg.
Anwendungsgebiete der Kühlsysteme: Alle Indikationen zur Kältetherapie. Besonders vorteilhaft bei der Erstversorgung von frischen Sportverletzungen und nach Operationen. Sehr gut geeignet zur Selbstbehandlung durch den Patienten, z.B. nach ambulanten Operationen, da der Patient in seiner Mobilität nicht eingeschränkt wird.
Risiken und Nebenwirkungen: Bei sachgerechter Anwendung keine. Es gelten die üblichen Kontraindikationen (siehe dort).
Wundheilungsstörungen, Nervenlähmungen oder Thrombosen wurden bei klinischen Studien mit Kühlsystemen nicht beobachtet (23, 95, 113, 115).

5.11 Kaltlufttherapie

Zusammensetzung und Prinzip: Der normalen Luft wird die Feuchtigkeit entzogen. Über mehrere in Reihe geschaltete Kältekompressoren wird die nun sehr trockene Luft auf bis zu − 32 Grad heruntergekühlt (40).
Art der Anwendung: Über einen Applikationsschlauch wird Kaltluft (ca. − 25° C) auf das Gewebe geblasen (**Abb. 17**).
Vorteile gegenüber anderen Kälteverfahren: Die Investitionen für Kaltlufttherapiegeräte liegen zwar über den Anschaffungskosten eines Stickstofftherapiegerätes, dafür sind die Betriebskosten eines Kaltlufttherapiegerätes bedeutend geringer als die eines vergleichbaren Stickstofftherapiegerätes. Bei einem Stickstofftherapiegerät muß die teure Gasfüllung in regelmäßigen Abständen mitbezahlt werden (siehe auch Kaltgastherapie mit flüssigem Stickstoff).
Anwendungsgebiete: Alle unter «Indikationen der Eistherapie» genannten Fälle. Besonders geeignet bei allen rheumatischen Beschwerden (15).
Risiken: Bei sachkundiger Anwendung sind keine zu erwarten. In einem Selbstversuch ist es mir auch nach einer 10 Minuten andauernden statischen Applikation nicht gelungen, Hautschäden hervorzurufen. Applikationsort: Linker Unterarm, Beugeseite. Die aus dem Gerät ausströmende Luft war maximal abgekühlt (ca. − 25 Grad), Raumtemperatur + 18° C.
Nebenwirkungen: Es gelten die Hinweise bezüglich der Kontraindikationen, siehe dort.

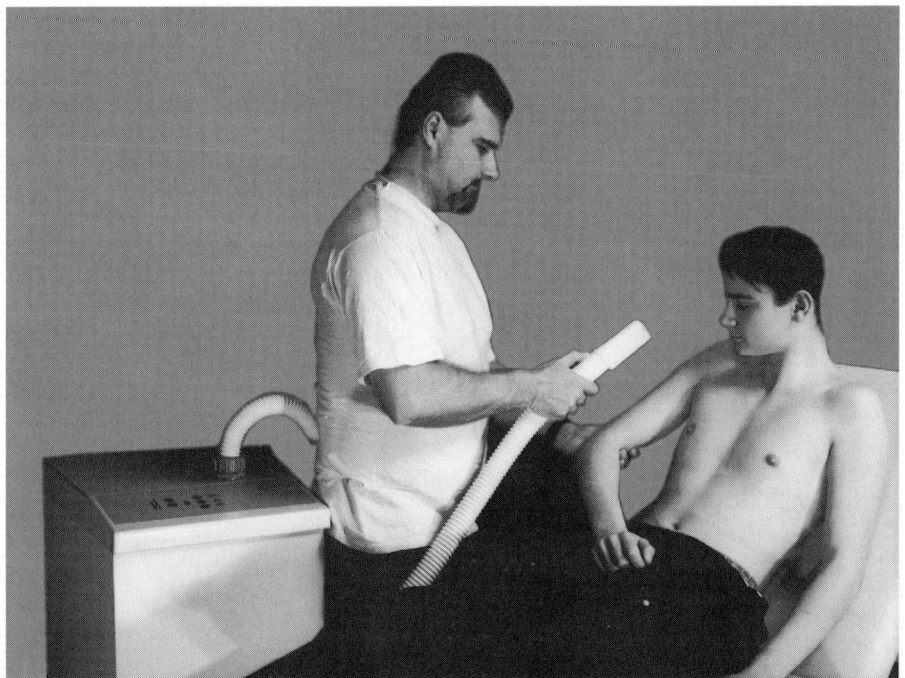

Abb. 17: Beispiel einer Kaltluftanwendung.

5.12 Kaltgastherapie mit flüssigem Stickstoff

Zusammensetzung und Prinzip: Bei dieser Therapievariante wird ein Kaltgas-gemisch aus flüssigem Stickstoff und atmosphärischer Luft therapeutisch genutzt. Stickstoff hat einen Siedepunkt bei − 195,8° C, der Schmelzpunkt liegt bei −209,86° C. Das Gas ist farb-, geruch- und geschmacklos, dabei reaktionsträge und ungiftig. Mit 78,09 Vol.% ist Stickstoff das häufigste Element der Erd-atmosphäre.
Es wird trockener Flüssigstickstoff auf Temperaturen bis zu − 196° C herunter-gekühlt und über einen Behandlungsschlauch auf die entzündeten Gelenke geblasen (15).
Art der Anwendung: Da diese tiefen Temperaturen vom Patienten nur kurzfristig toleriert werden, kann die Behandlung nicht statisch erfolgen, sondern muß dynamisch durchgeführt werden. Die Kaltgastherapie darf über Gelenken bis maximal drei Minuten lang durchgeführt werden.
Anwendungsbeispiele: Rheumatisch entzündete Gelenke: 10minütige N_2 Kaltga-sapplikation (dynamisch!). Gasaustrittsmenge an der Düsenöffnung ca. 60 Liter/Minute. Austrittstemperatur an der Düsenöffnung (Durchmesser 1 cm) ca. −100° C.

Vorteile: Extreme Kälte wird vom Patienten gut toleriert. Der Vorteil der Stickstoffmethode liegt in der tiefen Temperatur des Gases. Die Nachteile der Kryotherapie, siehe auch «cold pressure Test», kommen nicht zum Tragen.
Die Reaktionsbreite der Kälterezeptoren reicht nicht aus, um die in der Natur ja nicht vorkommenden extrem tiefen Temperaturen zu erfassen! Damit ist eine erhebliche Ausweitung der Kryo-Therapie möglich. Der flüssige Stickstoff wird mit einem Druck von maximal 5 bar und einer Arbeitstemperatur von −100° C bis −180° C auf die Haut geblasen.
Nachteile: Die Behandlung mit Stickstoff-Kältegeräten ist teuer. Es besteht immer die Gefahr von Hautverletzungen, siehe auch «Risiken».
Anwendungsgebiete: Im Jahre 1977 wurde von dem japanischen Arzt Dr. Yamauchi die Kaltgastherapie zur Behandlung rheumatischer Erkrankungen in die Kältetherapie eingeführt.
Siehe auch «Indikationen zur Eisbehandlung».
Risiken: Bei sachkundiger Anwendung keine. In geschlossenen Räumen kann Stickstoff den zum Atmen notwendigen Luftsauerstoff verdrängen. Werden Sauerstoffkonzentrationen unter 15% erreicht, so tritt beim Menschen zunächst oft unbemerktes Nachlassen der Konzentration und der Leistungsfähigkeit auf. Bei Überdosierung sind Kälteschäden möglich.
Nebenwirkungen: In seltenen Fällen kann es bei empfindlichen Patienten zu Herz- und Kreislaufsensationen kommen.

5.13 Kältekammer (Ganzkörperkältetherapie = GKKT)

Prinzip: Die Kältekammer arbeitet ebenfalls mit Kaltgas, gestattet aber eine Ganzkörperbehandlung. Mit flüssigem Stickstoff oder anderen Kältemitteln wird trockene Luft auf Temperaturen um −110 bis −160° C abgekühlt und in die Kammer geblasen.
Die Ganzkörperkältetherapie wurde von Yamauchi 1979 eingeführt und hat sich aufgrund der guten Therapieerfolge (14, 15) zunehmend durchgesetzt.
Art der Anwendung: Aus praktischen Gründen werden zur gleichen Zeit mehrere Patienten behandelt. Die Patienten werden von einem Therapeuten in Kälteschutzkleidung in eine Vorkammer mit Temperaturen zwischen −20 und −50° C begleitet. Von dort erfolgt nach Schließen der Außenschleuse durch eine Zwischentür der Wechsel in die Behandlungskammer (Hauptraum).
Die Patienten tragen lediglich Badekleidung, haben aber die Akren besonders geschützt (Ohrschützer, Mundschützer, Handschuhe und an den Füßen geschlossene Schuhe). Die Überwachung erfolgt über einen Therapeuten und einen gleichzeitig an der Steueranlage sitzenden Arzt. Zusätzlich besteht die Möglichkeit, Sprechkontakt aufzunehmen. Die Patienten haben die Möglichkeit, die Kältekammer jederzeit wieder zu verlassen.
Während des Aufenthaltes dehnt sich die eingeatmete kalte Luft in der Lunge um das zweifache ihres ursprünglichen Volumens aus. Es ist daher eine zweifach verlängerte Ausatmung im Verhältnis zur Einatmung notwendig. Die Patienten bewegen sich während ihres Aufenthaltes in der Kältekammer, und zwar gehen sie langsam im Kreise. Die Aufenthaltsdauer beträgt in der Regel 1/2 bis 3 Minuten.

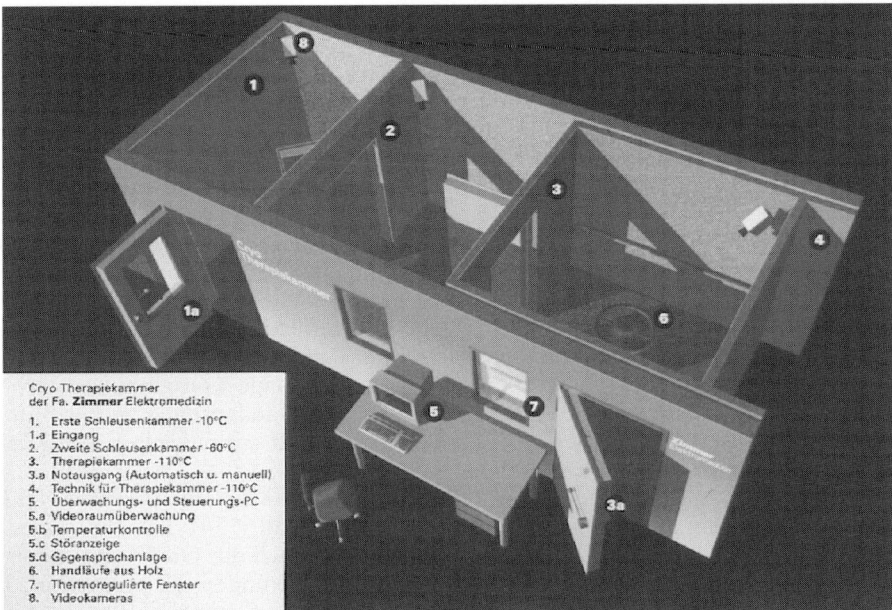

Cryo Therapiekammer
der Fa. **Zimmer** Elektromedizin

1.   Erste Schleusenkammer -10°C
1.a Eingang
2.   Zweite Schleusenkammer -60°C
3.   Therapiekammer -110°C
3.a Notausgang (Automatisch u. manuell)
4.   Technik für Therapiekammer -110°C
5.   Überwachungs- und Steuerungs-PC
5.a Videoraumüberwachung
5.b Temperaturkontrolle
5.c Störanzeige
5.d Gegensprechanlage
6.   Handläufe aus Holz
7.   Thermoregulierte Fenster
8.   Videokameras

Abb. 18: Schematischer Aufbau einer modernen Kältekammer (Bild: Zimmer Elektromedizin).

Die Kammer wird wieder über die Vorkammer verlassen. Auch nach dem Verlassen der Vorkammer sollen die Patienten sich bewegen.

Vorteile: Die Vorteile der Kältekammer sind bestechend. Alle Studien, die sich mit den Auswirkungen der GKKT befaßt haben, kommen zu dem Ergebnis, daß die extreme Kälte keine Veränderungen bezüglich der Herz- und Kreislauffunktion hervorruft (67, 124), dagegen sehr wohl eine unspezifische Stimulierung des Immunsystems. Die Mitarbeit der Patienten, auch die Toleranz bezüglich extremer Kälte, ist besonders hoch.

Nachteile: Im Grunde nur die hohen Anschaffungskosten. Niedrigere Betriebskosten entstehen bei Verwendung preisgünstigerer, umweltfreundlicher Kältemittel, wie sie in einigen Kältekammern verwendet werden (Fa. Zimmer Elektromedizin, Neu-Ulm). Den Aufbau einer derartigen Kältekammer zeigt **Abb. 18**.

Indikationen (41):
– Chronische Polyarthritis
– weichteilrheumatische Erkrankungen
– Kollagenosen
– Autoimmunerkrankungen

Risiken: Bei sachkundiger Anwendung keine bekannt.

Kontraindikationen: Abweichend von den allgemeinen Kontraindikationen dürfen Patienten mit folgenden Erkrankungen nicht in die Kältekammer:
– ausgeprägte Hypertonie mit Werten über 160/100 mmHg.
– Herzrhythmusstörungen

– schwere Herzinsuffizienz
– Durchblutungsstörungen aller Art
– neurologische Ausfälle und Polyneuropathien
– Nieren- und Blasenaffektionen

Nebenwirkungen: Ellssel (32) hat anhand einer Studie die Hauterscheinungen bzw. Hautnebenwirkungen einer Ganzkörperkälteexposition bei –110° C erfaßt. Bei einer Ganzkörperkälteexposition werden manchmal an den unteren Extremitäten, seltener an den oberen, maculopapulöse Erytheme, teilweise konfluierend, beobachtet. Die Erytheme verschwinden nach einigen Tagen wieder spontan. Solche Veränderungen werden in der Literatur nach chronisch entzündlichen Erkrankungen beschrieben. Als mögliche Ursache werden Kryoglobuline beschrieben, die nach einer lokalen Temperaturerniedrigung unter 22 Grad Hauttemperatur freigesetzt werden. Allerdings wurden von Ellssel bei seinen untersuchten Patienten nach Kältekammerexposition keine Kryoglobuline nachgewiesen. Auch konnte keine Assoziation der Hautveränderungen zu der Blutsenkungsgeschwindigkeit (BSG), Rheumafaktoren und antinukleären Antikörpern (ANA) gefunden werden.

Eine Untersuchung bezüglich der Einflußnahme der GKKT auf Kreislauf- und Stoffwechselparameter stammt von Taghawinejad et al. (124). Bei 684 Untersuchten wurden der Blutdruck und der Puls vor und nach der GKKT gemessen. Die Spanne der Behandlungszeit reichte von 30 Sekunden bis immerhin 3 Minuten. Die Temperatur in der Kältekammer betrug im Schnitt – 110° C.

Ergebnisse

Pulsfrequenz: Bei den Altersgruppen unter 70 Jahren wurde die Pulsfrequenz nicht signifikant verändert. Bei den über 70jährigen wurde eine Erhöhung der Pulsfrequenz von durchschnittlich 16 Schläge/Minute beobachtet. Bei den unter 70jährigen lag der Anstieg lediglich bei 6 Schlägen/Minute.

Blutdruck: Der systolische und der dyastolische Blutdruck zeigten leichte Anstiegstendenzen, die allerdings nicht signifikant ausfielen. Eine Abhängigkeit von der Anzahl der GKKT-Therapien wurde in allen Altersgruppen nicht festgestellt.

Veränderung verschiedener Stoffwechselparameter: Bei 35 Patienten mit chronischer Polyarthritis und Spondylitis ankylosans und 34 gesunden Probanden mit annähernd gleicher mittlerer Altersstruktur wurden einige Stoffwechselparameter vor und nach GKKT gemessen bzw. ein drittes Mal nach 3 Stunden. Untersucht wurde die Auswirkung der GKKT auf Harnsäure, Cholesterin, Triglyzeride, Blutzucker, freie Fettsäuren, Blutgasanalyse (pO_2, pCo_2, pH, O_2-Sättigung).

Harnsäure: Es wurde ein Abfall des Harnsäurespiegels bei gesunden Probanden festgestellt. Dagegen war bei den Patienten interessanterweise kein signifikanter Abfall festzustellen!

Cholesterin: Cholesterin zeigte bei allen Probanden einen signifikanten Anstieg, nach 3 Stunden aber wieder bei allen Probanden einen Abfall.

Triglyzeride: Die Triglyzeride zeigten bei allen gesunden Probanden keine signifikante Meßwerterhöhung, dagegen waren bei den Kranken alle zwei Werte signifikant erhöht.

Blutzuckerwerte: Die Blutzuckerwerte zeigten keine Signifikanz bei gesunden Probanden, waren aber in der Gruppe der Patienten nach der GKKT signifikant erhöht. Nach 3 Stunden ergab sich dann wieder ein deutlicher Rückgang der Blutzuckerwerte bei den Patienten.

Freie Fettsäuren: Bei den freien Fettsäuren wurde ebenfalls kein signifikantes Ergebnis in der Gruppe der gesunden Probanden festgestellt, die Gruppe der Patienten hatte jedoch nach GKKT einen signifikanten Abfall.

Blutgasanalyse: Die Blutgasanalyse vor und nach GKKT zeigte einen signifikanten Anstieg von pO_2 bei den Patienten, eine tendentielle Steigerung war aber auch bei den gesunden Probanden festzustellen. pCO_2 verhielt sich in beiden Gruppen signifikant absteigend. Der ph-Wert des Blutes zeigte eine Tendenz in Richtung «sauer», die allerdings auch nicht signifikant war. Die Sauerstoffsättigung war nur in der Gruppe der Patienten signifikant höher ausgefallen.

Fazit der vorgestellten Studien und Versuche

Die Veränderungen einzelner Stoffwechselparameter zeigen sehr deutlich, daß über intensive Kälte (−110° C) eine humorale Stimulierung des Organismus möglich ist.

6 Kältetherapie in Sportpysiotherapie und Krankengymnastik

Die nachstehend genannten Behandlungszeiten, auch die Unterteilung in eine Langzeit-, Kurzzeit- und intermittierende Kryotherapie, sind nur dann brauchbar und für die Praxis umsetzbar, wenn mit konventionellen Kälteträgern behandelt wird. Der Therapeut, der mit flüssigem Stickstoff, Kaltluft oder sogar in einer Kältekammer behandelt, muß sich nach ganz anderen Zeitvorgaben und Anwendungsprinzipien richten.

Mit der Kältetherapie wird nicht versucht, den gesamten Körper abzukühlen, sondern über lokale Kältereize die körpereigene Gegenregulation anzuregen und so therapeutisch zu nutzen oder eine lokale Hypothermie (z.B. postoperativ) hervorzurufen. Abhängig sind die therapeutischen Ergebnisse von:
1. Der Einwirktemperatur
2. Der Einwirkdauer
3. Der Größe der Einwirkfläche.

Sinnvollerweise wird die Kryotherapie in eine Langzeitbehandlung (meist die Behandlungsform im postoperativen Bereich und bei ausgedehnten tiefgreifenden Sportverletzungen) und in eine primär schmerzlindernde Kurzzeitbehandlung (meist die Behandlungsform in der Akuttherapie von Sportverletzungen) unterteilt. Varianten sind die intermittierende Kryotherapie (in der Sportphysiotherapie und der Krankengymnastik), die Reflexkryotherapie, die kombinierte Reflexkryotherapie und die Behandlung in der Kältekammer.

6.1 Kurzzeitkryotherapie

Die Kurzzeittherapie dauert ca. 30 Sekunden bis wenige Minuten. Die Wirkung der Kurzzeittherapie beruht vermutlich auf den Reflexmechanismen, die von den Thermorezeptoren der Haut ausgehen. Ziel der Kurzzeitkryotherapie ist vor allem die Schmerzdämpfung.

Ein zentral fortzuleitender Impuls (Schmerzimpuls) wird nur dann ausgelöst, wenn dieser gleichzeitig von anderen Faser-Entladungen «unterstützt» wird. Diese Entladungen müssen entweder in einer engen räumlichen Beziehung zueinander stehen (räumliche Summation nach Struppler) oder aber in einer gewissen zeitlichen Folge abgegeben werden.

Rivalisierende Reize aus anderen Rezeptoren, z.B. der Kälterezeptoren bzw. Thermorezeptoren, können die Erregbarkeit der Hinterhornzellen hemmen, so daß es nicht zu einem aszendierenden nociceptiven Schmerz-Impulsstrom kommt!

Die akute Schmerzempfindung soll nicht zentral weitergeleitet werden.

Durch die Temperaturherabsetzung der oberen Hautareale werden Thermorezeptoren gereizt, die ihre Entladungsfrequenz zentral weiterleiten.

Anwendung bei Sportverletzungen

Sportverletzungen und Sportschäden können als Folge körperlicher Aktivität im Freizeitsport und im Leistungssport auftreten. Sie sind in aller Regel das Ergebnis von Unfällen oder Überlastung (103).

Die Zunahme der Freizeit und das Wissen auch breiter Bevölkerungsschichten über die grundsätzlich gesundheitlich günstigen Auswirkungen von Bewegung und Sport haben zu einem starken Anstieg der Zahl der Breitensportler geführt. Glücklicherweise ist die Gesamtzahl der reinen Sportunfälle bisher nur unwesentlich gestiegen, dabei ist aber die Zahl der Verletzungen durch Überlastung deutlich angestiegen. Heute nehmen Breitensportler an ausgedehnten Marathonläufen teil, die in früheren Jahren nur von wenigen austrainierten Athleten absolviert wurden.

Die meisten Sportverletzungen gehören in den Bereich der sog. Bagatellverletzungen und führen im allgemeinen nicht zu einer dauernden Behinderung der beruflichen Tätigkeit. 70% aller reinen Sportverletzungen sind nach wie vor in den Bereichen Skifahren und Fußball anzusiedeln. Daran hat auch das Aufkommen vieler neuer Sportarten (Golf, Surfen, Snowboard etc.) nichts geändert. In einem ganz besonderen Maße sind Sportler, hier insbesondere die Leistungssportler, auf eine richtige Diagnostik angewiesen, mit der eventuell vorhandene Bagatellschäden von schweren Verletzungen abgegrenzt werden können.

Erst Ende der sechziger Jahre wurde den Schäden am Halte- und Bewegungsapparat, akuten Traumata oder auch Überlastungsschäden eine größere Aufmerksamkeit zuteil.

Nach allgemeiner Überzeugung ist die wichtigste Voraussetzung für eine erfolgreiche Behandlung die gezielte, der Überlastung bzw. Verletzung angemessene Sofortversorgung.

Hier ist die Kryotherapie schon seit langem ein wichtiger Bestandteil des therapeutischen Arsenals. Gerade auch aus den Wintersportarten haben wir gelernt, daß bei Frakturen oder Bandverletzungen das Wirkprinzip der Kryobehandlung meist schon automatisch durch die Umgebung, sprich: Schnee und Eis, verwirklicht wird.

Auch bei anderen Sportarten, so beim Fußball, ist dem Zuschauer der auf das Feld hastende Physiotherapeut bekannt, der den verletzten Sportler mit Kompression und Eis behandelt.

Ziel dieser Behandlung ist es, Schmerzen, Hämatombildung und Ödeme zu verhindern. Vor allem der rasche Einsatz der Kryotherapie direkt am Wettkampfort ist von entscheidender Bedeutung. Denn nur bei rascher Kühlung können die Mechanismen der Kryotherapie «greifen». Der Sportler soll in kurzer Zeit wieder so hergestellt werden, daß die Teilnahme an der sportlichen Betätigung wieder aufgenommen werden kann.

Anmerkung: Die Kryotherapie darf natürlich nicht als eine isoliert dastehende Therapie gesehen werden, sondern stets nur als eine, wenn auch entscheidende Ergänzung gesehen werden.

Cave: Eine schwerwiegende Verletzung kann übersehen und durch den Einsatz von Kälte kupiert werden.

Nebenwirkungen: Siehe Kontraindikationen der Kältetherapie. Nicht bei offenen Verletzungen anwenden. siehe auch: Intermittierende Kryotherapie (Muskelverletzungen).

Art der Anwendung: Es kommen nur Applikationsmethoden in Frage, die eine schnelle extreme Kühlung der verletzten Areale sicherstellen: Kaltluft, Kaltgas, Eisspray.

Anwendungsbeispiele: Akute Sportverletzungen wie Muskel- und Sehnenverletzungen. Muskel und Sehnen sind hier grundsätzlich als eine Einheit zu betrachten. Verletzungen an dieser Einheit können auftreten:
— am Muskelursprung
— am Muskelbauch
— am Übergang vom Muskel zur Sehne
— an der Sehne selber
— am knöchernen Sehnenansatz
— an der Knochenhaut.
— siehe hierzu auch 6.2.1 Muskelverletzung

6.1.1   Muskelphysiologie

Zum besseren Verständnis der Wirkmechanismen einer auf die Muskulatur ausgerichteten kryotherapeutischen Maßnahme sollen einige Sachzusammenhänge aus der Muskelphysiologie beitragen:
Die quergestreifte Muskulatur ist nach Masse und Stoffwechsel das größte Organ des menschlichen Körpers. Das Gesamtorgan Muskulatur umfaßt mehr als 400 Einzelmuskeln. Die Muskulatur wird auch recht häufig bei Allgemeinerkrankungen in Mitleidenschaft gezogen. Es gilt selbstverständlich gerade bei unklaren Muskelleiden, immer differentialdiagnostisch die Fülle der eigenständigen Muskelerkrankungen zu berücksichtigen. Walton (133) führt in einer internationalen Klassifikation bekannter neuromuskulärer Krankheiten mehr als 400 Einzelpositionen auf, bei denen die Skelettmuskulatur primär oder sekundär betroffen ist.

Struktur und Biochemie der Muskulatur

Der Muskel besteht zu 75% aus Wasser und zu 20% aus Proteinen. Die übrigen 5% werden durch Glykogen und weitere organische und anorganische Substanzen ausgefüllt. Die Hauptaufgabe der Muskulatur ist die Kontraktion. Diese Aufgabe erfüllt der Muskel mit hochspezialisierten Struktur- und Regulationsproteinen. Energiequellen der Muskulatur sind Glykogen, Glukose und Fettsäuren.

Der Muskel enthält als schnell verfügbare Energiereserve Kreatinphosphat. Dessen energiereiche Phosphatbindung kann auf ADP übertragen werden, wodurch anaerob ATP regeneriert wird. Mit der Energie des Kreatinphosphats kann der Muskel kurzzeitige (bis 20 Sekunden) Höchstleistungen erbringen (100-Meter-Lauf).

Die anaerobe Glykolyse setzt etwas später nach Kreatinphosphatspaltung ein. Das Maximum wird nach ca. 30 Sekunden erreicht. Im Verlauf der anaeroben Glykolyse wird das im Muskel gespeicherte Glykogen über Glukose-6-Phospat zu Milchsäure abgebaut. Die Milchsäure muß im Körper abgepuffert werden, um das für das Leben notwendige Säuren-Basen-Gleichgewicht aufrechtzuerhalten. Dabei entsteht Laktat. Läuft die anaerobe Glykolyse weiter, kommt es relativ rasch zu einer Anhäufung von sauren Stoffwechselmetaboliten (Laktazidose) mit einer Verschiebung des ph-Wertes in Richtung «sauer». Dadurch werden die zur

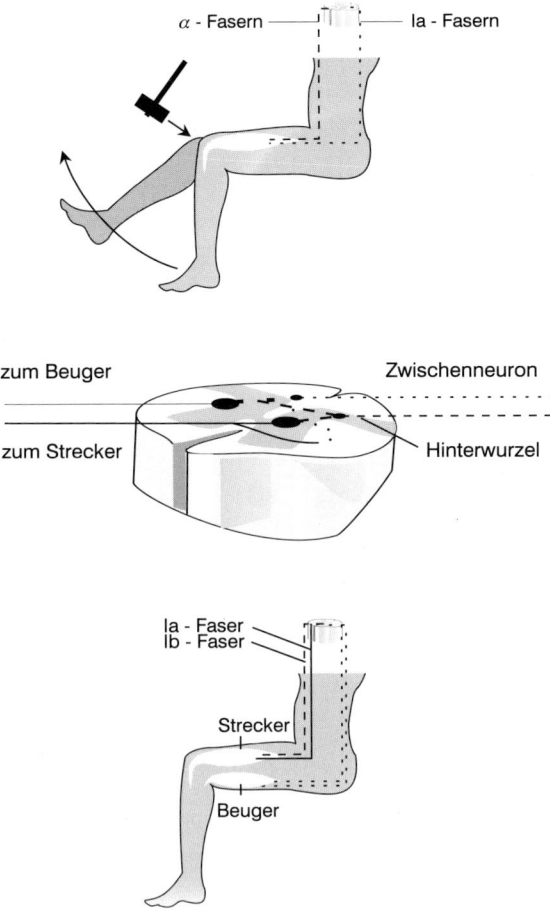

Abb. 19: Die motorische Einheit als spinales Steuerzentrum der Agonisten und Antagonisten.

Muskelkontraktion notwendigen chemischen Reaktionen mehr und mehr behindert, es kommt zum ATP-Mangel, d.h. zur Ermüdung und schließlich zum Abbruch der Muskelarbeit. Der Muskel erbringt zwar Höchstleistungen, schneidet sich aber quasi selber immer mehr von seiner Energiezufuhr ab.

Die motorische Einheit

Das motorische Neuron (Motoneuron) und alle von ihm versorgten Muskelfasern bilden eine sog. motorische Einheit (**Abb. 19**). Die sensorischen Informationen zur Steuerung werden von Dehnungsrezeptoren (Muskelspindeln und Sehnenrezeptoren) in Muskeln und Sehnen geliefert (**Abb. 20**). Die Erregungsübertragung von Motoneuron zur Muskelfaser geschieht an einer Synapse, der

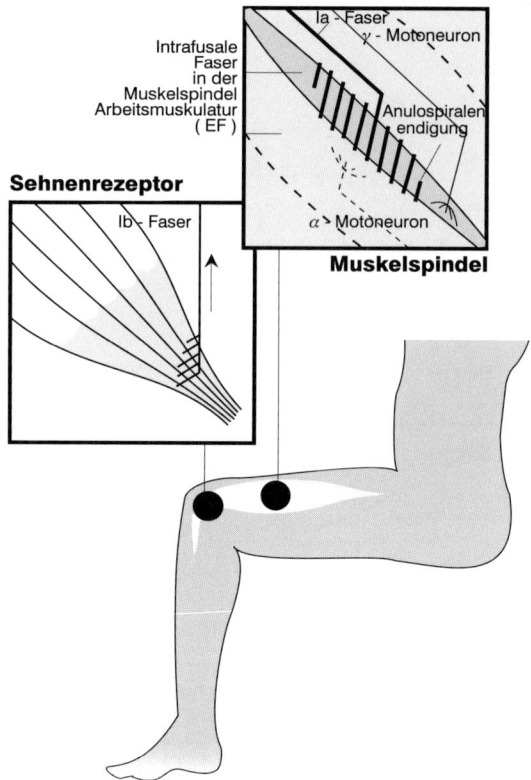

Abb. 20: Schematischer Aufbau der Dehnungsrezeptoren des Muskels (Sehnenrezeptor und Muskelspindel).

motorischen Endplatte, Überträgersubstanz ist ein Neurotransmitter (Azetylcholin) (**Abb. 21**).

Die Kontraktion des Muskels wird bei einem überschwelligen Endplattenpotential ausgelöst, das sich innerhalb von 2m/Sekunde über die Muskelfaser ausbreitet. Ein Einzelreiz führt immer zu einer maximalen Ca^{2+}-Freisetzung und damit auch stets zu einer maximalen Einzelzuckung («Alles oder Nichts-Gesetz»).

Dennoch führt der Einzelreiz nicht zu der maximal möglichen Muskelkontraktion. Der Einzelreiz reicht nicht aus, um das relativ langsame Filamentgleiten (ein komplexer Vorgang, siehe Lehrbücher der Physiologie) bis zum Ende in Gang zu halten. Eine weitere Verkürzung des Muskels wird nur dann erzielt, wenn während dieser «Einzelzuckung» ein zweiter Reiz eintrifft. Viele Reize hintereinander führen zu einer mechanischen Summation, die in der Anzahl bei schnellen Muskeln bis auf 100 Hz ansteigen können.

Die Skelettmuskeln erhalten dauernd eine gewisse Anzahl von Aktionspotentialen, um den allgemeinen Tonus der Skelettmuskulatur aufrechthalten zu können. Dabei sind allerdings keine Einzelzuckungen sichtbar, weil die motorischen

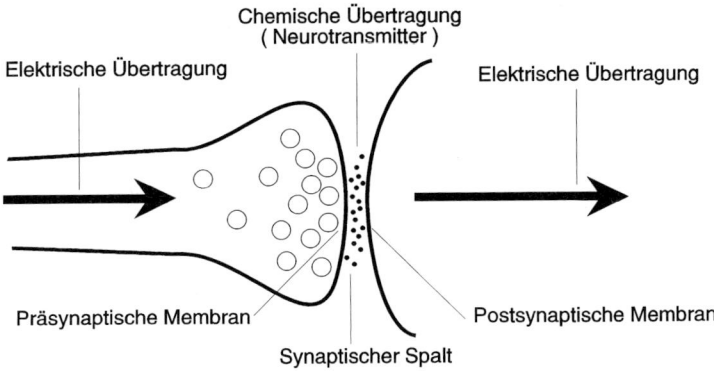

Chemische Übertragung
(Neurotransmitter)

Elektrische Übertragung

Elektrische Übertragung

Präsynaptische Membran

Postsynaptische Membran

Synaptischer Spalt

Abb. 21: Prinzip einer Synapse.

Einheiten abwechselnd erregt werden. Gerade die Haltemuskeln sind auch «in der Ruhe» in diesem unwillkürlichen Spannungszustand.

Die normale Haltungsreflexaktivität, die der Konstanthaltung der Muskellänge dient (**Abb. 22**), bildet die notwendige Stütze, den notwendigen Hintergrund für normale Bewegungen und Geschicklichkeit. Der normale Haltungsreflexmechanismus besteht aus verschiedenen automatischen Bewegungen (unbewußten Abläufen), die sich während der normalen Entwicklung im Kindesalter ausprägen.

Für die Behandlung von Muskelsehnenverletzungen bieten sich an:
– Der Eislolly (zur Massage der Sehnenansätze)
– Das Eisspray (zur Schmerzlinderung)
– Kaltluft
– Kaltgas.

Soll über die Schmerzlinderung hinaus eine Massage mit Eis angewendet werden, dann bietet sich der Eislolly an.

Ist der Muskel in sich verletzt (Blutung), dann kommt die Langzeit- bzw. intermittierende Kryotherapie mit Eispacks und Kompressionstherapie in Frage (siehe dort).

Nicht nur bei Sportlern werden in der täglichen Praxis sog. Myogelosen und ein Muskelhartspann angetroffen.

Laut Definition handelt es sich bei Muskelhärten um oberflächlich gelegene, meist gut tastbare Verhärtungen der Muskulatur als Folge eines reflektorisch ausgelösten Dauertonus. Ursächlich kommen vor allem Dauerbeanspruchungen der Muskulatur mit den Folgen einer lokalen Ischämie und Stoffwechselstörungen in Frage. Von praktischer Bedeutung sind monotone Bewegungsmuster, falsches Training und berufliche Fehlbelastungen am Arbeitsplatz. Siehe dazu auch im Abschnitt «Reflexkryotherapie».

Die Härten in der Muskulatur sind meist gut tastbar und druckschmerzhaft. Beim Bewegen der Gelenke fällt die Druckschmerzhaftigkeit besonders auf.

Auch bei verschiedenen Gelenkerkrankungen entsteht ein reflektorisch ausgelöster Dauertonus, der durch die Anhäufung von Laktat zunächst eine Muskel-

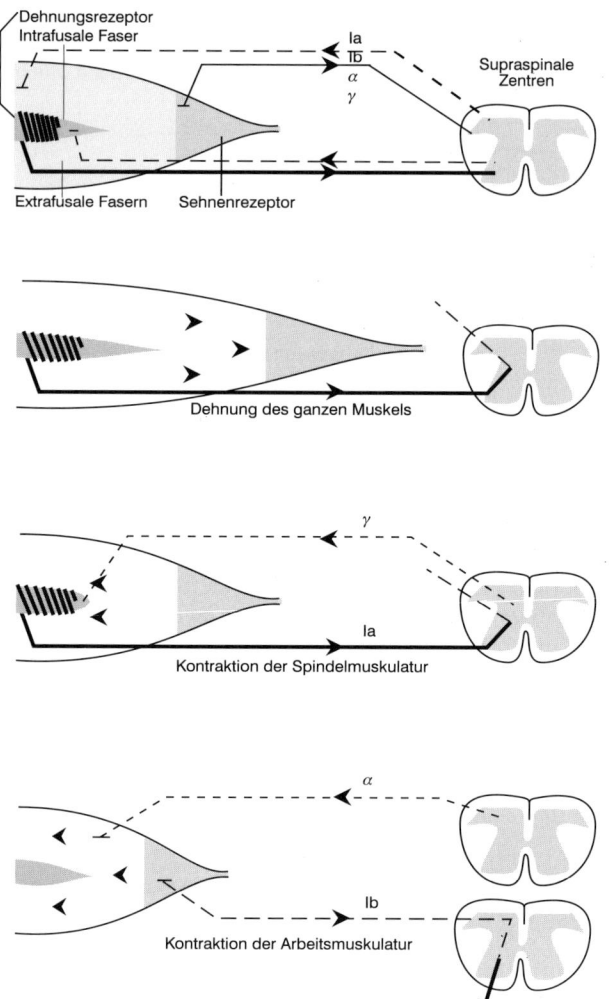

Abb. 22: Reflektorische Konstanthaltung der Muskellänge.

faserschwellung auslöst, später bei einer anhaltenden Ischämie auch eine Atrophie von Muskelfibrillen mit hyaliner und wachsartiger Faserveränderung (Faserdegeneration). Manchmal wird das generalisierte Auftreten von Muskelhärten als eine Form psychosomatischer Erkrankungen beobachtet.

Für die Behandlung kommen in Frage:
– Der Eislolly
– Kaltluft
– Kaltgas.

Beachte

Die Kurzzeitkryotherapie wirkt um so besser, je intensiver der Wärmeentzug der Haut vor sich geht.
Die Grenzen zwischen der Kurzzeit-, der intermittierenden, und der Langzeitkryotherapie sind fließend! Gerade bei Sportverletzungen kann es unter Umständen sinnvoll und notwendig sein, für längere Zeit zu kühlen. Vergleiche auch Kompartmentsyndrom!

Risiken: Besondere Vorsicht ist im Umgang mit Eisspray, wegen der Gefahr von Erfrierungen angebracht!
Es gelten die Kontraindikationen. Vorsicht auch bei der Behandlung von Leistungssportlern! Der Leistungssportler will unbedingt wieder fit gemacht werden, «koste» es, was es wolle. Mit Eis geht das – aber auf Kosten der Gesundheit!
Interessant ist die Kurzzeitkryotherapie auch, wenn Kälte im Rahmen von Reflexanwendungen genutzt wird.

6.1.2   Die Kurzzeitkryotherapie als Reflextherapie

Definition: Unter Reflextherapie versteht man alle therapeutischen Verfahren zur Beeinflussung gestörter innerer Organe über kutiviszerale Reflexe. Zu den ältesten gebräuchlichen Therapieverfahren zählen Methoden, die eine Beeinflussung der Funktion innerer Organe und der Gelenke durch eine Reizung von Reaktionsstellen an Haut und Schleimhäuten erzielen.
Zunächst lediglich durch Empirie gefunden, entstand im Laufe der Zeit durch die Ergebnisse von Anatomie, Physiologie und Neurologie eine solide naturwissenschaftliche Basis.
Im erweiterten Sinne ist jede an der Haut angesetzte Physiotherapie Reflextherapie. Begründung: Es sind Reflexe der unterschiedlichsten Art auf allen Reaktionsebenen beteiligt. Die Reflexe kommen monosynaptisch oder polysynaptisch (auch kutaneomuskulär) vor.

Grundlagen der Reflextherapie

Arbeitshypothese für das Verständnis therapeutisch-reflektorischer Zusammenhänge ist die entwicklungsgeschichtlich besondere Veränderung der Wirbelsäule. Die Wirbelsäule ist in Abschnitte und Segmente gegliedert. Auch das von der Wirbelsäule umschlossene Rückenmark ist kraniokaudal in Segmente gegliedert.
In jedem Rückenmarkssegment entspringen beiderseits zwei ventrale, vorwiegend motorische und zwei dorsale, vorwiegend sensible Wurzeln. Die beiden Wurzeln vereinigen sich dicht hinter dem Spinalganglion zum gemischten Segmentalnerv. Die motorischen Nervenzellen befinden sich beiderseits in den Vorderhörnern des Rückenmarks, die sensiblen Nervenzellen befinden sich in den Spinalganglien.
Zwischen den somatischen und den vegetativen Nerven bestehen besondere Verbindungen, die Rami communicantes.

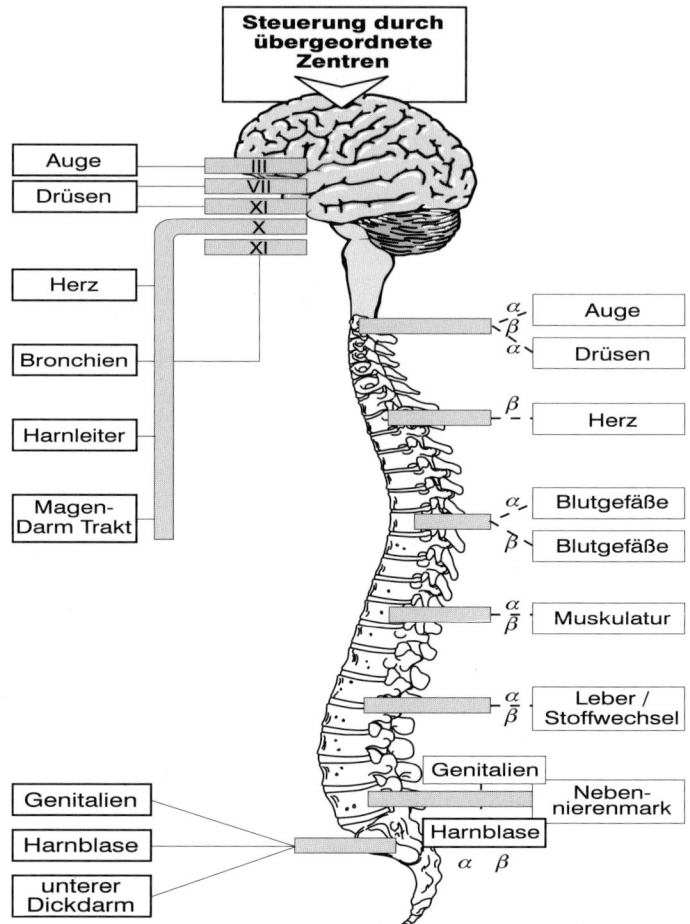

Abb. 23: Das vegetative Nervensystem: Links der parasympathische Anteil, rechts der sympathische.

Die enge Verbindung zwischen dem somatischen und dem vegetativen Nervensystem (**Abb. 23**) kommt dadurch zustande, daß in den Seiten- oder Vordersäulen des Rückenmarks die Ursprungsneurone für den Sympathikus liegen, die unmittelbar nervale Kontakte mit sensiblen und motorischen Fasern haben. So laufen auch vegetative Afferenzen über die sensiblen Nerven ins Rückenmark, vegetative Efferenzen verlassen das Rückenmark über den motorischen Nerven. Die Rami communicantes albi verbinden das Sympathikus-Zentrum im Rückenmark über die Vorderwurzel (efferent) mit den Grenzstrangganglien. Sie sind an kutaneo-viszeralen Reflexen beteiligt, die in der Physiotherapie verständlicherweise eine wichtige Rolle spielen.
Die o.g. Segmente sind meist überlappend angeordnet. Die überlappende segmentale Anordnung ergibt sich aus der besonderen Entwicklungsgeschichte der

Wirbelsäule; denn in der Embryonalphase kommt es zu einer Verschiebung von Dermatomen, Sklerotomen und Myotomen zueinander, bei der die Wirbelsäule der zentrale Ausgangspunkt bleibt. Durch die engen Verflechtungen zwischen somatischen und vegetativen Nerven ergeben sich aus Störungen der glatten Muskulatur und aus Sekretionsstörungen in den Eingeweiden viszero-kutan reflektorisch bedingte Gewebsveränderungen an Haut und Muskulatur. Indem man die Gewebsveränderungen durch gezielte Physiotherapie (Kaltreize) behandelt, trägt man zur Überwindung von Störungen im Segment-zugehörigen Organ wesentlich bei.

Bei der therapeutischen Nutzung von Reflexzonen haben die Erkenntnisse der Kybernetik geholfen, allgemeingültige Behandlungsrichtlinien aufzustellen (57): Reflexzone und inneres Organ können als ein Regelkreis aufgefaßt werden. Bei der Erkrankung eines inneren Organs müssen nicht immer alle Headschen Zonen, Reflex- und Segmentzonen reagieren. Auch muß nicht immer die Behandlung an allen möglichen Reaktionspunkten durchgeführt werden (80).

Durch die korrekte Behandlung *einer* Reflexzone können auch noch *andere* ebenfalls irritierte Zonen normalisiert werden. Aber: Wie viele andere Methoden der physikalischen Therapie sind die Reflextherapien gleichermaßen hauptsächlich zur Behandlung von funktionellen Störungen (Erkrankungen) geeignet: Wenn zu der gestörten Funktion bereits eine gestörte Struktur hinzukommt, hat Reflextherapie nur eine Berechtigung als adjuvantes Heilmittel.

Reflektorisch übertragene Veränderungen in der Haut, in der Muskulatur, gelten als primäre Zeichen einer Erkrankung. Diese Reaktionsstellen sind auch dann zu behandeln, wenn sie noch keine Schmerzen verursachen. Allerdings läßt die Existenz von reflektorischen und algetischen Krankheitszeichen nicht immer den Schluß zu, daß nun auch an den zugehörigen viszeralen Organen eine Störung bestehen muß.

Bei der Befunderhebung weisen zusätzlich zu den reflektorischen und algetischen Krankheitszeichen folgende ungewöhnliche Zeichen auf eine ipsilaterale (d.h. sich auf der gleichen Körperseite befindende) Erkrankung hin:

– Hyperhydrosis
– Piloerektion
– Mydriasis
– Veränderungen an der sekundären Behaarung u.a.

Die Körperreaktionen erfolgen scheinbar ohne Grund, sind also nicht der Außenweltsituation angemessen.

Erkennen von Reflexzonen

Eine oberflächliche Spannungsvermehrung in der Haut läßt sich durch vorsichtiges Palpieren in der Regel gut erkennen. Die Haut fühlt sich verdickt an, manchmal entsteht auch der Eindruck, als ob «die Hautschicht prall gefüllt» wäre. Das Gewebe läßt sich schlecht von der Unterlage abheben.

a) *Die Head'schen Zonen:* Head entdeckte 1889 die nach ihm benannten hyperalgetischen Zonen. Ist die Haut spontan schmerzempfindlich, nennt man diese Reaktion eine Algie, ist dieser Schmerz sehr stark, sprechen wir von einer Hyperalgie. Beim Betasten oder beim Abheben einer Hautfalte reagiert die derart geprüfte Haut mit Schmerzen.

b) *Trigger-Points* (der Punkt des maximalen Schmerzes): Im Bereich einer Hyperalgesie kann durch eine gezielte Suche in der abgehobenen Hautfalte der Punkt des maximalen Schmerzes ermittelt werden (der dann mit Eis behandelt werden sollte).

c) *Die Muskelzonen:* Wird die Muskulatur zu einer Reflexzone, dann zeigt sich dies als ein flächiger oder strangförmiger Hypertonus der Muskulatur. Die tiefe Spannungserhöhung kann sogar sichtbar sein oder/und durch eine oberflächliche geschickte Palpation genau lokalisiert werden.

d) *Die Mackenzie-Zone:* Eine andere Bezeichnung lautet Muskelhyperalgie oder Muskelhyperalgesie. Es handelt sich bei einer Mackenzie-Zone um einen Bereich eines spontanen, deutlichen Muskelschmerzes. Diese Zone macht sich meist nur während einer besonders tiefen Palpation der Muskulatur bemerkbar.

e) *Periostpunkte:* Es handelt sich bei den Periostpunkten um besondere Phänomene am Knochen und am Periost. Erkennbar sind diese Zeichen durch Schwellungen der Knochenhaut und einer gewissen Knochenhypertrophie.
Cave: Knochentumore (Osteochondrom, Osteosarkom, Riesenzelltumor u.a.) Eindellungen am Knochen, ebenfalls durch das Periost sicht- und tastbar, sind meist Zeichen für eine lokale Knochenatrophie.

Die Behandlung der Reflexzone

Der Therapeut hat in der Regel eine ganze Reihe von Möglichkeiten, eine Reflexzone zu normalisieren. Das Ziel der Einwirkung ist eine Veränderung, eine Normalisierung der gestörten Zone. Der Normalisierung in der Zone sollte sich im Idealfall auch eine Funktionsverbesserung im betreffenden Organ bzw. Gelenk anschließen. Behandelt wird die Reflexzone mit einem konkurrierenden Reiz, z.B. mit einem Kältereiz. Dieser Kältereiz ist also innerhalb der Reflexkryotherapie der auslösende Reflexreiz.
Es gelten bei allen Reflexbehandlungen die folgenden typischen Körperreaktionen als Zeichen einer Überdosierung/Überreaktion:
– Herzjagen
– Schwindel
– Schweißausbrüche etc.

Die einfache reflektorische Eisbehandlung innerer Organe
Es wird allein die erkannte Reflexzone behandelt, eine direkte lokale Behandlung ist mit Kälte nach Einschätzung des Autors nicht möglich und sollte auch nicht versucht werden, lokal ist bei Organerkrankungen meist die Wärme das Mittel der Wahl.
Benötigt werden:
1 Eislolly (z.B. Mischung aus Wasser und einem nichtsteroidalen Antiphlogistikum),
1 Handtuch (um das Eiswasser abtupfen zu können).
Außer bei den Gelenkbehandlungen sollte der Patient entspannt auf einer Massagebank liegen.
Galle- oder Leberstörungen: Mit dem Eislolly wird die rechte Seite im Bereich C 3 – C 6 und TH 4–10 massiert.
Besonders betroffen und schmerzhaft sind die Bereiche zwischen dem rechten Schulterblatt und der Wirbelsäule TH 4–6:

– der Bereich des unteren Schulterblattwinkels
– das Gewebe am Übergang von Hals zum Nacken, oft auch über die ganze Schulter ausgedehnt.

Magenstörungen: Die Magenzonen liegen links im Bereich C 3 – C 8 und TH 5–9. In aller Regel sind folgende Gewebeabschnitte besonders schmerzhaft: Das Gewebe paravertebral, unterer Schulterblattwinkel (TH 5),
– das Gewebe am Übergang von Hals und Nacken,
– die sog. BOAschen Druckpunkte (10–12 Brustwirbelkörper).

Nieren- und Blasensystem: Die Reflexkryotherapie kann bei entzündlichen Nieren- und Nierenbeckenerkrankungen, aber auch nach abgegangenen Nierensteinen etc. eingesetzt werden. Bei einseitiger Erkrankung jeweils auf der erkrankten Seite.
Es besteht eine Wechselbeziehung des Gewebes zwischen dem medialen Schulterblatt, der Wirbelsäule TH 2–3 und den unteren paravertebralen Gewebeschichten. Sowohl bei Nieren- als auch bei Blasenbeschwerden sind folgende Gewebsabschnitte besonders druckempfindlich:
– das Gewebe auf dem Kreuzbein (Schwellung!)
– lateraler Oberschenkel im Bereich Tractus iliotibialis
– das Gewebe im Bereich der Kniekehlen (!)
Beachte die Zusammenhänge mit Gelenkbeschwerden.

Unterleibsorgane (weiblich): Ein Versuch bei Störungen und Beschwerden der Menstruation, nach Entzündungen der Eierstöcke, klimakterischen Beschwerden, nach der Entbindung. Nicht während einer bestehenden Schwangerschaft behandeln!
Besonders schmerzhaft ist das Gewebe über dem oberen Kreuzbeinrand, an den Rändern des Kreuzbeins, am Iliosakralgelenk und an den Darmbeinkämmen. Trochanter major, Tractus iliotibialis.

Die einfache Reflexkryotherapie bei Gelenkbeschwerden
Die Erfolge sind hier deutlich höher zu bewerten als bei der Reflexbehandlung innerer Organe.
Störungen im Bereich der oberen Extremitäten: Bei Schultergelenkbeschwerden: Besonders gute Erfahrungen hat der Verfasser mit einer besonderen Behandlungstechnik gemacht:
Benötigt werden:
1 Eislolly (mit Mischung aus Wasser und einem nichtsteroidalen Antiphlogistikum).
Der Patient sitzt auf einer Behandlungsliege.
Die Schulter wird gründlich untersucht, besonderer Wert ist hier auf die Bewegungseinschränkung zu legen. Nun wird mit dem Eislolly nach einem speziellen Schema vorgegangen. Es werden zuerst mit dem Eislolly Linien über die Schulter gezogen, anschließend bestimmte Punkte mit dem Eislolly massiert und zwar im Verlauf der zuvor gezogenen Bahnen. Die Punkte sind meist sehr schmerzhaft, haben aber in aller Regel keine Beziehung zu den Trigger-Points. Die Behandlung dauert insgesamt etwa 20–30 Minuten. Die Ergebnisse sind verblüffend positiv!
Störungen im Bereich der unteren Extremitäten: Die o.g. Methode läßt sich ebenfalls mit Erfolg bei Kniegelenkbeschwerden einsetzen.
Man geht so vor: Mit dem Eislolly werden wieder Bahnen am Knie gezogen. Lateral von kaudal nach kranial, medial von kaudal nach kranial und mehrmals

von medial nach lateral und umgekehrt. Anschließend werden auf diesen Bahnen ausgehend von der Kniescheibe, Abstand von dieser etwa 2 cm, die schmerzhaften Punkte, die sich in aller Regel auf den zuvor gez. Bahnen befinden, sanft mit dem Eislolly massiert. Auch hier sind die Ergebnisse wieder verblüffend.

Hüftbeschwerden: Auch hier sollte der Therapeut einen Versuch wagen, auch wenn die Ergebnisse nicht immer so spektaktulär ausfallen wie bei kleineren Gelenken.

Vorgehensweise: Ausgehend vom Trochanter major – dieser wird längere Zeit mit dem Eislolly massiert – werden Kreise gezogen und zwar um den Trochanter major, bis sich ein Radius von etwa 20 cm ergibt. Auf den gezogenen Kreisen werden nun die schmerzhaften Punkte mit dem Eislolly massiert.

Wirbelsäulenbeschwerden: Die Wirbelsäule wird in ihrer Funktion geprüft. Mit dem Eislolly werden paravertebral Linien gezogen. Die auf den Linien liegenden schmerzhaften Punkte werden sorgfältig mit dem Eislolly massiert.

Der Verfasser hat gute Erfahrungen mit einer kombinierten Behandlung gemacht und aus den Erfahrungen mit den unterschiedlichen Kryotherapie-Methoden die kombinierte Kryo-Reflextherapie entwickelt.

Die kombinierte Kryo-Reflextherapie nach Anderson

Anwendungsgebiete: Eignet sich für die Therapie von Weichteil- und Gelenkverletzungen: Verschiedene Studien haben immer wieder die hervorragenden Ergebnisse der lokalen Kryotherapie nachgewiesen. Die Anwendung der lokalen Kryotherapie erfolgt im umschriebenen Bereich der Störung, z.B. nach Traumen:

– im Bereich schmerzhafter Weichteile,
– im Bereich der schmerzhaften Gelenke,
– an den Gelenken und/oder den zugehörigen Weichteilen,
– bei Neuralgien,
– über dem Verlauf der peripheren Nerven,
– bei muskulären Verspannungen: im Areal des Hartspanns,
– an Orten begrenzter Muskelhärten (Myogelosen).

Die kombinierte Reflexkryotherapie erweitert den Behandlungsablauf, so daß neben der lokalen Kälteanwendung auch die reflektorischen Beziehungen des Körpers mit den schmerzenden Gelenken oder Weichteilen berücksichtigt werden.

Für die kombinierte Reflexkryotherapie werden benötigt:
Eispacks, Eislolly, Kaltluft-/Kaltgas-Geräte

Während die Eispackung auf der Reflexzone ruht, wird lokal mit einem anderen Kälteträger behandelt. Die Packung auf der Reflexzone bzw. auf der Nervenwurzel sollte nur im Rahmen der Kurzzeitkryotherapie verwendet werden. Die Liegezeit sollte 10 Minuten nicht übersteigen. Möglich ist die lokale Kryo-Behandlung mit Kaltluft/Kaltgas.

Als Alternative bietet sich der Eislolly an. Hiermit können dann, wie bereits oben beschrieben, die Gelenke entsprechend massiert werden. Für die Gelenke ergeben sich vorwiegend folgende Nervenwurzeln (hier wird ein Eispack entsprechend fixiert):

Fußgelenke	L 4 – S 2
Kniegelenke	TH 10 – S 1
Hüftgelenke	TH 10 – S 1
Hand- und Fingergelenke	C 4 – TH 2
Ellenbogengelenke	C 3 – TH 5
Schultergelenke	C 3 – TH 5

Folgende Körperbereiche stehen untereinander in reflektorischer Verbindung:
– Fußsohlen und Handteller,
– Fußrücken und Handrücken, Großzehengrundgelenk und Daumengelenk,
– Kleinzehengelenk und Kleinfingergelenk,
– Fußgelenke und Handgelenke,
– Kniegelenke und Ellenbogengelenke,
– Hüftgelenke und Schultergelenke.

Diese Entsprechungen beziehen sich immer auf die gleiche Körperseite. Die Knieinnenseite findet sich beim Ellenbogen im Bereich der Verbindung Radius – Humerus, und die Knieaußenseite entspricht dem Epikondylus-Gebiet.

Interessant ist z.B. folgende Vorgehensweise bei Hüftschmerzen rechts: Schmerzhafte Hüfte re.: Reflektorisch wird die Schulter rechts mit einem Eispack behandelt, gleichzeitig mit einem Eislolly die Hüfte massiert bzw. mit Kaltluft behandelt. Entsprechend werden die anderen Gelenke behandelt.

Zu beachten sind auch die reflektorischen Verbindungen innerer Organe zu den Gelenken: Bekannt sind die Beziehungen zwischen:
– rechter Schulter und dem Leber-Gallen-System (s. oben),
– zwischen den Nieren und einer eventuellen Kniegelenkaffektion,
– linker Schulter und Herz,
– BWS-Beschwerden und Magen,
– Nackenbeschwerden und LWS-Beschwerden,
– Kopfschmerzen und Nieren-, Leber-, Gallenleiden etc.

Risiken einer Reflexkryotherapie: Es gelten natürlich die Kontraindikationen der Kryotherapie. Besonders ist aber auch auf folgendes zu achten: Wie im Grunde auch von anderen Reflextherapien her bekannt, können schwerwiegende Krankheitssymptome unterdrückt werden. Mir ist bisher kein derartiger Fall bekanntgeworden, doch gilt immer eine gewisse Vorsicht als angebracht. Auch ist an die Gefahr einer Verkühlung bei der Behandlung von Partien des Rumpfes zu denken.

Zusammenfassung

Die Anwendungszeit der Kurzzeitkryobehandlung liegt im Sekundenbereich (Eisspray) bis wenige Minuten (Eispack). Die Wirkungen der Kurzzeitkryotherapie beruhen auf reflektorischen Wirkprinzipien. Zu nennen sind hier die Schmerzdämpfung und die Verhinderung einer Ödementwicklung. Die Grenzen zwischen den unterschiedlichen Anwendungsformen Kurzzeit-, intermittierender und Langzeit-Kältebehandlung können fließend verlaufen.

Im Rahmen einer Kurzzeitkryotherapie können auch besondere Reflexbeziehungen angesprochen werden. Zu nennen sind hier die *einfache* Reflexbehandlung und die *kombinierte* Kryoreflexbehandlung. Die kombinierte Kryoreflexbehandlung hat sich besonders bei Gelenkbeschwerden gut bewährt.

6.2   Langzeitkryotherapie

Wie bereits im Abschnitt «Kurzzeitkryotherapie» erwähnt, kommt bei vielen Verletzungen nur die Therapie mit der Langzeitkryotherapie in Frage. Beispielhaft sollen einige typische Sportverletzungen aufgeführt werden.
– Traumen,
– akute myotendofasziale Reizzustände (evtl. auch Kurzzeittherapie mit dem Eislolly)
– posttraumatische Reizzustände,
– Kontusionen,
– Distorsionen,
– Luxationen,
– Kontrakturen,
– Sehnenreizzustände (evtl. auch Kurzzeittherapie mit Eislolly, Kaltgas),
– Periarthritiden und Frakturen.

Art der Anwendung:
– Lehmpackungen,
– Kaltwasser,
– Eispackungen,
– Kältepackungen,
– Kühlsysteme für die Dauerkühlung.

6.2.1   Muskelverletzungen

Eine Muskelverletzung kann verschiedene Ursachen haben:
– Muskelunterkühlung
– krankhafter erhöhter Muskeltonus
– Muskelermüdung und -überdehnung
– Vorschädigung durch ausgedehntes Narbengewebe: Narbengewebe ist weniger elastisch als der gesunde Muskel und dadurch verletzungsanfälliger
– beim Sport: ungenügendes oder falsches Training und/oder Aufwärmen

Häufig geht eine Muskelverletzung mit einer Blutung einher. Die Blutung kann verschieden stark ausgeprägt sein und allein schon durch die mechanische Komponente den Heilungsverlauf empfindlich stören, da eine Blutung den Kontakt zwischen den gerissenen Muskelenden erschweren kann. Das bedeutet: Je eher und je besser die Blutung unter Kontrolle gebracht wird, um so größer sind die Aussichten auf eine schnelle und erfolgversprechende Heilung des verletzten Muskels.

Der Muskel ist eine hochkomplizierte Einheit aus verschiedenen ineinandergreifenden Elementen (siehe auch «Muskelphysiologie», Abschnitt intermittierende Kryotherapie). Alle diese Elemente können durch eine unkontrollierte Einblutung empfindlich gestört werden. Die erste und wichtigste Maßnahme nach einer Muskelverletzung muß daher die Stillung der Blutung sein.

Die Behandlungsschritte der Reihe nach: Der Muskel ist verletzt, der Betroffene hat Schmerzen, an ein Weiterbewegen der Muskeln ist nicht mehr zu denken. Als eine «Eselsbrücke» für den weiteren Behandlungsablauf kommt hier die altbewährte «PECH»-Regel zum Einsatz: Pause, Eis, C(K)ompression, Hochlagerung der betroffenen Extremität(en). In der Praxis hat sich der Kompressionsverband mit einer gleichzeitigen Kühlung als sinnvoll erwiesen.

Erinnern wir uns an die Wirkung einer Eisapplikation: Die sofortige Reaktion auf einen mittleren bis starken Kältereiz ist eine sofortige Vasokonstriktion der Blutgefäße. Eine Vasokonstriktion ist natürlich bei einer blutstillenden Maßnahme außerordentlich erwünscht. Parallel hierzu erleben wir den analgesierenden Effekt mit den bereits besprochenen Mechanismen.

Im Fall einer derartigen Muskelverletzung ist sicher eine langandauernde Kühlung angezeigt. Eine Bewegung ist im frühen Stadium nicht angezeigt. Abzuwägen ist, wie lange die Kühlung bestehen bleiben soll. Die Erfahrung zeigt, daß eine langdauernde konstante Kühlung über 48–72 Stunden mit nicht zu tiefen Temperaturen bessere Ergebnisse bringt als eine wiederholte extreme Abkühlung mit sehr kalten Kühlmedien (31). Sofern die Möglichkeiten gegeben sind, empfehlen die Autoren bei Verwendung von Eisbeuteln bzw. Coldpacks eine Kühlung von etwa 20 Minuten mit anschließender Pause von ebenfalls 20 Minuten, dann wieder kühlen, Pause und so fort. Alternativ bieten sich hier Kühlsysteme für die Langzeitbehandlung an, die mit gut verträglichen Kühltemperaturen arbeiten.

Die Wirkung des Kompressionsverbands
Die Blutversorgung des Muskels ist bei körperlicher Anstrengung sehr hoch. Kommt es zu einer Muskelverletzung, so wird auch die intramuskuläre Blutung in einem direkten Verhältnis zu der Durchblutungsmenge stehen.
Der Kompressionsverband wird angelegt, um die bestehende Blutung einzudämmen. Die «Blutstillung» geschieht über verschiedene Mechanismen (siehe auch 7.2 *Wirkung von Kompression und Hochlagerung*):
1. Der Verband übt eine mechanische Wirkung auf die Blutgefäße aus: dadurch wird der Blutausstrom gedrosselt.
2. Der interstitielle Raum, aber auch der Freiraum in den Muskelfaszien, wird verkleinert. Folge: Es ist weniger «Raum» für die austretende Blutmenge vorhanden.

3. Durch eine Erhöhung des Drucks (über den Kompressionsverband) im Interstitium wird die Ödemneigung im Gewebe verringert. Der Druck im Interstitium wird so hoch, daß der Druck annähernd dem ausströmenden Druck der exsudativen Flüssigkeit nahekommt.

Der Kompressionsverband soll so angelegt werden, daß sich der Ruhedruck der Bandage von distal nach proximal verringert, d.h. im Bereich der Zehengrundgelenke muß der Druck relativ hoch sein.

So wird verhindert, daß ein Ödem, der Schwerkraft folgend, nach distal wandert.

Unterschieden werden muß zwischen einer intramuskulären Blutung und einer intermuskulären Blutung (103):

Intramuskuläre Blutung: Blutungen in die Muskulatur können z.B. als Folge eines Dehnungsrisses auftreten. Die Blutung erfolgt in aller Regel in die geschlossene Muskelfaszie. Das hat zur Folge, daß der intramuskuläre Druck ansteigt, die Blutgefäße komprimiert und so die Blutung gestoppt wird. Als Ergebnis erleben wir ein Ödem für die nächsten 48 Stunden. Beachte auch die gefürchtete Komplikation des Kompartmentsyndroms! S. 6.2.2.

Intermuskuläre Blutung: Bei einer Verletzung der Muskelhaut und ihrer Blutgefäße kann es zu einer Blutung in das Muskelzwischengewebe kommen. Schwellung und Hämatom können sich, der Schwerkraft folgend, auch ein wenig unterhalb der Verletzungsstelle optisch darstellen.

Die Weiterbehandlung eines verletzten Muskels: Wiederholte Kontrolluntersuchungen des verletzten Areals sind unerläßlich, um zwischen einer intermuskulären und einer intramuskulären Blutung unterscheiden zu können. Geht das Ödem zurück und erholt sich die Muskelfunktion rasch, dann liegt die Vermutung nahe, daß es sich eher um eine intermuskuläre Blutung handelt.

Nach einer Beobachtungszeit von 50–70 Stunden müssen folgende Fragen beantwortet werden:

1. Besteht noch ein Ödem? Wenn ja: Blutung in den Muskel; Kompartmentsyndrom?
2. Hat sich das Hämatom ausgebreitet? Kam es zu Blutversackungen? Wenn ja, dann spricht dies ebenfalls für eine intramuskuläre Blutung!
3. Wie ist die Kontraktionsfähigkeit des Muskels beschaffen? Keine Verbesserung oder sogar Verschlechterung: Intramuskuläre Blutung!

Nach der Akutphase mit Eis können nun lokale Wärmeanwendungen folgen. Manchmal ist auch ein Wechsel zwischen Kälte und Wärme sinnvoll. Aktive Muskelübungen, wobei mit isometrischen Anspannungsübungen begonnen werden soll. Dann folgen dynamische Muskelübungen innerhalb des Schmerzbereichs, dann dynamische Bewegungen mit zunehmendem Krafteinsatz.

6.2.2 Das Kompartmentsyndrom

Als wichtigste und gefährlichste Komplikation einer intramuskulären Blutung ist das akute Muskelkompressionssyndrom zu nennen, zu dem es als Folge des gesteigerten Drucks kommen kann. Andere Bezeichnungen sind «Muskellogensyndrom» oder «Kompartmentsyndrom».

Dabei kommt es zunächst durch die intramuskuläre Einblutung zu einer Volumenzunahme des Muskels und einer Erhöhung des Drucks innerhalb der

Fascienloge, die den venösen Abfluß zunehmend behindert. Mit zunehmender Drucksteigerung wird dann auch der arterielle Zustrom immer weiter eingeschränkt bis die Versorgung des Gewebes nicht mehr gewährleistet ist. Gleichzeitig kommt es zur Kompression der Nervenstränge, die mit den Blutgefäßen innerhalb der Fascienloge verlaufen. In der Folge treten dann durch Druck und Ischämie bedingte starke Schmerzen und Sensibilitätsstörungen auf, die die sofortige operative Eröffnung der Muskelloge (Fasciotomie) notwendig machen.

Leitsymptome des Kompartmentsyndroms
– Muskeldehnungsschmerz (Frühzeichen) mit druckdolenter Weichteilschwellung und Verhärtung
– akut einsetzender Muskelschmerz
– Sensibilitätsstörungen und Nervenlähmungen (Spätzeichen).
Cave: Tastbare periphere Pulse sprechen *nicht* gegen ein Kompartmentsyndrom

Neben dem akuten gibt es auch noch das chronische Kompartmentsyndrom beim Sportler. Als Ursache wird eine ausgeprägte Muskelhypertrophie in Folge intensiven Trainings angesehen. Unter Belastung treten dann regelmäßig nach einiger Zeit zunehmende Schmerzen auf, die schließlich zum Abbruch der Belastung führen. Nach Belastungsende gehen die Schmerzen und eventuelle begleitende Sensibilitätsstörungen und Muskelschwäche rasch zurück (103).

Therapie

Während beim akuten Kompartmentsyndrom die sofortige operative Eröffnung der Muskelloge erforderlich ist, kann beim drohenden Kompartmentsyndrom zunächst ein Therapieversuch mit einer Kältebehandlung unternommen werden. Studienergebnisse deuten darauf hin, daß eine frühzeitige langfristige Kälteanwendung über 6 Stunden die Entwicklung eines manifesten Kompartmentsyndroms verhindern kann. Gleichzeitig ist eine engmaschige Kontrolle des subfascialen Gewebedrucks erforderlich, um gegebenenfalls rechtzeitig operativ eine Druckentlastung vorzunehmen (30).
Cave: Bereits bei Verdacht auf ein Kompartmentsyndrom darf keinesfalls eine Kompressionsbehandlung der betroffenen Extremität erfolgen!

6.2.3 Muskelzerrungen und Muskelrisse

Bei Belastungen, die kurzfristig hohe Kraftanstrengungen verlangen, vor allem die sog. Schnellkraft abfordern, wie Fußball, Baseball, Sprung, Sprint u.a., sind Überdehnungen von Muskeln relativ häufig zu beobachten. Immer wenn der Muskel über seine maximale Kraft hinaus gefordert wird, kann es zum Riß kommen: Plötzliches Abstoppen, rasche Beschleunigung, Dreh- und Schlagbewegungen u.a. Muskelrisse treten sehr häufig an sog. zweigelenkigen Muskeln auf.

Die Muskulatur kann beim Bewegen nicht zwei Funktionen, zum Beispiel beugen und strecken, gleichzeitig leisten. Die neuronale Steuerung ist daher sehr präzise und empfindlich ausgerichtet. Versagen diese neuromuskären Steuerungsanteile, kommt es regelmäßig zu Verletzungen. Beispiel hierzu: Der Quadrizeps streckt den Unterschenkel im Kniegelenk, der Gastrocnemius beugt zusammen mit dem Soleus das Kniegelenk. Die Schwere der Muskelrisse kann ganz unterschiedlich gelagert sein. Es kann sich um inkomplette Risse handeln oder um einen vollkommenen Abriß des Muskels.

Auch bei leichten Fällen ist der Patient in seiner Beweglichkeit eingeschränkt. Passive und aktive Dehnung und Kontraktion schmerzen. In schweren Fällen läßt sich die Symptomatik etwa folgendermaßen beschreiben:

Scharfer, stechender Schmerz im Augenblick der Verletzung, wiederholt sich bei erneuter Bewegung; in Ruhigstellung keine Beschwerden.

Beim Faserriß kann die aktive Bewegung eingeschränkt sein; beim kompletten Muskelriß ist logischerweise keinerlei aktive Bewegung mehr möglich.

Manchmal kann bei einem Faserriß eine regelrechte Lücke im Muskelbauch getastet werden. Ödeme und Hämatome stellen sich nach einiger Zeit ein.

Behandlung: Diagnostisch und von der ersten Versorgung her, sind die Muskelrisse (Muskelfaserrisse) durch den Physiotherapeuten nach dem o.g. Schema (Pech-Regel) zu behandeln.

6.2.4   Sehnenverletzungen

Das Sehnenmaterial ist sehr kräftig im Zug, allerdings gegenüber Scherkräften und Drücken recht empfindlich. Eine Sehne besteht aus kollagenen Fasern und Elastin. In der Ruhe sind die Sehnenfäden wellenförmig angeordnet, wird die Sehne gedehnt, glättet sich das Wellenmuster, und die kollagenen Fasern richten sich entsprechend der Kraftlinien aus. Sehnenverletzungen finden sich gehäuft in Körperarealen, die schlecht mit Blut versorgt werden. So treten Schäden der Achillessehne besonders zahlreich etwa 5 cm oberhalb des Sehnenansatzes am Fersenbein auf. Unterteilt werden die Sehnenschäden in:

1. Kompletter Sehnenriß

Symptome: Im Augenblick der Verletzung ein «Rißgefühl», gefolgt von heftigen Schmerzen.

Bewegungen in der betroffenen Extremität nicht mehr möglich. Im Bereich der Sehne kann unter Umständen ein schmerzhafter Defekt tastbar sein.

Nach der Verletzung: Hämatom und Ödem im Bereich der Sehne. Folgende Sehnen sind besonders häufig betroffen: Achillessehne, Supraspinatussehne, Bizepssehne, Patellasehne.

Prinzip der Therapie

Als Maßnahme der Ersten Hilfe ist die «Pech-Regel» zu beachten. Im späteren posttraumatischen Stadium ist auch die Möglichkeit gegeben, mit lokaler Wärme die Heilung zu beschleunigen. Interessant ist auch folgende Variante: Leichte Massage mit einem Eislolly, versehen mit einem nichtsteroidalen Antiphlogistikum (siehe dort). Wichtig ist selbstverständlich ein ausgewogenes Bewegungstraining.

2. Inkompletter Sehnenriß

Hier besteht die Gefahr, daß der Sportler die Gefahr nicht richtig einschätzen kann und so die betroffene Extremität weiterbewegt.

Der inkomplette Riß wird in den chronischen Riß und den akuten Riß unterteilt.

Symptome des akuten inkompletten Sehnenrisses:
— Nach Belastung treten Schmerzen auf, häufig auch in der Anamnese erinnerlich.
— Im verletzten Bereich findet sich eine umschriebene Schmerzsymptomatik,
— eventuell Ödem und Hämatom.

Symptome des chronischen inkompletten Sehnenanrisses:
— Anamnestisch wird manchmal der typische Schmerz genannt, aber nicht immer als Leitsymptom!
— Der Schmerz tritt manchmal am Anfang der Belastung auf, verschwindet dann, um nach einiger Zeit wieder aufzutauchen.
— Durch Widerstandsübungen läßt sich ein spontaner Schmerz provozieren.
— Manchmal ein leichtes Ödem im entsprechenden Areal.

Prinzip der Therapie
— Eismassage mit Eislolly (mit z.B. DMSO)
— Reflexkryotherapie (siehe dort)
— verschiedene Formen der Wärmeanwendungen (Ultraschall, Heusack, Fango, Moor)
— Bewegungstraining.

6.3   Intermittierende Kryotherapie

Anwendungsgebiete: Eine besondere Rolle hat die intermittierende Kryotherapie bei verschiedenen Störungen der quergestreiften Muskulatur.

Zur Vollständigkeit noch einmal die wichtigsten Störungen der quergestreiften Muskulatur zusammengefaßt:

a) Im Muskel selber lokalisiert: Muskeltraumen, Faserrisse etc.

Behandlungsform: Langzeitkryotherapie, später dann Wärme und Bewegungstherapie. (wurde bereits im Abschnitt «Langzeitkryotherapie» besprochen).

b) Reflektorische Tonusveränderung (muskulärer Hartspann bei einem Bandscheibenschaden, Muskelhärten etc.).

Behandlungsform: Intermittierende Kryotherapie, Reflexkryotherapie oder auch Wärme(!)

c) Zentrale Veränderung: Zum Beispiel «Zustand nach apoplektischem Insult mit nachfolgender spastischer Hemiplegie» (Muskelspastik).

Behandlungsform: Intermittierende Kryotherapie.

6.3.2   Reflektorische periphere Muskelveränderungen

Definition: Reflektorische Muskel-Tonusveränderung (z.B. muskulärer Hartspann bei einem Bandscheibenschaden).

Prinzip der Therapie:
1. Einwirkmöglichkeiten auf projizierte, dermatombezogene Schmerzen bzw. senorische Dysästhesien.
2. Wirkung auf schmerzhafte Tendomyosen, wie sie bei chronischen Nervenwurzelirritationen anzutreffen sind.
3. Muskeltonussenkung bei schmerzhaft verspannter Muskulatur.

Der muskuläre Hartspann bei einem Bandscheibenschaden ist in erster Linie ein neurologisches Phänomen – wenn es sich auch muskulär dazustellen scheint – und soll daher aus neurologischer Sicht behandelt werden.

Es gilt auch immer abzuwägen, ob die nachfolgend vorgestellten Krankheitsbilder nicht auch mit der Reflexkryotherapie behandelt werden können!

Anwendungsgebiete:
a) Das radikuläre Irritationssyndrom
Charakteristisch ist der radikulär bedingte Schmerz mit einer Ausstrahlung innerhalb des Dermatoms. Die Schmerzen werden verstärkt beim Husten, Pressen oder Niesen. Die Patienten haben meist eine Schonhaltung eingenommen, bzw. die Wirbelsäule ist reflektorisch verkrümmt (Schmerzskoliose).
b) Das radikuläre Kompressionssyndrom
Zusätzlich zu den oben beschriebenen Krankheitszeichen weisen sensorische und/oder motorische Ausfallerscheinungen den richtigen Weg. Die Ausfallerscheinungen sind in der Regel dermatom bezogen sensorisch bzw. myotom bezogen motorisch. Ein radikuläres Kompressions-Syndrom muß in aller Regel weiter diagnostisch abgeklärt werden.
Risiken: Es besteht immer die Gefahr von Hautschäden. Durch Kälteapplikationen können chronische Nieren- und Blasenleiden erneut ausbrechen.
Form der Anwendung: Im Rahmen der intermittierenden Kryotherapie kommen in Frage:
– Eispacks
– Kältekissen
Im Rahmen der Kurzzeitkryotherapie kommen in Frage:
– Kaltluft
– Kaltgas.

Klinische Studien:
Pongratz (104) hat in einer Studie 19 Patienten (11 Frauen, 8 Männer) mit Kryotherapie behandelt.
Alle Patienten litten unter einem radikulären Wurzelirritationssyndrom:
3 Patienten mit einem C 6-Syndrom,
2 Patienten mit einem C 7-Syndrom,
1 Patient mit einem C 8-Syndrom,
4 Patienten mit einem L 4-Syndrom,
4 Patienten mit einem L 5-Syndrom,
5 Patienten mit einem S 1-Syndrom.
Bei einem kleinen Teil der Fälle bestanden zusätzlich leichte sensible Ausfallerscheinungen (Parästhesien bzw. eine dermatombezogene Hypästhesie). Keiner der Patienten wies Paresen oder einen signifikant pathologischen EMG-Befund

auf. In keinem der Fälle ergab sich elektromyographisch im betreffenden Myotom der Nachweis sog. pathologischer Spontanaktivität in Ruhe (Hinweis auf
eine akute Nervenwurzelkompression).

Bei 2 Patienten bestand die akute Symptomatik nicht länger als eine Woche, bei 8
Patienten bestand eine subakute Symptomatik (Beschwerdedauer noch keine 4
Wochen), bei 9 Patienten bestand ein chronisches Beschwerdebild (Schmerzen
länger als 1 Monat).

Verwendeter Kälteträger war ein Kältekissen, dessen Applikationszeit nicht unter
30 Minuten lag (1–3 Anwendungen täglich).

Im Rahmen der genannten Studie wurden sehr lange Behandlungszeiten gewählt. Aus eigener Erfahrung bei der Behandlung von oben beschriebener
Schmerzsymptomatik kann ich bestätigen, daß auch Kältekissen-Anwendungen
im Zeitrahmen von 10–15 Minuten vergleichbare Ergebnisse bringen.
Ergebnisse: Die große Mehrheit der Patienten (17) gab eine deutliche subjektive
Linderung der Beschwerden an. Doch auch objektiv wurden die Beschwerden
minimiert, denn der Bedarf an *nichtsteroidalen Antirheumatika* bzw. Myotonoly-
tika konnte merklich reduziert werden. Nebenwirkungen wurden keine beobachtet. Laut Pongratz ist die Kryotherapie mit Kältekissen bei akuten und
chronischen Wurzelirritationssyndromen außerordentlich lohnend und geeignet,
das Nachlassen der Beschwerden deutlich zu beschleunigen. Gute Erfahrungen
habe ich bei diesen Krankheitsbildern auch mit der Reflexkryotherapie gemacht!
(Siehe dort.)

6.3.2   Cryokinetics und Cryostretch

Bei der Behandlung von Muskelverkürzungen, Sportverletzungen und im Rahmen der Rehabilitation nach Operationen kann die lokale Kälteanwendung auch
mit speziellen Dehntechniken und aktiven Bewegungsübungen kombiniert werden. Diese Kälteanwendung hat keinen wesentlichen Einfluß auf die lokale
Durchblutung während der folgenden Belastung (77) und bewirkt daher nur eine
lokale Analgesie. Die so erreichte Schmerzfreiheit erlaubt eine frühere und
aggressivere Mobilisation des Patienten (76), die bekanntlich der Schlüssel zu
einer erfolgreichen Rehabilitation ist (68, 102). Nach Knight (76) wird die
Kombination von Kälte mit aktiver Bewegung als Cryokinetics und die Kombination von Kälte mit speziellen Dehntechniken als Cryostretch bezeichnet.

Eine der ersten Studien hierzu stammt von Grant (49): Grant behandelte über
7000 Patienten, die an akuten und chronischen Schmerzen des Muskel- und
Skelettsystems litten, mit Eismassage zwischen 3 und 7 Minuten, an die sich eine
aktive Beübung anschloß. Bei Auftreten erneuter Schmerzen während der Behandlung wurde dieses Vorgehen wiederholt. Zu Beginn der Behandlung be-
merkten die Patienten ein «unangenehmes Kältegefühl, gefolgt von einem Bren-
nen». Anschließend kam es «zu einer schmerzhaften Empfindung, die schließlich
von lokaler Taubheit bzw. Analgesie abgelöst wurde». Die Behandlungsdauer
betrug im Mittel 6 Minuten. Nach einer dreimaligen Behandlung gaben 95% der
Patienten eine Verbesserung der Symptome an. Grant ist der Auffassung, keine
andere Behandlungsform könne eine derartig signifikante Verbesserung der Be-
schwerdeparameter bei einer derartig kurzen Behandlungsdauer erbringen.
Bemerkung: Die Beschwerden der behandelten Patienten waren sicherlich nicht

allzu schwerwiegend. Es handelte sich bei den behandelten und zur Studie herangezogenen Patienten um Soldaten, die meist jünger und in der Regel auch gesünder als der repräsentative Durchschnitt der Bevölkerung sind.

Technik der Cryokinetics nach Knight (76): Nach einer lokalen mehrminütigen Kältebehandlung mit Eis, zur Schmerzausschaltung und Reduktion der Muskelspastik, die bis zum Auftreten eines leichten Taubheitsgefühls (maximal 20 Minuten) fortgesetzt wird, wird mit aktiven Übungen zur Verbesserung des Bewegungsumfanges und der Funktion begonnen, deren Intensität und Komplexität stufenweise gesteigert wird. Dabei ist auf die kontrollierte schmerzfreie Bewegungausführung durch den Patienten zu achten.

Beim Cryostretch folgt der Kälteanwendung die vorsichtige passive Dehnung verkürzter Strukturen.

Einsingbach (31) sieht beim Cryostretch zu Recht die Gefahr einer Schädigung der Muskel- bzw. Sehnenstruktur bei übermäßiger Kraftanwendung beim Dehnvorgang infolge des herabgesetzten Schmerzempfindens. Er rät daher zu kurzen Kälteanwendungen, um sich die darauffolgende reaktive Hyperämie bei der Durchführung von postisometrischen Dehnungsübungen zu Nutze zu machen. Da Wärme sowohl eine Muskeldetonisierung als auch eine Steigerung der Elastizität der Kollagenfasern bewirkt, erscheint somit auch eine lokale Wärmeanwendung (z.B. auch Ultraschall) geeignet zur Vorbereitung von Dehnungsübungen.

Andererseits werden in Literaturübersichten (22, 76, 92) zahlreiche Studien angeführt, die sowohl die schmerzlindernde als auch die spasmolytische Wirkung lokaler Kältetherapie belegen, so daß die Kälteanwendung in der Frühphase nach Verletzungen oder Operationen von Vorteil sein dürfte, wenn der Bewegungsschmerz für den Patienten im Vordergrund steht.

6.3.3   Zentrale Muskelspastik

Die Wirkung der Kryotherapie im Rahmen der Behandlung spastischer Muskulatur:

Anwendungsgebiete: Kälte übt auf spastische Muskeln eine lockernde, lösende Wirkung aus.

Risiken der Anwendung: Die Lockerung der Muskulatur kann über das gewünschte Maß hinausgehen. Hierunter leidet dann die Standfestigkeit des meist halbseitig gelähmten Patienten.

Art der Anwendung: Intermittierende Kryotherapie mit Kaltwasserbäder, Eisbäder, Eisabreibungen und lokalen Eispackungen.

Es ist sicher angebracht die Eisbehandlung spastischer Extremitäten kritisch zu betrachten. Für eine Beurteilung ist es sicher hilfreich, einmal die Mechanismen zu erläutern, die eine Spastik bewirken.

Entstehungsmechanismus der Spastik

Die klinische Forschung sieht heute die Spastizität als eine Enthemmung des Gammasystems durch Läsionen des ZNS. Anscheinend ist das Alphasystem weniger betroffen. Die Steigerung der Gammaaktivitäten betrifft die Streckmuskulatur der unteren und die Beugemuskulatur der oberen Extremitäten.

Spastizität ist die häufigste Störung des motorischen Systems und wird bei vielen neurologischen Erkrankungen beobachtet.

Das «Erkennen» einer Spastik ist im Normalfall nicht schwer. In einer spastischen Extremität können hyperaktive tonische Dehnungsreflexe durch das Auftreten eines sich progressiv steigernden Muskelwiderstandes während passiver Gelenkbewegungen erkannt werden. Zur Messung von Gelenkstellung, Muskellänge etc. besitzt der Organismus sog. Propriozeptoren, die der Tiefensensibilität dienen.

Beim intakten Organismus steht der Muskeltonus unter Kontrolle durch die motorischen Zentren des Hirnstammes: Nucleus ruber, Vestibularkerne, Teile der Formatio reticularis. Die vom Nucleus ruber und von den medulären Teilen der Formatio reticularis zum Rückenmark absteigenden Bahnen (Tractus rubrospinalis bzw. reticulospinalis lateralis) haben im wesentlichen einen hemmenden Einfluß auf die Alpha- und die Gamma-Motoneurone der Extensoren (Streckmuskulatur) und einen erregenden Einfluß auf die Flexoren (Beuger). Bei einer Schädigung der zentralen Strukturen fällt der hemmende Einfluß weg, und die Gamma-Motoneurone beginnen, sich zu verselbständigen.

Das «Taschenmesser-Phänomen»

Im Extremfall erlebt der Therapeut bei passiven Dehnübungen das «Taschenmesser-Phänomen», das auch unter dem Namen «Verlängerungsreaktion» bekannt ist. Dabei handelt es sich um eine Eigentümlichkeit des spastischen Muskels, bei maximaler Dehnung – also bis an die Grenze seiner Dehnbarkeit – plötzlich ohne einen weiteren Widerstand völlig nachzugeben.

Einige Muskelgruppen sind von einer Spastik häufiger betroffen als andere. Übergeordnete Motoneurone sind an der Aufrechterhaltung des Muskeltonus zur Unterstützung des Körpers gegen die Schwerkraft und zur Sicherstellung des aufrechten Ganges beteiligt. Bei Vorliegen einer Läsion übergeordneter Motoneurone sind die gegen die Schwerkraft gerichteten Muskeln im allgemeinen durch den Wegfall der supraspinalen Einflüsse stärker betroffen. Die Verteilung der Spastik unter den «Antischwerkraftmuskeln» erklärt die typische Haltung des Hemiplegikers. Besonders betroffen sind Beugemuskeln der oberen Extremität und die Streckmuskulatur der unteren Extremität.

Die Probleme des Patienten liegen nicht in seinem Mangel an Muskelkraft in der betroffenen Seite, sondern in seiner Unfähigkeit, die nervösen Impulse zu seinen Muskeln zu lenken.

Prinzip der Therapie

Bei einem Menschen mit intaktem ZNS werden die Muskeln auf verschiedenen Wegen und in unterschiedlichen Bewegungskombinationen benutzt. Das Ziel einer Behandlung eines spastischen Patienten sollte die Änderung des abnormen Bewegungsmusters sein. Daher müssen nach *Bobath* die *abnormen Muster* unterdrückt werden, ehe die *normalen* Muster gebahnt werden können.

Infolge lokaler Kältetherapie am spastischen Muskel kommt es zu einer rapiden Herabsetzung der sensorischen Spindel-Entladungsfrequenz, dabei aber gleichzeitig zu einem Anstieg der Entladungsfrequenz des entspannten Antagonisten. Bei bestehender Bewegungsrichtung werden die Rollen zwischen der spastischen Muskulatur und ihrem Antagonisten getauscht: Der spastische Muskel entspannt sich zusehends, der Tonus des Antagonisten wird deutlich kräftiger (nach Trnavsky [129] und eigenen Erfahrungen).

Besondere Hinweise: Die Spastik wird verstärkt bei *psychischer Erregung*, bei dem Versuch der Kommunikation (Störung des Sprachzentrums) oder bei Angst. Wird die Spastik zu stark, kann sich eine Kontraktur entwickeln, die sich nur schwer therapieren läßt.

6.3.4 Kryotherapie in der Rheumatologie

Bekanntlich handelt es sich bei dem Krankheitsbegriff «Rheuma» um eine Vielzahl von Erkrankungen, die sich in der Regel auch unterschiedlich darstellen. Doch soll der Versuch gemacht werden, eine kleine Hilfe hinsichtlich der Möglichkeiten kryotherapeutischer Rheumainterventionen zu geben.

Im allgemeinen Sprachgebrauch unterscheidet man zwischen dem klassischen Rheuma und der sehr viel größeren Gruppe der sog. weichteilrheumatischen Erkrankungen und degenerativ rheumatischen Erkrankungen.

Die Beschwerden beginnen langsam und verursachen meist am Morgen Schmerzen und Steifigkeit, wobei die Gelenke meist symetrisch betroffen sind. Die Beschwerden gehen im Laufe des Tages zurück.

Befallen werden die Muskulatur, die Gelenke und die Nerven, häufig mit starken Schmerzen und Schwellungen verbunden. Rheumatische Gelenke sind druckschmerzhaft, oft dabei heiß aber meist nicht gerötet. Die Hälfte aller Rheumakranken ist jünger als 35 Jahre.

Die besten Therapieergebnisse wurden an den Kniegelenken erreicht, während die Handgelenke variabel, die Ellenbogen- und Sprunggelenke nicht signifikant beeinflußbar waren (108).

Behandlungsziel:
- Schmerzdämpfung
- Bewegungsstörung lindern
- Empfindensstörung bessern
- Ödem mindern
- Entzündung lindern
- vegetative Störungen verbessern, die meist als Begleitsymptom rheumatischen Erkrankungen aufreten.

Risiken: siehe unter Kontraindikationen.

Art der Anwendung: Es kommen sämtliche in der Auflistung «Kälteträger» genannten Applikationsformen in Frage. Besonderes Interesse ist der Kältekammer und den Kaltluft- bzw. Kaltgastherapiegeräten zu widmen sowie den Kühlsystemen, die eine weitgehend risikolose Selbstbehandlung des Patienten ermöglichen.

Klinische Studien: Knüsel (79) hat an 25 stationären Patienten die Wirkung von Eis bei hochentzündlichen Zuständen untersucht. Dabei wurden folgende Diagnosen aufgenommen:
- akuter Schub einer chronischen Polyarthritis (8 Patienten),
- akute Periarthropathia humeroscapularis (5 Patienten),

– als Kontrollgruppe 12 Patienten mit einem Kniegelenkersatz und zum Teil postoperativen Ödemen («sekundäre Ergußbildung»).

Ergebnisse: Bei allen Patientengruppen kam es nach einer regelmäßigen Eisanwendung zu einem deutlichen Rückgang der subjektiven Symptome und der objektiven Befunde:

– Rückgang der Schmerzintensität (Verminderung des Verbrauchs von Analgetika resp. Antiphlogistika),
– Verminderung des lokalen Druckschmerzes,
– Abnahme der lokalen Entzündungszeichen (Erguß, Ödem, Rötung)
– Verbesserung der aktiven und passiven Gelenkbeweglichkeit.

Taghawinejad (123) hat eine Untersuchung der kryotherapeutischen Möglichkeiten bei einem lateralen Hüft- und Oberschenkelsyndrom durchgeführt.

Das laterale Hüft- und Oberschenkelsyndrom ist meist vergesellschaftet mit einer Coxitis, Coxarthrose und einer allgemeinen Fehlbelastung (Dysbalance) des Bewegungsapparates. Die Beschwerden sind therapieresistent bzw. insgesamt schwer zu behandeln.

Das erkrankte Hüftgelenk führt zur Schwächung der Glutäalmuskulatur und zu einer reaktiven Kontraktion des Tractus iliotibialis, in der Anamnese im Anfangsstadium erkennbar an einer vom Patienten geschilderten Müdigkeit und unbestimmten Gelenkbeschwerden. Später kommen dann Schmerzen hinzu, die z. B. nach längerer Belastung bzw. auch nach längerer Entlastung (fehlende oder abgeschwächte Diffusion in das Knorpelgewebe!) auftreten können.

In dieser, nennen wir sie einmal «aktiven Phase» sind die Ansätze der Glutäen schmerzhaft. Dies zeigt sich auch im Verhalten der Patienten: Ein Sitzen oder Liegen auf der betreffenden Seite ist nur unter Schmerzen möglich.

Das Ziel der konservativen (krankengymnastischen) Behandlung ist die Entspannung des angespannten, kontrahierten Tractus iliotibialis.

Erreicht wird das Ziel über eine krankengymnastische Kräftigung der Glutäalmuskulatur, verbunden mit einer Dehnung des kontrahierten Tensor fasciae latae.

Nach den Ergebnissen der Studien von Taghawinejad war die Behandlung der genannten Strukturen effektiver und problemloser zu gestalten, wenn sie durch lokale Kaltluftbehandlungen unterstützt wird.

Die Effektivität des neuen Therapiekonzeptes wurde durch eine kritische Beobachtung zweier Patientengruppen belegt. Es wurden 16 Patienten mit der Kombinationsbehandlung therapiert. Zur Kontrollgruppe wurden 10 Patienten herangezogen. Diese Gruppe erhielt keine Kaltlufttherapie, sondern wurde mit der herkömmlichen Krankengymnastik behandelt. Als Untersuchungsparameter wurden die subjektiven Beschwerden der Patienten beim Liegen, Gehen oder Sitzen und die Gehstrecke herangezogen.

Ergebnisse: Von den Patienten mit der Kombinationstherapie gaben eine wesentliche Linderung der Beschwerden 14 (von 16) an. Die Beschwerdelinderung trat nach 5–8 Kombinationsbehandlungen ein.

Bei der Kontrollgruppe (ohne Kaltluftbehandlung) kam es lediglich bei 2 Patienten nach *immerhin* 10 Anwendungen zu einer signifikanten Linderung.

Bei Berücksichtigung der kryotherapeutischen Wirkungen auf den Muskelapparat (siehe oben) sind die o.g. Ergebnisse ohne weiteres nachvollziehbar und damit auch bei anderen, ähnlich gelagerten Beschwerden anwendbar.

Der Einfluß von Kälte auf freie Sauerstoffradikale

Brenke und Siems (20) untersuchten die antioxidativen Verhältnisse von Menschen, die im kalten Wasser regelmäßig ein Bad nahmen (Winterschwimmen). Das Baden in kalten Gewässern ist keine Erfindung der Neuzeit, sondern kann bis weit in die Vergangenheit zurückverfolgt werden. Gerade aber in den letzten Jahren ist das Baden im Eiswasser als eine Extremform der Abhärtung auch in weiten Kreisen der Bevölkerung populär geworden. Das Winterschwimmen soll als ein Modell für einen kurzfristigen, sehr intensiven Kältereiz dienen. Einige der Effekte, sowohl Langzeit- als auch Kurzzeiteffekte, werden im folgenden beschrieben:

1. Akute Effekte:
– Belastungsreaktion für Herz und Kreislauf (extremer Reiz),
– Anregung des Sympathikus,
– kurzfristige Schwächung des Immunsystems,
– vermehrte Bildung freier Radikale.

2. Langzeiteffekte:
– Thermoregulation wird leistungsfähiger: Dies zeigt sich in einer zeitlich raschen Wiedererwärmung der Akren nach Kälteexposition,
– eine weitgehende Normalisierung gestörter vegetativer Reaktionen,
– über eine Anregung der Immunabwehr ergibt sich eine gesenkte Infektanfälligkeit,
– Kräftigung der antioxidativen Schutzsysteme.

Zur vergleichenden Untersuchung wurden drei unterschiedliche Formen des Kaltreizes herangezogen:
– Das Eisbad,
– kaltes Duschen (gewählt als ein etwas milderer Kaltreiz),
– Kältekammer (Ganzkörperkältetherapie).

Die drei Modelle eines Kaltreizes wurden nun hinsichtlich einer Dosis-Wirkung-Beziehung untersucht. Dabei wurden 27 «Eisbader» und 10 weitere Probanden vor und nach der Kälteexpostion untersucht.

Dabei fanden sich die deutlichsten Veränderungen in einem Absinken der Harnsäurekonzentration. Die Verringerung des Harnsäurespiegels war eng an die Temperatur gebunden. Den höchsten Harnsäureverlust hatten ganz offensichtlich die Eisbader. Der hohe Harnsäureverlust erreichte bei den Eisbadern ein Mehrfaches des normalen Harnsäureumsatzes (turnover) und konnte nicht durch erhöhte renale oder extrarenale Verluste erklärt werden.

Erklärung für dieses Phänomen:
Harnsäure ist ein Antioxidans bzw. Radikalfänger. Wird nun verstärkt Harnsäure «verbraucht», kann dies im Grunde nur bedeuten, daß bei einer Kälteanwendung sich verstärkt freie Radikale bilden, die wiederum von der Plasmaharnsäure abgefangen werden.

Anhand der Forschungsergebnisse liegt daher die Vermutung nahe, daß in der Muskulatur vermehrt freie Radikale während der Kälteexposition gebildet werden. Der Grund liegt in einer verstärkten Stoffwechselleistung der Muskulatur, die im Rahmen der Thermoregulation zur Wärmeproduktion benötigt wird.

Wichtig ist in diesem Zusammenhang eine Feststellung: Es konnten keinerlei Schädigungen der Skelettmuskulatur oder andere Organschäden entdeckt werden.

Die vermehrte Freisetzung von Sauerstoffradikalen während einer Kälteanwendung ist vom Körper offensichtlich über die körpereigenen antioxidativen Systeme zu beherrschen.

Zusammenfassung

Jedes Leben reagiert auf Umweltreize mit einer angemessenen Antwort. Die Antwort des Körpers auf eine dosiert provozierte Freisetzung von freien Sauerstoffradikalen über die Applikation von milden bis starken Kaltreizen ist die Stärkung antioxidativer Mechanismen. Ein gut trainiertes antioxidatives System kann nicht hoch genug eingeschätzt werden (z.B. Schutz d. Zellmembran).

7 Postoperative Kryotherapie

7.1 Klinische Studien zur Wirkung der postoperativen Kryotherapie

Die schon seit frühester Zeit beschriebene Eisbehandlung sowohl vor als auch nach Operationen findet nach vorübergehender Verdrängung durch die Entwicklung der Lokalanästhetika, Analgetika und Antiphlogistika heute wieder zunehmende klinische Anwendung und stößt auch auf erneutes wissenschaftliches Interesse.

So ist die kontrollierte Hypothermie bei Herzoperationen heute nicht mehr aus der Herzchirurgie fortzudenken, und der Transport von Transplantationsorganen ohne Kühlbehälter ist undenkbar. In beiden Fällen macht man sich die oben beschriebene Reduktion der Stoffwechselgeschwindigkeit bei Temperaturerniedrigung zunutze.

Auch bei frischen Verbrennungen ist die sofortige Kühlung mit kaltem Wasser über einen längeren Zeitraum das Mittel der Wahl zur Schmerzbekämpfung, zur Senkung der erhöhten Gewebetemperatur und zur Eindämmung der Gewebeschäden.

In vielen Kliniken ist die Kältetherapie nach Extremitäteneingriffen (vor allem an Schulter-, Knie- und Sprunggelenk) heute schon fester Bestandteil des Behandlungskonzeptes. Im Folgenden sollen daher die Ergebnisse neuerer klinischer Studien zur lokalen postoperativen Kältetherapie dargestellt und diskutiert werden.

Swanson et al. (122) haben bei 78 Patienten eine 45minütige präoperative Kältebehandlung des gesamten Armes durchgeführt, bei der die intramuskuläre Temperatur um 12,9° C abfiel. Bei vier dieser Patienten und bei einem Patienten, der keine Hypothermiebehandlung erhalten hatte, wurden nach zweieinhalbstündiger Blutsperre zusätzlich Muskelbiopsien entnommen. Nur in letzterer wurden bei der elektronenmikroskopischen Untersuchnung ischämiebedingte Zellschäden festgestellt. Die Autoren stellten fest, daß postoperative Komplikationen bzw. Beschwerden, wie starke Schmerzen oder Schwellungen, Sensibilitätsstörungen, Lähmungen und Erfrierungen retrospektiv nicht gefunden wurden. Ohne eine Kontrollgruppe untersucht zu haben folgerten sie daraus, daß die Kältebehandlung eine Verlängerung der Blutsperrendauer erlaubt, ohne das vermehrte Auftreten von postoperativen Komplikationen befürchten zu müssen. Diese Untersuchung läßt daher lediglich vermuten, daß die Kältetherapie positive Auswirkungen auf das Ausmaß der Schädigung durch die Blutsperre gehabt hat.

Ebenfalls vor operativen Eingriffen an der Hand bzw. am Unterarm untersuchten Ikemoto et al. (62) den Einfluß einer 20minütigen Kühlung mit Eiswasser vor

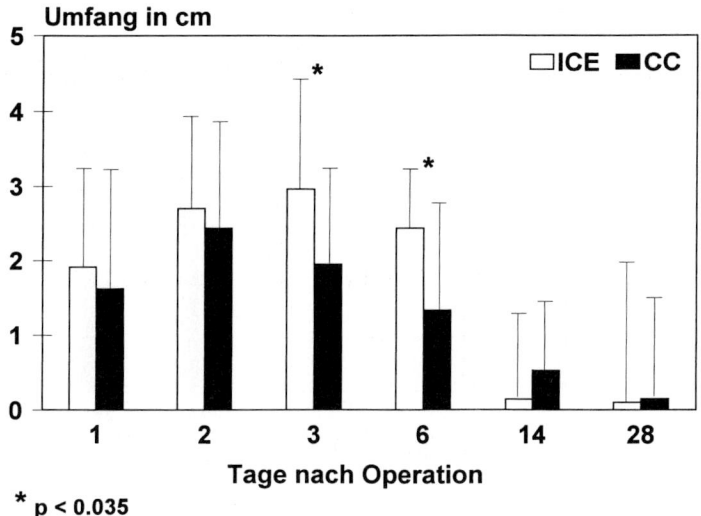

Abb. 24: Kniegelenkumfang bei Kältetherapie mit Eisbeutel (ICE) versus Cryo/Cuff (CC).

Anlage der Blutsperre auf die Serumkonzentration von Myoglobin. Im Vergleich zur Kontrollgruppe waren die Blutspiegel noch nach 24 Stunden signifikant erniedrigt. Daraus folgern die Autoren, daß die Muskelschädigung durch die vorausgegangene Kältebehandlung verringert wurde.

Esch und Mitarbeiter (34) untersuchten in einer prospektiven randomisierten Studie bei 66 Patienten nach operativer Versorgung frischer Außenbandrupturen das Schwellungsvolumen am oberen Sprunggelenk. Verglichen wurde die Gabe eines entzündungshemmenden Medikamentes mit einer Kontrollgruppe, die Placebo erhielt und einer Gruppe, die mit Eis behandelt wurde. Die Volumenbestimmung zeigte eine erheblich geringere Schwellung bis zum dritten postoperativen Tag bei lokaler Eisanwendung im Vergleich zur Kontrollgruppe, die nur ein Placebo erhielt. Die Unterschiede betrugen bis zu 57%. Unverständlicherweise zogen die Autoren aus ihren Ergebnissen jedoch den Schluß, daß eine lokale Eisanwendung den Schwellungsverlauf nicht nennenswert beeinflußt.

In einer prospektiv randomisierten Studie verglichen Schröder und Pässler (113) postoperativ bei 44 Patienten nach vorderer Kreuzbandrekonstruktion mit Patellasehnentransplantat den Einfluß einer kontinuierlichen langfristigen kombinierten Kälte- und Kompressionsbehandlung mit einer konventionellen Eisbehandlung.

Dabei wurden das Ausmaß der postoperativen Schwellung des Kniegelenks, die Zunahme des Bewegungsumfanges, das subjektive Schmerzempfinden, der Schmerzmittelverbrauch und das Rehabilitationsergebnis nach vorderem Kreuzbandersatz quantitativ erfaßt. Die Untersuchungsgruppe wurde noch im Operationssaal mit dem Cryo/Cuff-System versorgt, die Kontrollgruppe erhielt mehrmals täglich einen Eisbeutel. Beide Gruppen wurden frühfunktionell nachbehandelt und durften das operierte Bein sofort schmerzabhängig bewegen und belasten.

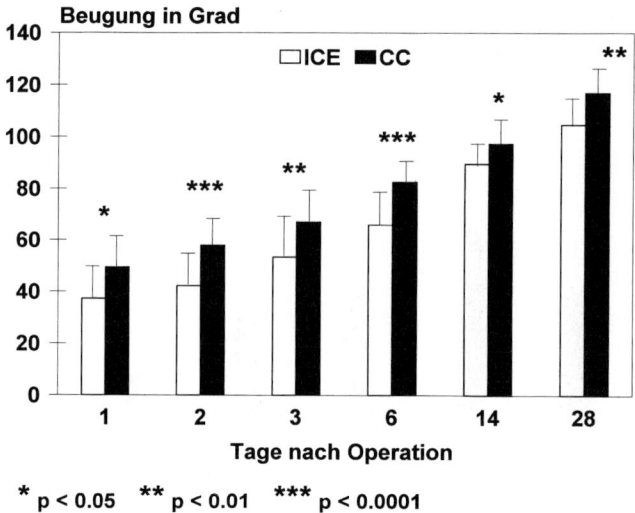

Abb. 25: Bewegungsumfang (Flexion) bei Kältetherapie mit Eisbeutel (ICE) versus Cryo/ Cuff (CC).

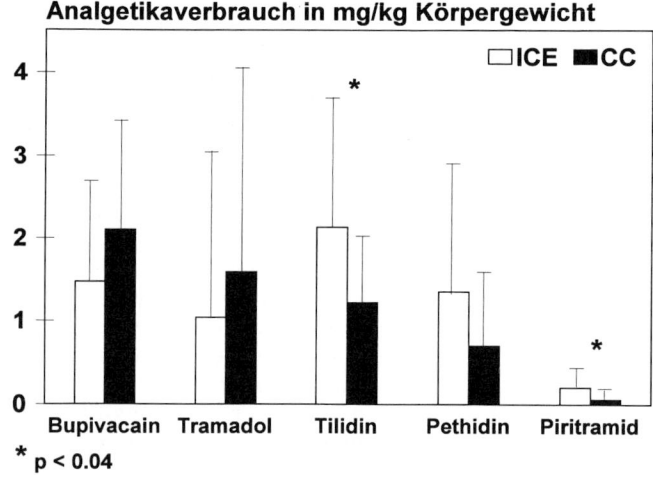

Abb. 26: Schmerzmittelverbrauch bei Kältetherapie mit Eisbeutel (ICE) versus Cryo/Cuff (CC).

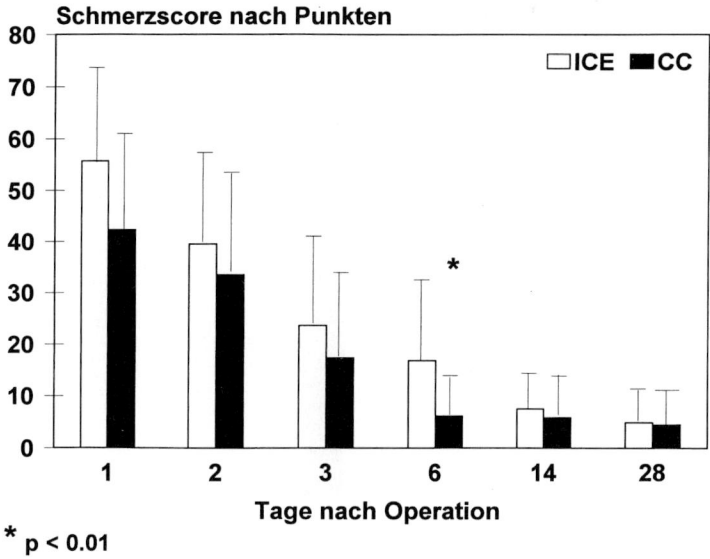

Abb. 27: Retrospektiver Schmerzscore, gemessen mit visueller Analogskala (VAS). Eisbeutel (ICE) versus Cryo/Cuff (CC).

Die Cryo/Cuff-Gruppe wies einen signifikant geringeren Kniegelenkumfang auf (**Abb. 24**). Gleichzeitig wurde ein ebenfalls signifikant bis hochsignifikant um bis zu 17° gesteigerter Bewegungsumfang bis zum 28. Tag nach Operation beobachtet (**Abb. 25**). Dabei war der Schmerzmittelverbrauch bei einigen Medikamenten signifikant reduziert (**Abb. 26**), und der retrospektive Schmerzscore lag an allen Untersuchungstagen unter dem der Kontrollgruppe. Gerade in der Phase zunehmender Mobilität des Patienten und intensivierter Krankengymnastik am 6. Tag nach Operation war der Unterschied signifikant (**Abb. 27**). Bei einer Nachuntersuchung nach drei Monaten war der funktionelle Kniescore der Untersuchungsgruppe signifikant höher als in der Kontrollgruppe (**Abb. 28**).
Die Ergebnisse der aufgeführten klinischen Untersuchungen stehen im Einklang mit den bereits an anderer Stelle (siehe Stoffwechsel) erwähnten Resultaten aus den tierexperimentellen Studien von Irving und Noakes (63) und Wright et al. (135), die ebenso eine Reduktion des Gewebeschadens und der Ödementwicklung nach einer posttraumatischen Kältetherapie beobachteten.

Die Bedeutung dieser Ergebnisse im klinischen Alltag verdeutlicht eine Studie von Spencer et al. (118). Wie sie zeigen konnten, führt ein Kniegelenkerguß bereits bei Überschreiten einer Schwelle von 20 bis 30 ml zu einer Hemmung der Reflexantwort des M. vastus medialis, bei Erreichen von 50 bis 60 ml erfolgt auch eine Hemmung des M. rectus femoris und des M. vastus lateralis. Die Reflexantwort wird auf 55% beim M. vastus medialis, 69% beim M. rectus femoris und 65% beim M. vastus lateralis reduziert. Ein weiterer Rückgang um 18 bis 37% des Kontrollwertes wurde bei einer Wiederholungsmessung nach 20

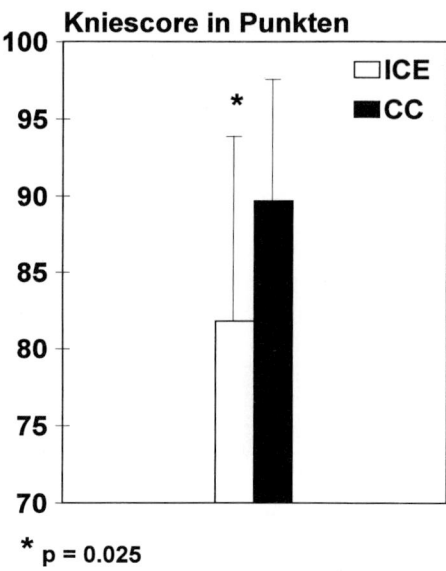

* p = 0.025

Abb. 28: Kniescore 12 Wochen nach Operation. Eisbeutel (ICE) versus Cryo/Cuff (CC).

Minuten beobachtet. Nach intraartikulärer Injektion eines Lokalanästhetikums dagegen trat keine Abschwächung der Reflexantwort auf.

Die Untersucher zogen daraus den Schluß, daß ein Kniegelenkerguß durch Druck- bzw. Dehnungsreize, die über intrakapsuläre Rezeptoren vermittelt werden, die Reflexantwort insbesondere des M. vastus medialis hemmt und damit eine Quadrizepsatrophie verursacht. Ein länger bestehender Kniegelenkerguß wirkt sich nach diesen Ergebnissen durch die zunehmende Hemmung besonders nachteilig aus, selbst wenn das Ergußvolumen geringer ist, und kann eine Muskelatrophie begünstigen (138).

Diese Ergebnisse unterstreichen die Bedeutung, die der Reduktion postoperativer bzw. posttraumatischer Hämatome, Ödeme oder eines Hämarthros durch Eis, Kompression und Elevation im Hinblick auf eine rasche Mobilisation zukommt.

Ein Erguß oder eine ödematöse Schwellung als Folge der Entzündungsreaktion nach einem Eingriff führen durch die damit verbundenen Schmerzen zwangsläufig zu einem entsprechenden Schmerzmittelverbrauch.

Den Einfluß einer Langzeitkältetherapie auf den Analgetikaverbrauch nach Kreuzbandrekonstruktion untersuchten Cohn et al. (23) in einer prospektiven randomisierten Studie an 54 Patienten. In der Untersuchungsgruppe wurde das operierte Knie unmittelbar nach Operation ohne Unterbrechung über 4 Tage gekühlt. Das verwendete Kühlsystem (Hot/Ice Thermal Blanket) ermöglichte eine konstante Kühltemperatur von 10° C. Die Kontrollgruppe erhielt postoperativ einmal für 30 Minuten einen Eisbeutel. Als Schmerzmittel wurden systemisch Demerol und oral Vistaril bzw. Vicodin gegeben. Die Autoren fanden unter der Kältetherapie einen um 53% verringerten Demerolverbrauch (p < 0,01) sowie eine Reduktion des Vistarilverbrauchs um 67% (p < 0,01). Lediglich der Vicodinverbrauch war nichtsignifikant um 15% erhöht. Von den 25 Patienten, die die Kältetherapie erhielten, gaben 23 deutlich vermehrte Schmerzen an, wenn die Kühlung beim Verlassen des Bettes ausgeschaltet werden mußte oder wenn das Kühlsystem ausfiel. Wie die Schmerzintensität erfragt bzw. erfaßt wurde wird allerdings nicht ausgeführt.

Mit dem gleichen Kühlsystem und Temperaturen zwischen 6 und 9° C arbeiteten auch Münst et al. (95). Sie verglichen eine Kälteanwendung bei 10 Patienten nach sehr unterschiedlichen Knieoperationen mit einer Kontrollgruppe, die keine derartige Therapie erhielt. Die Kühldauer betrug hier 48 Stunden, begann jedoch erst mit der Rückkehr des Patienten auf die Station. Als Analgetika wurden Buprenorphin, Tramadol und Pentazocin verwendet, die intramuskulär appliziert wurden. Zur Schmerzmessung diente eine fünfstufige Skala. Die Untersucher berichten über einen um 70 bis 80% reduzierten Schmerzmittelverbrauch und geringere Schmerzen bei Anwendung des Kühlsystems, ohne jedoch Angaben über die Signifikanz ihrer Beobachtungen zu machen. Obwohl nur eine qualitative Beurteilung des Schwellungszustandes vorgenommen wurde, sprechen die Verfasser von einer deutlich geringereren Kniegelenkschwellung bei Kältebehandlung im Vergleich zur Kontrollgruppe.

Die in den Studien von Cohn et al. und Münst et al. erzielten hohen Schmerzmitteleinsparungen von 50 bis 80% lassen sich leicht dadurch erklären, daß in beiden Untersuchungen das Kontrollkollektiv keine oder nur eine kurzzeitige Kältetherapie erhielt. Diese Arbeiten belegen daher die Wirksamkeit einer mehrtägigen Kältetherapie zur Schmerzreduktion bzw. die Unwirksamkeit einer einmaligen kurzfristigen Kälteanwendung.

Unsere eigenen Ergebnisse (siehe oben) werden in einer neuen Studie von Shelbourne et al. (115) bestätigt. Diese Arbeitsgruppe kommt ebenfalls zu dem Ergebnis, daß eine kombinierten Kälte- und Kompressionsbehandlung nach vorderer Kreuzbandrekonstruktion mit Patellasehnentransplantat den Schmerzmittelverbrauch signifikant reduziert. In der nicht randomisierten Studie wurden nacheinander vier Gruppen von je 100 Patienten untersucht, von denen die erste Gruppe postoperativ mit Eisbeuteln, die zweite mit dem Cryo/Cuff, die dritte mit dem Hot/Ice Thermal Blanket und die vierte mit dem Cryo/Cuff behandelt wurden. Die Patienten der Gruppe 2 (Cryo/Cuff) benötigten signifikant weniger injizierbare (p = 0,021) und orale (p = 0,005) Schmerzmittel als die der Gruppe 1 (Eisbeutel). Im Vergleich der Gruppe 4 (Cryo/Cuff) mit der Gruppe 3 (Hot/Ice) war ein Trend zu verringertem Schmerzmittelverbrauch erkennbar.

An dieser Stelle müssen die zahlreichen negativen Auswirkungen des Schmerzgeschehens auf die Rekonvaleszenz nach einer Operation kurz aufgeführt werden. Schmerz hat eine lokale Tonussteigerung der Skelettmuskulatur und eine Vasokonstriktion zur Folge, wodurch die Sauerstoffbilanz im entzündeten Gewebe weiter verschlechtert wird. Gleichzeitig führt die vegetative Reaktion über die Ausschüttung von Streßhormonen zur generalisierten Vasokonstriktion, zum Anstieg von Herzfrequenz, Schlagvolumen und Atemfrequenz, während Peristaltik und Durchblutung des Gastrointestinaltraktes abnehmen. Der verringerte Blutfluß steigert das Thromboserisiko, der erhöhte periphere Widerstand belastet das Herz und verschlechtert die Sauerstoffbilanz des Organismus weiter.

Die Streßhormone bewirken einen katabolen Stoffwechsel mit Proteinabbau und negativer Stickstoffbilanz sowie eine Schwächung des Immunsystems. Hinzu kommen schmerzbedingte Schlafstörungen (52).

Abgesehen vom Schmerz selbst haben auch die zur Schmerzbekämpfung eingesetzten Opiate und Lokalanästhetika negative Auswirkungen. So steigt deren Nebenwirkungsrate mit der applizierten Dosis an. Opiate können Übelkeit und Erbrechen verursachen und wirken stark sedierend, während die Gabe von Lokalanästhetika über einen Periduralkatheter neben Blasenentleerungsstörungen vorübergehende sensible und motorische Ausfälle nach sich ziehen kann (42, 52).

Zusammenfassend kann gesagt werden, das sowohl der Schmerz als auch die Nebenwirkungen der medikamentösen Schmerztherapie zu einer verzögerten Mobilisation des Patienten führen können.

Nachdem in einer eigenen Studie (113) gezeigt werden konnte, daß eine postoperative Langzeitkältetherapie zu einem gesteigerten Bewegungsumfang und einem besseren Rehabilitationergebnis führt, erscheint es erforderlich, die in der Literatur beschriebenen Auswirkungen einer Ruhigstellung von Gelenken denen einer frühzeitigen Bewegung gegenüberzustellen, um den Nutzen der Kältetherapie für den Patienten zu verdeutlichen.

Die nachteiligen Folgen einer kurzfristigen Ruhigstellung von Gelenken sind bereits lange bekannt. So untersuchte Troyer (130) am Kaninchenknie die Auswirkungen einer Immobilisation auf den Gelenkknorpel. Er fand bereits nach zwei Tagen histologisch degenerative Knorpelveränderungen im Bereich der Kontaktflächen.

Ebenso ungünstig wirkte sich eine mehrwöchige Ruhigstellung auf die Wundheilung aus. Unter Bewegung war die mechanische Belastbarkeit des Narbengewebes höher, und die Kollagenstruktur ähnelte mehr der von normalem Gewebe (132). Jede Einschränkung der Bewegung zieht als Folge eines geänderten Stoffwechsels durch den Fortfall bzw. die Reduktion physiologischer Reize biomechanische Veränderungen nach sich, die zu funktionellen Beeinträchtigungen führen. Die anschließende Rehabilitation erfordert dann ein Vielfaches der Zeit, die ausreichte, den Schaden zu setzen (3). Ein gesteigerter Bewegungsumfang trägt somit zur Vermeidung von Immobilisationsschäden im Bereich von Knorpel, Knochen und Bindegewebe bei.

Von Shelbourne und Mitarbeitern (116) wurde der Nachweis geführt, daß die frühzeitige Erreichung der vollen Streckung im Rahmen einer beschleunigten Mobilisation nach Kreuzbandersatz zu einer Abnahme der Arthrofibrosehäufigkeit führt. Ebenso wurde vom gleichen Autor bei verzögerter Mobilisation ein unmittelbar nach Operation entstandenes Streckdefizit von 3 bis 5° noch nach Ablauf von 2 Jahren nachgewiesen. Gleichzeitig war bis zu 3 Monate nach Operation die Beugung gegenüber der Kontrollgruppe reduziert (114). Vergleichbare Ergebnisse werden auch von Noyes (98) berichtet.

ODriscoll et al. (99) untersuchten den Einfluß von kontinuierlicher passiver Gelenkbewegung (CPM) auf die Resorption eines künstlich erzeugten und radioaktiv markierten Hämarthros im Tierversuch am Kaninchenknie. Das linke Knie wurde sieben Tage im Gips ruhiggestellt, das rechte dagegen im gleichen Zeitraum auf einer Bewegungsschiene zwischen 40° und 110° bewegt. Nach drei Tagen konnte in den CPM-Knien kein Erguß mehr festgestellt werden. Im

Gegensatz dazu wurde in den immobilisierten Knien noch nach sieben Tagen ein blutiger Erguß nachgewiesen. Die Clearance war unter CPM mehr als doppelt so hoch wie unter Immobilisation, wobei die größten Unterschiede in den ersten 48 Stunden auftraten. Außerdem wurden radioaktiv markierte Erythrozyten im Körperkreislauf sowie in Milz, Leber und Niere nachgewiesen.

Die Autoren folgern aus diesen Ergebnissen, daß die Erythrozyten nicht in der Synovia phagozytiert werden, sondern durch die Synovialmembran diffundieren. Die durch die Bewegung verursachten sinusförmigen intraartikulären Druckschwankungen fördern ihrer Meinung nach diese Passage von Erythrozyten durch die Synovialmembran im Sinne eines mechanischen Pumpeffektes. Gleichzeitig unterstützt die verbesserte Durchblutung die Resorption von flüssigen Bestandteilen.

Da die intraartikuläre Druckänderung durch die zusätzliche Muskelaktivität unter Belastung (z.B. beim Gehen) zwangsläufig größer sein muß als bei passiver Gelenkbewegung, ist anzunehmen, daß aktive Bewegung in noch stärkerem Maße als passive die Resorption eines Hämarthros beschleunigt bzw. dessen Auftreten verhindert.

Experimentelle Untersuchungen von Gardner et al. (45) unterstützen dies. Sie zeigen, daß die Gewichtsbelastung des Fußes den venösen Rückfluß erheblich verbessert. Die Abflachung des Fußgewölbes führt über die Entleerung der Venae comitantes der Arteria plantaris lateralis zu einem beschleunigten venösen Abfluß selbst bei Anlage eines Unterschenkeltourniquets mit einem Druck von 100 mm Hg. Außerdem kommt es ca. 20 Sekunden lang zu einer Durchblutungssteigerung in der Arteria poplitea von über 90%. Die Autoren gehen davon aus, daß diese durch die Freisetzung von EDRF (endothelial derived relaxing factor) bei plötzlichen Druckänderungen des Gefäßendothels (Scherkräfte) verursacht wird.

Die Bedeutung einer frühzeitigen Mobilisation unterstreichen auch die folgenden Ergebnisse. Danner und Bernett (27) untersuchten retrospektiv bei 3656 Patienten die Häufigkeit von Phlebothrombosen nach konservativ und operativ behandelten Kniegelenkverletzungen. Sie fanden heraus, daß 63 Prozent der tiefen Beinvenenthrombosen bei Patienten auftraten, die mindestens zehn Tage teilweise oder vollständig immobilisiert waren. Keiner der betroffenen Patienten durfte sein Bein in dieser Zeit belasten. Nach operativer Behandlung wurden 78 Prozent der Thrombosen beobachtet, dabei war das Thromboserisiko exponentiell von der Dauer der Blutsperre abhängig. Die Thrombosen waren zu 85 Prozent im Bereich des Unterschenkels lokalisiert. Aufgrund dieser Erkenntnisse fordern die Autoren die weitgehende Verkürzung der Immobilisationszeiten.

Die vorliegenden Untersuchungen belegen ausnahmslos, daß die frühzeitige postoperative Bewegung und Vollbelastung in Verbindung mit dem beschleunigten Wiedererreichen des normalen Bewegungsumfanges entscheidend zum Rehabilitationserfolg beitragen.

7.2   Wirkung von Kompression und Hochlagerung

Bislang war nur von der postoperativen Kältetherapie die Rede. Dabei wurde bewußt außer acht gelassen, daß diese im klinischen Alltag häufig mit einer Kompressionsbehandlung und einer Hochlagerung (Elevation) der betroffenen Extremität verbunden wird, die im Englischen auch mit der Abkürzung **RICE** für Rest, Ice, Compression, Elevation bezeichnet wird. Die entsprechende deutsche Abkürzung **PECH** (Pause, Eis, Compression, Hochlagerung) beschreibt darüberhinaus treffend die Situation des Patienten.

An dieser Stelle muß daher zunächst auf die physiologischen Effekte von Kompression und Elevation eingegangen werden.

Nach Anlegen einer Kompression am Unterschenkel wird mit steigendem Druck ein Rückgang der Durchblutung beobachtet, der bei 30 bis 40 mmHg etwa 50 bis 60% im subkutanen und 25 bis 40% im Muskelgewebe beträgt. In dem genannten Druckbereich erreicht auch die kompensatorische Vasodilatation der Arteriolen ihr Maximum (97). Die externe Drucksteigerung behindert durch die Kompression des darunterliegenden Gewebes den Flüssigkeitseinstrom ins Gewebe und wirkt so der Ödembildung entgegen (76).

In gleicher Weise bewirkt eine Hochlagerung durch die Senkung des hydrostatischen Drucks eine verringerte Ödembildung. Die Abnahme der Durchblutung ist bei Elevation geringer ausgeprägt als bei Kompression und setzt aufgrund der Autoregulation erst bei einer Abnahme des lokalen arteriellen Drucks um mehr als 30 mm Hg ein (96).

Matsen und Krugmire (89) untersuchten im Tierversuch den Einfluß einer konstanten bzw. intermittierenden Kompressionsbehandlung von 65 und 90 Stunden Dauer auf die Schwellung nach einer Fraktur. Die Behandlung setzte in einer Gruppe erst mit vierstündiger Verspätung ein, in den übrigen Gruppen sofort. Die Untersucher stellten fest, daß die Volumenzunahme der komprimierten Extremität um so geringer ausfiel, je früher die Behandlung einsetzte und je länger sie fortgesetzt wurde. Dabei fiel ihnen ein starker Reboundeffekt nach Abbruch der Kompression auf, der dazu führte, daß nach Ablauf von 24 Stunden keine signifikanten Unterschiede mehr feststellbar waren. Den geringsten Einfluß auf die Schwellungszunahme hatte die intermittierende Kompression.

Im Rahmen von klinischen Studien konnten diese Ergebnisse bestätigt werden. Gardner et al. (45) untersuchten an 38 Patienten postoperativ den Einfluß einer intermittierenden Kompression des Fußgewölbes auf die Schwellung des operierten Beines. Dabei stellten sie einen signifikanten Rückgang der Schwellung während der Kompressionsbehandlung fest. Nach Abbruch kam es zu einem ausgeprägten Reboundeffekt. Bei einer Gruppe von Patienten mit Tibiafrakturen bestimmten die Autoren zusätzlich den Kompartmentdruck. Auch hier zeigte sich eine deutliches Absinken unter der Behandlung.

Von Hazarika (56) wurden im Rahmen einer randomisierten prospektiven Studie die Auswirkungen einer mehrtägigen Kompressionsbehandlung der Hand beschrieben. Dabei wurde unmittelbar nach Operation für zwei bis sechs Tage ein transparenter Handschuh angelegt, in dem von einer elektrischen Pumpe intermittierend ein Druck von 30 bis 80 mmHg erzeugt wurde. Die Höhe des Drucks konnte der Patient selbst einstellen. Die Bestimmung des Handvolumens am siebten postoperativen Tag ergab eine hochsignifikant ($p = 0,001$) reduzierte

Schwellung unter dieser Behandlung. Außerdem wurden weniger Hämatome, ein niedrigerer Schmerzmittelverbrauch und eine schnellere Wiederherstellung der Funktion beobachtet. Die Höhe des gewählten Drucks hatte keinen Einfluß auf das Ergebnis.

Zu ähnlichen Resultaten führte bei Airaksinen et al. (2) eine einmal täglich für 30 Minuten über einen Zeitraum von fünf Tagen vorgenommene intermittierende Kompressionsbehandlung des Sprunggelenkes. Die Autoren fanden einen signifikanten Rückgang von Schwellung und Schmerzen bei gleichzeitig signifikant gesteigertem Bewegungsumfang bis zu vier Wochen nach Sprunggelenkdistorsion.

Eigene Untersuchungen (113) und die Studie von Shelbourne (115) belegen darüberhinaus die Vorteile einer kombinierten Kälte- und Kompressionsbehandlung gegenüber einer alleinigen Kälte- oder Kompressionstherapie. Die ausschließliche Anwendung von Kompressionsverbänden führt durch die isolierende Wirkung des Verbandsmateriales zwangsläufig zu einem Wärmestau zwischen Verband und Haut. Die dadurch bewirkte Temperaturerhöhung in den darunterliegenden Weichteilen hat nachteilige Folgen für den Heilungsprozeß.

Die Studie von Sloan et al. (117) bestätigt den synergistischen Effekt einer gleichzeitigen Kälte- und Kompressionsbehandlung. Nach Injektion von Bradykinin und Prostaglandin E_2 in den Unterarm freiwilliger Versuchspersonen folgte entweder eine sofortige Kühlung oder eine Kompression oder eine Kombination beider Behandlungen über 40 Minuten. Der stärkste Rückgang der Schwellung wurde 60 Minuten nach Therapiebeginn bei einer Kühltemperatur von 15–20° C bei gleichzeitiger Kompression mit 30 mmHg beobachtet ($p < 0,05$).

In Verbindung mit der Tatsache, daß eine erneute Schwellungszunahme im Sinne eines Reboundeffektes sowohl nach Abbruch einer Kälteanwendung (37, 90) oder einer Kompressionsbehandlung (45, 89) als auch einer kombinierten Therapie (105) zu beobachten ist, legt dies den Schluß nahe, daß eine Kompressionsbehandlung vor allem in Kombination mit einer gleichzeitigen Kälteanwendung erheblich zur Schwellungsreduktion beiträgt.

Zusammenfassung

- Die kontinuierliche langfristige postoperative Kältetherapie führt, vor allem in Kombination mit einer Kompressionsbehandlung und Hochlagerung, zur Reduktion der durch Ödem bzw. Ergußbildung verursachten Schwellung.
- Diese Schwellungsreduktion bewirkt über die Abnahme der Schmerzintensität einen reduzierten Schmerzmittelverbrauch und trägt gleichzeitig über eine verringerte Hemmung der Muskelaktivität wesentlich zur beschleunigten Wiedergewinnung des normalen Bewegungsumfanges und der normalen Funktion bei.
- Beim frühzeitigen Abbruch der Behandlung kommt es zum Reboundeffekt.
- Die frühzeitige Mobilisation beugt der Entstehung von Thrombosen und Embolien vor.

7.3   Dauer der postoperativen Kältetherapie

Die Häufigkeit der Einzelanwendungen und die Gesamtdauer der postoperativen Kältebehandlung ist abhängig von der Wahl des Kühlmediums.

Bei direkter Eisanwendung auf der Haut besteht immer die Gefahr einer zu starken Abkühlung mit der Konsequenz von Gewebe- bzw. Nervenschäden, wenn die Behandlung nicht rechtzeitig unterbrochen wird. Da nach 30- bis 45minütiger direkter Kühlung mit einem Eisbeutel an unterschiedlichen Körperpartien Hauttemperaturen zwischen 11° C und 17° C gemessen wurden (83, 100, 109, 127) und da die Abkühlung tieferer Gewebeschichten verzögert erfolgt (1, 55, 66), erscheint eine Eisbehandlung unter 30 Minuten wenig sinnvoll, da hierbei keine ausreichende therapeutische Wirkung erzielt wird (76, 117). Andererseits wurden bereits nach 20 Minuten Behandlung mit einem Eisbeutel reversible Nervenlähmungen beobachtet (siehe: Kontraindikationen und Risiken der lokalen Kälteanwendung). Daher sollte von jeder direkten Eisanwendung im Rahmen einer Langzeitkältebehandlung unbedingt abgesehen werden.

Eine kontinuierliche Kühlung ist auch mit Eisbeuteln oder Kältepackungen möglich, wenn diese nicht direkt mit der Haut in Berührung kommen, sondern über einem Handtuch oder einem Verband aufgelegt werden.

Zu empfehlen ist vor allem die Kombination von Kompressionsverband, Hochlagerung und Kühlung (113, 117), wie sie auch in der Akuttherapie bei Sportverletzungen üblich ist (69, 71, 76, 103), um der Entstehung von postoperativen Hämatomen und einem Hämarthros entgegenzuwirken.

Bei Verwendung spezieller Kühlsysteme, wie z.B. Cryo/Cuff oder Artrocool, ist eine ununterbrochene Langzeittherapie möglich, da die Hauttemperatur keine Werte erreicht, bei denen die Gefahr von Erfrierungen oder Nervenschädigungen besteht (siehe: Kontraindikationen und Risiken der lokalen Kälteanwendung). So liegt die durchschnittliche Hauttemperatur beim Cryo/Cuff zwischen 10° and 15° C, und beim Artrotherm ist die Kühltemperatur frei wählbar.

Die Dauer der kontinuierlichen Langzeitkältebehandlung richtet sich nach der Schwere des operativen Eingriffs und dem individuellen Heilungsverlauf beim jeweiligen Patienten. Grundsätzlich empfiehlt es sich, die Therapie unmittelbar nach Beendigung der Operation noch im OP zu beginnen und bis zum dauerhaften Rückgang der Entzündungszeichen (Schwellung, Schmerz, Überwärmung) fortzusetzen, d.h. mindestens 3 bis 6 Tage nach Operation. Parallel dazu ist eine tägliche Lymphdrainagebehandlung (39) in Verbindung mit Interferenzstromanwendung sinnvoll.

Nach dieser akuten Phase kann die Kältetherapie dann als intermittierende Behandlung vor, während und nach der Physiotherapie erfolgen und durch Anwendung milder Wärme zur Verbesserung des Lymphabflusses ergänzt werden.

Die einzelne Anwendung bei der intermittierenden Behandlung sollte 30 bis 60 Minuten dauern und zunächst im Abstand von ein bis zwei Stunden wiederholt werden (76). In Abhängigkeit vom Heilverlauf kann die Zahl der Kälteanwendungen dann weiter reduziert werden.

Bei erneutem Auftreten von Reizzuständen, z.B. im Verlauf der Rehabilitation oder bei Wiederaufnahme des sportlichen Trainings, kann eine erneute Kältetherapie in Verbindung mit Wärmeanwendungen und anderen physiotherapeutischen Maßnahmen erforderlich werden (71).

Zusammenfassung

Eisbeutel oder Kältepacks sollten niemals direkt auf die Haut gelegt werden.
Sicherer ist die indirekte Anwendung über einem Verband oder Handtuch.

Besser geeignet sind spezielle Kühlsysteme, bei denen keine Gefahr von Erfrierungen oder Nervenschädigungen besteht.

Die kontinuierliche Langzeitkältebehandlung sollte bis zum dauerhaften Rückgang der Entzündungszeichen (Schwellung, Schmerz, Überwärmung) fortgesetzt werden, d.h. mindestens 3 bis 6 Tage nach Operation.

Bei intermittierenden Kälteanwendungen sollte die einzelne Behandlung 30 bis 60 Minuten dauern und alle 1–2 Stunden wiederholt werden.

8 Präoperative Kältetherapie

Die lokale Kälteanwendung vor Operationen ist in den Anfängen der Medizin wahrscheinlich weiter verbreitet gewesen als die Kühlung nach Verletzungen oder Eingriffen. Allerdings machte man sich dabei ausschließlich den anästhesierenden Effekt des Eises zunutze und war daher bemüht, möglichst tiefe Temperaturen zu erreichen (4, 6, 8, 9, 44, 46, 82, 106).

Neuere Untersuchungen zeigen, daß eine präoperative Kälteanwendung ebenso wie eine postoperative den Hypoxieschaden reduziert (62, 63, 122).
Ikemoto et al. (62) kühlten vor Operationen an Hand und Unterarm vor Anlage der Blutsperre 20 Minuten in Eiswasser. Die Muskeltemperatur fiel auf 21,8° C und betrug nach einer Op-Dauer von 77 Minuten 26,2° C. Swanson et al. (122) führten vor handchirurgischen Eingriffen in Blutleere eine 45minütige Kältebehandlung des Armes mit Eispacks durch, bei der ein intramuskulärer Temperaturabfall auf 20,1° C (Ausgangstemperatur 32,9° C) beobachtet wurde. Nach Öffnen der Blutsperre (Op-Dauer um 2,5 Stunden) wurde eine Muskeltemperatur von 25,5° C gemessen.
Diese klinischen Studien zeigen, daß bei Operationen in Blutleere durch präoperative Kälteanwendung eine intramuskuläre Temperaturerniedrigung über den gesamten Operationszeitraum erzielt wird. Allein die Blutsperre bewirkte in der Studie von Swanson et al. einen intramuskulären Temperaturabfall von 33° C auf 29,9° C.

Eigene Messungen (Schröder, Pässler) zeigen, daß schon durch die Spülflüssigkeit bei arthroskopischen Operationen die intraaartikuläre Temperatur herabgesetzt wird. Die verwendete Spülflüssigkeit hatte eine Temperatur von 19,5° C (Raumtemperatur 18,5° C). Messungen der intraartikulären Temperatur vor Auffüllen des Kniegelenks mit Spülflüssigkeit und nach Absaugen der Spülflüssigkeit nach Arthroskopie (Op-Dauer 17,5 Minuten) zeigten einen Temperaturabfall von 34,5° C auf 24,8° C. Selbst nach einer im Anschluß daran durchgeführten offenen vorderen Kreuzbandersatzplastik (Op-Dauer 1 Stunde) lag die intraartikuläre Temperatur erst zwischen 23 und 27,6° C.

Aufgrund der vorliegenden experimentellen und klinischen Studien ist anzunehmen, daß auch die präoperative bzw. intraoperative Kühlung bei Operationen wesentlich dazu beitragen kann, den durch die Operation bedingten Gewebeschaden in Grenzen zu halten und somit die Rehabilitation des Patienten zu beschleunigen.

9 Kontraindikationen und Risiken der Kälteanwendung

9.1 Kontraindikationen

Bei bestimmten Krankheiten führt die lokale Kälteanwendung zu einer Verschlimmerung des Krankheitsbildes und ist daher kontraindiziert. Hierzu zählen das Raynaud-Syndrom oder andere vasospastische Erkrankungen, Kälteüberempfindlichkeit (Kälteurtikaria, Kältehämoglobinurie, Kältepurpura, Kälteerythem), lokale Durchblutungsstörungen, wie sie bei arterieller Verschlußkrankheit, chronisch venöser Insuffizienz oder Diabetes mellitus auftreten, sowie neurologische Ausfälle und Polyneuropathien (76).
Keine Kälteanwendung auf offenen Wunden!
Eine relative Kontraindikation besteht bei koronarer Herzerkrankung und Herzinsuffizienz. Die lokale Kälteanwendung führt möglicherweise über eine Steigerung der Herzfrequenz und damit des myokardialen Sauerstoffverbrauches zu einer vermehrten kardialen Belastung (18, 50) und sollte daher in Abhängigkeit von der Schwere des Krankheitbildes nur mit äußerster Vorsicht angewandt werden.
Blutdruck- und EKG-Veränderungen unter Kryotherapie beim an chronischer Polyarthritis erkrankten älteren Menschen:
In diesem Abschnitt sollen einige Fragen zu Risiken angesprochen werden, die sich bei der Behandlung des älteren Patienten in der Praxis ergeben: Eine Frage, die sich bei der Behandlung des älteren Menschen häufig stellt, ist die Verträglichkeit der applizierten thermo- bzw. kryotherapeutischen Maßnahmen.
Es ist bekannt, daß der Organismus auf Kälte mit unerwünschten Reaktionen antworten kann – insbesondere der Kreislauf kann betroffen sein. Diese Nebenwirkungen hängen von der Stärke und der Dauer der lokalen bzw. Ganzkörper-Kälteapplikation ab. Des weiteren von der Stimulation der Reflexzonen (siehe oben), von gleichzeitig stattfindender physischer Anstrengung, einer entsprechenden Krankheitsbelastung (das Herz!) sowie dem Gebrauch (Mißbrauch) von Medikamenten und Genußmitteln.
In einer Studie von Jonderko und Mitarbeitern (67) wurden die Veränderungen bezüglich des EKG und des Blutdrucks untersucht. Das Ziel der Studie war die Feststellung des Einflusses von Kryotherapie auf das EKG und den Blutdruck bei der Behandlung von entzündlichen Gelenkerkrankungen.
1. Die Auswirkungen einer einzigen Kryotherapie:
Untersucht wurde die Wirkung einer einzigen Kaltgasapplikation (–160° C). Im Rahmen der Versuchsanordnung wurde bei 20 Patienten mit chronischer Polyarthritis (cP) im Alter von über 45 Jahren (45–80 Jahre) eine normale Eisbehandlung durchgeführt. Dabei wurden die Wirbelsäule und andere große Gelenke gekühlt. Eine EKG-Ableitung erfolgte vor der Kryobehandlung, unmittelbar nach und schließlich noch einmal 5 Min. später.

Der Einfluß auf den Blutdruck wurde bei 14 cP-Patienten untersucht. Die Blutdruckwerte wurden in Abständen von 30 Min. für die Dauer von 4 Stunden nach der Kryotherapie gemessen.

Ergebnisse: In der Gruppe, in welcher der unmittelbare Effekt einer einzigen Kaltgastherapie untersucht wurde, fanden sich in der Untersuchung vor der Kryotherapie:

2 Patienten mit im EKG typischen Infarktnarben,

1 Patient mit einer inkompletten Blockierung des rechten HIS-Bündels,

1 Patient mit einer supraventrikulären Extrasystole,

1 Patient mit einer ventrikulären Extrasystole.

Die Kaltgastherapie bewirkte keine negativen EKG-Veränderungen.

Bei keinem der Patienten trat ein Anfall von Stenokardie auf.

Bei 1 Patienten ist die supraventrikuläre und bei einem weiteren Patienten die ventrikuläre Extrasystole abgeklungen.

Im Zusammenhang mit der Kältetherapie wurde keine Blutdruckveränderung festgestellt!

2. Der Einfluß auf das EKG während einer dreiwöchigen Kryotherapie:

Untersucht wurden insgesamt 46 Kranke mit chronischer Polyarthritis (32 Frauen und 14 Männer) im Alter von 28–71 Jahren. Alle Teilnehmer wurden in zwei randomisierte Gruppen aufgeteilt. Die Identität beider Gruppen betraf die Aktivität wie auch die unmittelbaren Krankheitsfolgen, den kardiologischen Zustand wie auch die prozentuale Alters- und Geschlechtsstruktur. In einer der beiden Gruppen wurden während der 21tägigen Zeitabschnitte zuerst ausschließlich nichtsteroidale Antirheumatika (NSAR), dann NSAR und Kryotherapie (KT) und Bewegungstherapie (BT) und nachher NSAR und BT verordnet.

In der zweiten Therapiegruppe wurde die Therapie, ausgehend vom zweiten Zeitabschnitt, in umgekehrter Reihenfolge durchgeführt.

Von den NSAR wurden nur die appliziert, welche auch von den Patienten vor der Studie benutzt wurden.

Die Kryotherapie erfolgte durch Kaltgas oder Eisbeutel. Die Kälteträger wurden wechselweise angewendet und zwar so, daß alle drei Stunden mit einem Kälteträger gekühlt wurde. Daraus ergab sich das Schema von 2mal Kaltluft und 2mal Eisbeutel am Tag. Die Bewegungstherapie wurde bis zur Grenze der individuellen Toleranzgrenze intensiviert.

Ergebnisse: In der Gruppe, die einer 21tägigen Kryotherapie ausgesetzt war, gab es vergleichbare Ergebnisse, wie unter Punkt 1.

Die erlangten Daten weisen darauf hin, daß Kryotherapie – ohne eine gleichzeitige physische Anstrengung – vom Herz- und Kreislaufsystem, auch im hohen Alter und selbst bei einem anamnestisch erfaßten Herzinfarkt, gut verträglich ist.

Diskussion: Diese Untersuchung läßt allerdings einige Fragen offen:

Bekanntlich verändern sich nach kurzzeitiger Kälteapplikation der Blutdruck und die Atemfrequenz (Anstieg des Blutdrucks, Muskelmehrdurchblutung, Atmungssteigerung). Dies sind einige der bekannten Reaktionen des «cold-pressure-tests». Bei diesem Test wird eine Hand in Eiswasser getaucht. Wasser hat eine wesentlich höhere «Wärmeaufnahmekapazität» als Luft. Das bedeutet, die Wärmeentnahme mittels Wärmeleitung im Eiswasser (Dauer: 1 Minute) ist größer als der Wärmeverlust durch Konvektion nach Applikation kalter und trockener Luft.

Es ist sehr wahrscheinlich, daß für die Reflexbahnung das angenehme Empfinden bei der Applikation von extrem kalter trockener Luft im Gegensatz zu dem schmerzhaften Eintauchen der Hand in das Eiswasser eine wesentliche Bedeutung hat.

Fazit: Für ältere Patienten ist die Behandlung mit Kaltluft weniger belastend (s. o.) und sollte anderen Kälteträgern vorgezogen werden.

9.2   Erfrierungen

Die Gefahr von Erfrierungen besteht bei Eisanwendung direkt auf der Haut für mehr als eine Stunde oder bei Verwendung von industriellen Kältepackungen, deren Temperaturen – vor allem nach Entnahme aus einem Tiefkühlfach – erheblich unter 0° C liegen können.

Von der Verwendung von Gemischen aus Eiswasser und Salz sollte ebenfalls abgesehen werden, da auch hier Temperaturen unter 0° C erreicht werden. Dem Autor ist ein Fall bekannt, in dem es nach Auflegen eines Eisbeutels mit einem derartigen Gemisch zu ausgedehnten Erfrierungen ersten Grades kam, nachdem die Patientin mit dem Beutel auf dem Kniegelenk eingeschlafen war.

Nach Eintauchen von Sprunggelenk, Unterarm oder Finger in Wasser von 0 bis 2° C über eine Zeit von 40 Minuten traten in Untersuchungen von Knight (76) keine Kälteschäden auf.

Grundsätzlich gilt: Je tiefer die Temperatur des Kühlmediums, um so kürzer ist die Expositionsdauer bis zum Auftreten von Kälteschäden (76).

9.3   Nervenschädigungen

In der Literatur liegen nur vereinzelt Berichte über reversible Nervenlähmungen nach Eisbehandlung vor. Drez et al. (28) berichten über vier Fälle einer Peroneuslähmung nach lokaler Eisanwendung von 20–30 Minuten im Bereich des Fibulaköpfchens. In einem weiteren Fall kam es nach direkter Eisapplikation am Ellenbogen zu einer Ulnarislähmung. Auch Collins et al. (24) berichten über eine Peroneuslähmung nach einstündiger Eisanwendung. Basset et al. (10) fanden in sechs Fällen bei Sportlern nach Eisanwendung über einen Zeitraum von 20 Minuten bis zu einer Stunde im Bereich von Knie, Hüfte oder Schulter sensible oder motorische Ausfälle. Die Zeit bis zur vollständigen Rückbildung der neurologischen Ausfälle liegt je nach Ausprägung der Läsion in allen Untersuchungen zwischen einigen Stunden und mehreren Monaten.

Übereinstimmend werden mehrere Ursachen für die vorübergehenden neurologischen Ausfälle verantwortlich gemacht.

– Nach Ansicht aller Autoren sind die beschriebenen Lähmungen zunächst auf die oberflächliche Lage der betroffenen Nervenstränge an diesen Stellen in Verbindung mit der geringen subkutane Fettschicht der Athleten zurückzuführen.

– Als entscheidend wird jedoch eine zu starke Abkühlung durch anhaltende direkte Eisanwendung angesehen, da unter experimentellen Bedingungen bei Temperaturen unter 8° C Schädigungen peripherer Nerven beschrieben wurden (10).

Da die tiefsten gemessenen Hauttemperaturen nach 30–40 Minuten direkter Kühlung mit einem Eisbeutel bei 11° C liegen (83, 100), sollte auf eine direkte Eisanwendung von mehr als 20 Minuten Dauer vor allem im Bereich unmittelbar subkutan verlaufender Nervenstränge unbedingt verzichtet werden.

Zusammenfassung

1. Kältetherapie sollte keinesfalls bei Patienten angewendet werden, bei denen eine der folgenden Erkrankungen vorliegt:
   Raynaud-Syndrom oder andere vasospastische Erkrankungen,
   Kälteallergien (Kälteurtikaria, Kältehämoglobinurie, Kältepurpura, Kälteerythem),
   Lokale Durchblutungsstörungen (wie sie bei Arterieller Verschlußkrankheit, Chronisch Venöser Insuffizienz oder Diabetes mellitus auftreten),
   Neurologische Ausfälle wie Paresen, Parästhesien, Polyneuropathien.

2. Bei koronarer Herzerkrankung, Herzinsuffizienz, Bluthochdruck oder chronischen rheumatischen Erkrankungen kann eine Kältetherapie möglicherweise zu einer akuten Verschlechterung führen.

3. Um Erfrierungen und Nervenlähmungen zu vermeiden, sollte auf eine längere direkte Anwendung von Eisbeuteln oder industriellen Kältepackungen vor allem im Bereich unmittelbar subkutan verlaufender Nervenstränge unbedingt verzichtet werden.

4. Keine Kälteanwendung auf offenen Wunden!

10 Physiologische Grundlagen der Wärmeanwendung

10.1 Die Behandlung mit Warmreizen

Wärmereize stellen, vergleichbar mit den Kältereizen, einen erheblichen Eingriff in die Thermoregulation des Organismus dar. Mit Hilfe von Wärmeträgern lassen sich eine ganze Reihe verschiedener Körperantworten provozieren. Nach meiner Erfahrung gibt es allerdings im Vergleich zur Kryotherapie einige Einschränkungen:

Langzeit- und Kurzzeittherapie

Mit Kältereizen läßt sich meist wesentlich differenzierter therapieren, als dies mit Wärmereizen möglich ist.
Beispiel: Wir haben in der Kryotherapie zwischen einer Langzeit- und einer Kurzzeitkryotherapie unterschieden.
In der Wärmetherapie kommt in aller Regel nur die Langzeittherapie mit Temperaturreizen im physiologisch tolerierbaren Bereich, und hier mit den unterschiedlichen Reizstufen (s. u.) in Frage. Kurze extrem starke Wärmereize führen verständlicherweise zu Verbrennungen und sind therapeutisch nicht geeignet.
Auch ist die Wahrnehmung der unterschiedlichen Temperaturqualitäten eine andere:
Für extrem trockene Kälte ($-30°$ C und kälter) hat der Organismus keine bzw. nicht ausreichend entwickelte Meßfühler, diese wird daher vom Patienten nicht als unangenehm empfunden und verursacht bei sachgemäßer Anwendung keine Gewebeschäden; extreme Hitze wird dagegen sofort als unangenehm (schmerzhaft!) wahrgenommen und verursacht sofort direkte Gewebeschäden.

Die Reflextherapie

Selbstverständlich verlaufen die allermeisten Wirkantworten der Wärmetherapie, wie auch bei der Kryotherapie, über Reflexbahnen. Nur läßt sich mit Wärme bei weitem nicht so abgestuft eine direkte Reflexbehandlung durchführen, wie dies mit dem Eislolly, Eispacks oder Kaltgas/Kaltluft der Fall ist, sieht man einmal vom Ultraschall oder verschiedenen Formen der Heliotherapie ab.

Die intermittierende Therapie

Eventuell ist mit einigen Formen der Wärmetherapie, so zum Beispiel mit der heißen Rolle, eine intermittierende Thermotherapie mit anschließender Krankengymnastik möglich. Doch ist die intermittierende Thermotherapie recht umständlich zu handhaben. Einfacher in der Praxis und meines Erachtens auch wirkungsvoller ist hier die intermittierende Kryotherapie.

Mit diesen Beispielen sollte auf die unterschiedlichen Angriffs- und Wirkbereiche der Thermotherapie hingewiesen werden.

Denn gerade bei der Thermotherapie ist die Einhaltung der richtigen Reizstärke für den Erfolg oder Mißerfolg (auch Verletzungen!) von großer Bedeutung.

Es werden unterschiedliche Reizstärken und Reizformen in der Thermotherapie genutzt:

Starke Wärmereize

Heiße Anwendungen wirken bei Neuritiden und bei vielen akuten, aktiven, schmerzhaften Veränderungen auf den Krankheitsverlauf ungünstig. Hohe Wärmegrade sind bei allen akuten Schmerz- und Reizzuständen kontraindiziert. Hier sollte auf alle Fälle der Versuch mit Kälte unternommen werden.

Starke Wärmereize sind allenfalls bei alten chronischen Vorgängen angebracht, sollten aber auch hier mit besonderer Umsicht angewendet werden.

Milde Wärme

Gerade bei Schmerzen sensibler Nerven haben sich milde Wärmeanwendungen bewährt. Milde Wärme (feucht-milde Wärme!) ist erregungsdämpfend und kann gerade bei muskulären Schmerzen und chronisch entzündlichen Veränderungen schmerzlindernd eingesetzt werden (59).

Unterschiedliche Reaktionstypen

Grundsätzlich gilt: Mit zunehmendem Alter steigt das Wärmebedürfnis des Menschen an. Nach Operationen und in der Rekonvaleszenz nimmt das Wärmebedürfnis ebenfalls zu.

Allerdings ist in diesen Fällen meist auch eine geringere Toleranz gegenüber starken Wärmereizen feststellbar. Insbesondere Wärmeanwendungen, die sich über eine große Fläche erstrecken, werden schlecht vertragen. Gut toleriert werden milde Wärmeapplikationen.

Auch ist natürlich immer die aktuelle Reaktionslage zu beachten.

Eine Erkältung, körperliche oder auch seelische Erschöpfung, können die Reaktionslage von Fall zu Fall verändern. Im gewissen Sinne spielt aber auch die persönliche Einstellung und Gewohnheit des Patienten eine Rolle.

Behinderte Thermoregulation

Werden die Wärmeabstrahlung und die Schweißverdunstung behindert, steigt die Körpertemperatur rasch an. Dasselbe spielt sich ab, wenn dem Körper von außen starke Wärme zugeführt wird.

Der Effekt läßt sich gegebenenfalls noch steigern, wenn der Körper in warmes/heißes Wasser getaucht wird (siehe hierzu «Überwärmungsbad»).

Thermoindifferente Reize

Die thermodifferenten Reize nehmen eine Sonderstellung zwischen den «reinen» Kalt- und den «reinen» Warmreizen ein. In der unteren Indifferenzzone, zwischen 30° und 34° C (laukühl) sind milde entwärmende Effekte möglich. Die milden Reize werden vor allem in der Hydrotherapie genutzt (47, 81) und sollen uns hier nur der Vollständigkeit halber interessieren:

Die mild entwärmenden Bäder sind bei extrem wärmeempfindlichen Menschen und bei vegetativer Labilität sinnvoll. Bäder in der oberen Indifferenzzone mit Temperaturen zwischen 34° und 38° C (=lauwarm mit einem Übergang zu warm) lassen eine geringfügige Erwärmung des Patienten erwarten. Im Verlauf dieses Bades kommt es zu einer allgemeinen Entspannung und Muskeldetonisierung. Folge: Beruhigung und Schlafförderung.

Unterschiedliche Wärmeformen und ihre Übertragung auf den menschlichen Körper

Therapeutisch wird die Wärme auf recht unterschiedlichen Wegen an den Menschen herangeführt. Die Wärmeübertragung auf die menschliche Haut kann durch Wärmeabstrahlung und durch Wärmeleitung erfolgen.

Wärmestrahlung: Die Übertragung von Wärme durch Strahlung wird auch als «trockene» Wärme bezeichnet. Definiert wird die Wärmestrahlung allgemein als jene elektromagnetische Strahlung, die intensiv genug ist, um Wärme zu erzeugen bzw. zu übertragen; insbesondere die unsichtbare Infrarotstrahlung und die Strahlung glühender Körper.

Bei der Wärmeübertragung durch Strahlung hat der Wärmeträger keinen unmittelbaren Kontakt zur Körperoberfläche des Patienten. Die Wärme wird über Strahlung durch die Luft auf die Haut gebracht. Bei diesem Vorgang findet keine Erwärmung der Luft statt.

Wärmeleitung: Bei der Behandlung mit leitender Wärme (Moor, Fango, Schlick etc.) ist der unmittelbare Kontakt der Haut mit dem Wärmeträger notwendig. Die Wärme kann so lange auf den Körper einwirken, wie es eine Temperaturdifferenz zwischen den beiden Medien gibt.

10.2 Typische Körperreaktionen auf Warmreize

Die Reaktionen auf einen Warm/Heißreiz sind mit den Kältereaktionen, wie im Kapitel «Kryotherapie» bereits ausführlich beschrieben, im Wirkansatz zu vergleichen. Manche Reaktionen sind aber doch anders; und diese sollen hier angesprochen werden.

Noch einmal zur Erinnerung: Das Ziel der Thermoregulation bei beiden Reizen ist es, die Körpertemperatur (Kerntemperatur) in sehr engen Grenzen konstant zu erhalten. So lassen sich auch die teilweise unterschiedlich ausfallenden Antworten auf Kalt/Warmreize erklären.

Folgende typische Reaktionen sind nach einem Warm/Heißreiz zu erwarten:

– Senkung des Aktivitätsgrades der formatio reticularis: verbunden mit einer allgemeinen Entspannung und Schlafförderung,

– Erweiterung der oberflächlichen Gefäße der Haut: Vermutlich über eine Freisetzung vasoaktiver Substanzen. Die klassische Reaktion der Blutgefäße auf einen sich langsam steigernden Wärmereiz ist in der Regel eine allgemeine Erweiterung (Vasodilation) des Gefäßlumens, damit das Blut kühlend durch das von der Wärme belastete Körperareal fließen kann (**Abb. 29**).

Die Blutgefäße müssen unterschiedlich reagieren, weil bei einem Kaltreiz das Körpergewebe durch Vasokonstriktion zuerst einmal vor einer Auskühlung bewahrt werden soll (auch wenn später als Schutzreaktion eine Gefäßerweite-

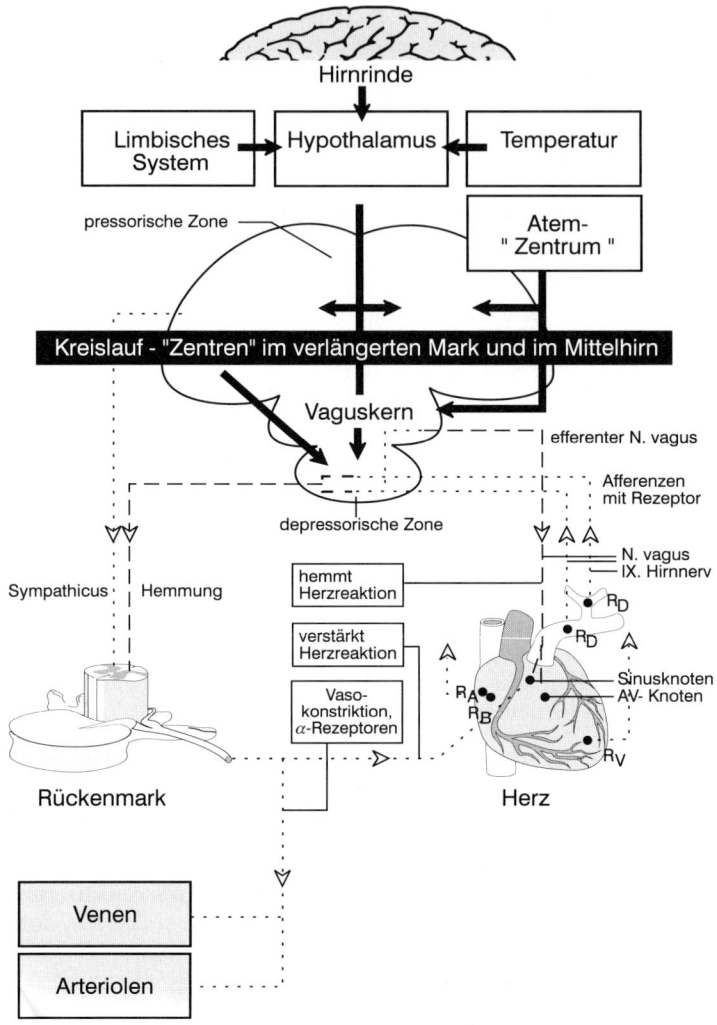

Abb. 29: Thermoregulation und vegetatives Nervensystem.

rung zu beobachten ist), dagegen bei einer Wärmeanwendung im Grunde sofort die drohende Aufheizung durch Vasodilatation verhindert werden soll. Aber nicht immer reagieren die Blutgefäße nach diesem Muster. Auf einen plötzlich einwirkenden Heißreiz reagiert das gesunde Gefäßsystem zuerst mit einer scheinbar paradoxen Reaktion: Die Gefäße ziehen sich zusammen, und es kommt zu einer leichten Fröstelreaktion, die mit einer «Gänsehautbildung» verbunden ist. Vermutlich ist diese Reaktion auf eine sich überschneidende Thermorezeptorentätigkeit zurückzuführen: Der oben angesprochenen Gefäß-

kontraktion folgt nach einem Warmreiz meist sehr rasch die reaktive Gefäßdilatation. Die Gefäßerweiterung ist so einschneidend, daß nicht nur die Gefäße
sich erweitern, sondern auch brachliegende Kapillarbereiche erschlossen werden.
Die aktive Kapillarisation ist an der hellen Rötung der Haut gut zu erkennen.
Erfolgt die Wärmeeinwirkung nun nicht plötzlich, sondern langsam einschleichend, bleibt die reaktive primäre Gefäßkontraktion aus. Es kommt dann zu
einer sofortigen Gefäßdilatation. Wirkt die Wärme für einen längeren Zeitraum
auf das Gewebe ein, kommt es zu einer Abnahme des Muskeltonus der Gefäße.
Bei der Gefäßerweiterung handelt es sich um eine Vorstufe des Schwitzens:
Bevor es zum Schwitzen kommt, versucht der Organismus, über eine verstärkte
Durchblutung der Haut Wärme abzugeben. Denn die verstärkte Hautdurchblutung erhöht den Wärmetransport von dem Körperkern zur Peripherie. Der
Schweiß gelangt auf die Haut und sorgt über den physikalischen Vorgang der
Verdunstungskälte auf diese Weise für die notwendige Abkühlung. Bei einer
Umgebungstemperatur von über 36° C erfolgt die Wärmeabgabe nur noch
durch Verdunstung.
Die verstärkte Hautdurchblutung verringert aber zum anderen den Gegenstromaustausch von Wärme zwischen den Arterien und begleitenden Venen.
Gegenstromsysteme sind in der Natur – auch in der Technik – weit verbreitet.
Ein einfaches Wärmeaustauschsystem besteht aus zwei Röhren, die parallel
nebeneinander gelegt sind. Nehmen wir einmal an, in der einen Röhre fließt
kaltes Wasser (annähernd 0° C) und in der anderen Röhre fließt heißes Wasser
(annähernd 100° C heiß). Durch den Wärmeaustausch wird an beiden Enden der
Röhren schließlich Wasser mit einer Temperatur von etwa 50° C herausfließen.
Das anfänglich noch hohe Temperaturgefälle ist aufgehoben.
Ein Gegenstromaustauschsystem entsteht dann, wenn die Flußrichtung in einer
der beiden Röhren umgedreht wird. Der Kniff: Es besteht nun überall auf der
gesamten Länge beider Röhren ein Temperaturunterschied. Folge: Über die
gesamte Länge kann Wärme ausgetauscht werden. Übrigens funktioniert dieses
Prinzip auch mit gelösten Teilchen. Statt Wärme können über eine semipermeable Trennwand dann Stoffe ausgetauscht werden. Wichtig ist hierbei allerdings
der bestehende Konzentrationsgradient. Als ein Beispiel für dieses Prinzip gilt die
Leber: Die Galle fließt im Gegenstrom zum Arterien- und Pfortaderblut, so daß
ein Teil der bereits mit der Galle ausgeschiedenen Stoffe wieder in die Blutbahn
zurückgelangen kann.
In einem Flüssigkeitsstrom, der in einer haarnadelförmigen Schleife fließt und
eine andere Temperatur besitzt als die die Schleife umgebende Umwelt (z.B. Eis),
geht zwar am Schleifenende andauernd Wärme verloren, die aus der Schleife
kommende Flüssigkeit ist aber nur mehr wenig kälter als die eintretende.
Nach diesem Prinzip können z.B. Vögel im Winter auf dem Eis stehen, ohne
«sich die Füße zu erfrieren». Aber auch beim Mensch spielt der Wärmeaustausch
zwischen den warmen Arterien und den kälteren Venen eine wichtige Rolle.
Mit dem physikalischen Prinzip des Gegenstromaustauschsystems kann der
Organismus über einen recht langen Zeitraum die Körpertemperatur konstant
erhalten. Reicht diese Wärmeabgabe schließlich nicht mehr aus, fängt der Körper
an zu schwitzen. Aus diesem Grunde erleben wir bei einem lang andauernden
Warmreiz eine meist sehr stark ausgeprägte Hyperämie mit entsprechender
Schweißabgabe.

Die Erweiterung der Hautgefäße ist mit einer Hyperämie (Hautrötung) und mit einer Senkung des Venendrucks und damit einer Hemmung des venösen Rückstroms verbunden.

Cave

Varikosis! Bei einer Wärmeanwendung im Bereich der unteren Extremitäten ist immer eine Erschlaffung der Muskulatur und eine damit einhergehende Erweiterung der krankhaft veränderten Venen zu berücksichtigen. Abhilfe: Eine abschließende Kaltanwendung.

Allerdings bleibt die Gefäßerweiterung nach Wärmereizen nicht so lange bestehen wie dies nach Kältereizen zu beobachten war.

Nach einem länger bestehenden Kältereiz beginnt die Gefäßdilatation langsam, verstärkt sich dann für die Dauer von 15–20 Minuten und verschwindet nach Absetzen des Kältereizes langsamer als eine nach Wärmereizen auftretende Gefäßerweiterungen.

Weitere Spätreaktionen: Die Erregbarkeit der motorischen Nerven und der Muskelfasern sinkt. Die Folge ist ein Erschlaffen des Skelettmuskeltonus: Der periphere Gefäßwiderstand sinkt, und der Blutdruck fällt ab als Anzeichen einer beginnenden Kreislaufdezentralisierung.

Ödementwicklung: Nach einer länger bestehenden Wärmeapplikation: kommt es zu einer Erhöhung der Kapillarpermeabilität und einem vermehrten Einstrom von Flüssigkeit in das Interstitium.

Wärmetachykardie: Mit der Wärmetachykardie versucht der Körper, den Wärmetransport an die Körperschale zu beschleunigen, um besser Wärme an die Umgebung abgeben zu können.

Beachte

Grundsätzlich dürfen keine großflächigen Warmanwendungen bei einer bereits bestehenden Tachykardie durchgeführt werden. Wegen der erheblichen Belastungen aller Regulations-Mechanismen, speziell von Kreislauf, Herz und Atmung, sind Heißapplikationen hier grundsätzlich nur zur lokalen Anwendung geeignet.

Steigerung des Herzzeitvolumens: Durch ein einfaches warmes Wasserbad kommt es bereits zu einer Steigerung des Herzzeitvolumens von bis zu 50%. Gerade bei Hypertonikern fällt dabei der Blutdruck meßbar ab.

Beruhigung und Vertiefung der Atmung: Warme bis heiße Anwendungen wirken bei nicht zu langer Applikation auf die Atemtiefe fördernd ein (94). Sowohl eine Erhöhung der Körpertemperatur (wie z.B. Fieber) als auch ein Absinken der Körpertemperatur führen zu einer Mehratmung. Dabei spielen neben den Temperaturreizen auf der Haut vermutlich auch Chemorezeptoren eine Rolle. Dauert die Wärmeanwendung länger an, werden die Atemzüge wieder kürzer und oberflächlicher. Während heißer Bäder (siehe Überwärmungsbad) kann es zu einer Hyperventilation kommen (vgl. auch Wärmetachykardie).

Hyper- und Hypoventilationen beschreiben Atemzustände, bei denen die CO_2-Abatmung kleiner ist: Hyperventilation, bzw. größer ist: Hypoventilation. Die beiden Begriffe sind daher ausschließlich durch einen erhöhten bzw. erniedrigten Kohlendioxyd-Partialdruck im Blut zu verstehen.

Funktionen innerer Hohlorgane werden normalisiert bzw. gesteigert, Spasmen reflektorisch gelöst. Lokale Wärme sorgt bei einem normal funktionierenden Magen für eine Anregung. Eine krankhaft gesteigerte Peristaltik wird dagegen durch lokale Wärme gedämpft.

Der Magen ist bekanntlich eine Ausweitung des Verdauungsschlauches und prinzipiell aufgebaut wie der Dünndarm. Die glatte Muskelwand ermöglicht die peristaltischen Bewegungen des Magens. Aufgebaut ist die Magenwand aus Längs-, Rings- und Schrägmuskeln. Auf Höhe des Magenpförtners bildet die glatte Ringmuskulatur einen kräftigen Schließmuskel. Gesteuert wird die Magenmotorik über ein autonomes Nervengeflecht in der Magenwand. Die Entleerung des Magens erfolgt schubweise.

Funktionell läßt sich ein «proximaler» Magen von einem «distalen» Magen abgrenzen. Beim Schlucken eines Bissens öffnet sich reflektorisch die Kardia. Hemmende Vagusfasern lassen den «proximalen» Magen kurzzeitig erschlaffen. Auch Eintritt von Nahrung läßt den «proximalen» Magen reflektorisch erschlaffen, um den Innendruck trotz einer erhöhten Füllung nicht ansteigen zu lassen. Anschließend führt die lokale Reizung der Magenwand (z. T. reflektorisch, z. T. über das Gastrin) zu einer Aktivierung des «distalen» Magens.

In dieses komplexe Zusammenspiel sowohl nervaler als auch hormoneller Regelfaktoren greift die Wärme im Bereich der Muskulatur ein:

Wärme wirkt beruhigend, löst den Muskelkrampf und lindert den Magenschmerz. Nicht ein jeder Warmreiz vermag bereits die wohltuende Wirkung auszulösen. Eine gewisse Reizstärke ist erforderlich.

Besonders bewährte Warmanwendungen bei Magen-Darm-Beschwerden sind z. B.:
- der Heusack, neben der feuchten Wärme wirkt der Heusack auch über seine Inhaltsstoffe,
- die heiße Rolle.

Anregung der Peristaltik, der Sekretion und der Nierentätigkeit: Der hydrostatische Druck löst unmittelbar nach dem Eintauchen des Körpers in das Wasser eine Umverteilung des Blutes aus, bei der vermehrt Blut zusätzlich in die thorakalen Gefäße einströmt. Durch diese Blutumverteilung werden wiederum Gegenregulationsmaßnahmen des Körpers ausgelöst, die der Steuerung des Blutvolumens, des Blutdrucks und dem Gleichgewicht (der Homöostase) des Wasser-Salz-Haushaltes dienen.

Besonders deutlich reagieren die Nieren auf ein warmes Vollbad: Harnbildung und Salzexkretion werden deutlich gesteigert. Die Nieren reagieren auf eine lokale Wärmeanwendung mit einer Steigerung der Durchblutung und verstärkter Diurese mit hervorgerufen durch eine Dämpfung des RAAS (Renin-Angiotensin-Aldosteron-System). Allerdings ist zu beachten, daß bei einem Vollbad neben der Wärme auch der hydrostatische Druck eine wesentliche Rolle spielt. Auch gilt die Feststellung, daß bei Wärmeanwendungen mit hohen Temperaturen bereits über die Haut beträchtliche Flüssigkeitsmengen ausgeschieden werden und damit die Harnbildung deutlich reduziert wird.

Nach einer ausgedehnten Heißanwendung finden sich vermehrt hormonelle Abbauprodukte im Harn und lassen damit den Schluß zu, daß die Hypophyse durch die Heißanwendungen angeregt wird. Gerade bei der hormonellen Ausschüttung wird der unterschiedliche Wirkansatz von heißen und kalten Anwendungen deutlich: Die Freisetzung vasoaktiver Substanzen (Gewebshormonen) ist unter thermischen Reizen unterschiedlich. Während bei kalten Anwendungen vermehrt Noradrenalin und Histamin freigesetzt werden, findet man bei Heißanwendungen vermehrt Acetylcholin und Adenosinphosphorsäure.

Die Reaktionen auf ein warmes Vollbad spiegeln sich in den endokrinen Regulationsprozessen wider:

Es werden einige hormonelle Systeme beeinflußt. In erster Linie sind es Hormone des Wasser-Elektrolyt-Haushalts, ferner des Kreislaufs und sog. Streßhormone. Dabei konnten sowohl stimulatorische, vor allem aber dämpfende Veränderungen erfaßt werden. Stimuliert werden z.B. der ANF (atrionatriuretische Faktor) ein Peptidhormon, das in d. Vorhöfen des Herzens synthetisiert und gespeichert wird – hat eine Kontrolle über das Blutvolumen. Der Blutspiegel von Noradrenalin, Adrenalin und Cortisol werden während während des Bades vermindert. Das Renin-Angiotensin-Aldosteron-System (RAAS) wird gedämpft. Es sind also mindestens drei Hormonsysteme, respektive Hormone (Katecholamin, RAAS und Cortisol) die unter einem warmen Vollbad gedämpft, bzw. runtergeregelt werden. Diese gen. Hormone werden den sog. Streßhormonen zugeordnet und es ist daher kein Wunder, wenn wir einem warmen Vollbad damit eine «Antistreß-Wirkung» zuschreiben. Messungen von Katecholaminen, von Hormonen des Renin-Angiotensin-Aldosteron-Systems und der Konzentration des atrionatriuretischer Faktors (ANF) im Blut belegen dies (75).

Detonisierung der Muskeln und Senkung der Eigenreflexerregbarkeit der Muskulatur:

Die rein mechanische Eigenschaft des warmen Wassers («flüssiges Medium») von etwa 35 bis 36° C simuliert dem Körper eine Art von Schwerelosigkeit, die den Tonus der Haltemuskulatur vermindert. Damit wird der Bewegungsspielraum der Gelenke erhöht.

Einschränkung der Wärmeproduktion in der Muskulatur und den inneren Organen:

Verbunden mit einer gleichzeitigen bzw. in einem unmittelbaren zeitlichen Abstand stehenden Erregung der Drüsenapparate der Haut mit Förderung der Schweiß- und Talgproduktion (s.o.).

Anstieg der Körperkerntemperatur bei einer lange bestehenden Heißapplikation: Hyperthermie.

Anmerkung: Während der Wiederabkühlungsphase gehen die Wärmereaktionen des Körpers langsam wieder auf Normwerte zurück. Häufig beobachten wir dabei, daß ein vorher erhöhter Blutdruck sich auf ein niedrigeres Niveau einreguliert.

Spezifische Reaktionen auf «feuchte» Wärme: Thermotherapie mit feuchter Wärme nutzt die veränderten physikalischen Bedingungen, die in einem feucht heißen Medium herrschen: Die thermophysikalischen Eigenschaften des Wassers sind von der Luft sehr verschieden. Und gerade diese extrem veränderten Eigenschaften machen wir uns zunutze. So übertrifft die Wärmekapazität des Wassers diejenige der Luft um ca. das 3000 fache, und das Wärmeleitvermögen ist etwa 23mal größer. Eine feuchte Heißpackung kann also eine große Menge an Wärme über die deutlich gesteigerte Wärmeleitfähigkeit des Wassers an den Körper abgeben.

Der örtliche mildwarme Reiz provoziert eine verstärkte Mehrdurchblutung des Gewebes über eine Erweiterung der Kapillaren (Kapillardilatation) und den Anschluß bislang brachliegender Gefäßabschnitte (Kapillarisation).

Bei einer länger bestehenden Überwärmung breitet sich, bedingt durch den Blutstrom, die Mehrdurchblutung auch in andere, nicht direkt erwärmte Gewebeabschnitte aus.

Es ergibt sich über die feuchte Wärme eine intensive Einflußnahme auf innere Organe: Besonders die feuchte Wärme löst reflektorisch Spasmen der glatten Muskulatur (innere Organe). Es handelt sich um eine besonders angenehme und vom Patienten gut tolerierte Wärmewirkung. Gleichzeitig werden alle Mechanismen der Thermoregulation angesprochen. Eine Wärmetherapie, die sich auch ohne Geräte oder besondere Vorkehrungen nahezu überall anwenden läßt (siehe auch Pratzel, H.G./Schnizer, W. »Handbuch der Medizinischen Bäder« Heidelberg 1992).

11 Die Anwendung der trockenen Wärme

Definition: Es hat sich bewährt, die Wärmeträger in «trockene» und «feuchte» Wärmeträger zu unterteilen. Zu den trockenen Wärmeträgern zählen z.B. die Sonne, Infrarot- und Ultraviolettes Licht, aber auch Ultraschall und andere elektromagnetische Wärmequellen. Zu den feuchten Wärmeträgern rechnen wir beispielsweise die «heiße Rolle», Fango und Moor.

11.1 Eigenschaften elektromagnetischer Strahlung

Die bekannteste Wärmequelle und Aussender von «trockener» Wärme(strahlung) ist die Sonne. Bereits die Griechen und die Römer kannten die heilende Kraft der Sonne. Der Schweizer Arnold Rikli (1823–1906) hat die jahrhundertelang in Vergessenheit geratenen positiven Wirkungen des Sonnenlichts erneut therapeutisch genutzt. Der dänische Arzt Niels Finsen (1860–1904) gilt heute als derjenige, der die Heliotherapie (Lichttherapie) begründete. Im Jahre 1893 wies er nach, daß Rotlicht für die Heilung der Haut bei an Pocken erkrankten Patienten von Vorteil ist. Mit künstlich erzeugten UV-Strahlen konnte er Patienten heilen, die an Hauttuberkulose litten. Im Jahre 1903 erhielt er den Nobelpreis für Medizin.

Die Eigenschaften der optischen Strahlung: Mit steigender Temperatur wird die Abstrahlung kurzwelliger, ist aber für unsere Augen noch nicht als ein Lichtreiz wahrnehmbar (Infrarotbereich). Ab etwa 500° C tritt die Wärmestrahlung in einen Bereich ein, den unser Auge wieder als eine Wärmeabstrahlung wahrnehmen kann: Dunkelrotglühend.

Bei sehr hohen Temperaturen wird die Wärmestrahlung so kurzwellig, daß sie von unseren Augen als weiß empfunden wird.

Das helle Sonnenlicht ist wie anderes «weißes» Licht eine Bündelung von Strahlen mit verschiedenen Wellenlängen. Das Sonnenlicht kann durch ein Glasprisma in eine Reihe von Farben zerlegt werden.

Ultraviolettes und infrarotes Licht (siehe unten) haben zwar unterschiedliche Wirkansätze, doch werden die photochemischen Reaktionen durch allseits wirksame Naturgesetze gesteuert:

a) Nach dem Draper-Grotthusschen Gesetz kann eine Interaktion zwischen Licht und Materie nur stattfinden, wenn das Licht von der betreffenden Materie absorbiert wird. Wenn dies nicht der Fall ist, wird die Strahlung reflektiert, weitergeleitet oder gestreut.

b) Nach dem Bunsen-Roscoeschen Gesetz oder dem Gesetz der Wechselwirkung, das besagt, daß die Menge der Reaktionsprodukte einer photochemischen Reaktion proportional zum Produkt der Strahlungsintensität (Bestrahlungsstärke) und der Bestrahlungszeit ist. Dieses Produkt nennt man Bestrahlung (Dosis).

Merke

Auch in der Photobiologie hängt die Wirkung mehr von der Dosis ab als von der Bestrahlungsstärke. Dieselbe Dosis (mit gleicher Wirkung) kann durch eine höhere Bestrahlungsstärke in kürzerer Zeit oder durch eine niedrigere Bestrahlungsstärke über einen längeren Zeitraum verabreicht werden. Wenn die menschliche Haut also optische Strahlung absorbiert, ist die sich daraus ergebende Wirkung mehr von der Bestrahlungsdosis als von der Bestrahlungsintensität abhängig. In der Photobiologie wird diese Erkenntnis mit der Bezeichnung «Dosis-Reaktions-Verhältnis» zusammengefaßt.

Die optische Strahlung kann im menschlichen Gewebe nach dem oben Gesagten nur dann wirksam werden, wenn im Gewebe eine Wechselwirkung zwischen dem eingestrahlten Licht und im Gewebe befindlichen Bestandteilen stattfindet. In der menschlichen Haut befinden sich Chromophoren (Farbstoffträger). Es handelt sich dabei um Teile eines Moleküls, das durch die Gruppierung seiner Atome (z.B. Doppelbindung, konjugierte Doppelbindung) für die Farbe des Moleküls (des Farbstoffes) verantwortlich ist. Diese Chromophore können biologische Moleküle wie DNA, RNA, Proteine oder auch Medikamente sein. Das absorbierte UV- oder sichtbare Licht kann eine chemische Verbindung in einem Molekül unterbrechen oder verändern oder Verbindungen zwischen einem oder mehreren Molekülen herstellen. Absorbierte Infrarotstrahlung dagegen verursacht eine direkte Temperaturerhöhung im Gewebe.

Die Haut besteht aus vier Schichten und stellt damit ein inhomogenes Medium dar: Diese Schichten haben einen unterschiedlichen Brechungsindex und eine unterschiedliche Verteilung der Chromophoren. Dies führt verständlicherweise zu unterschiedlichen Reflexions-, Übertragungs- und Streuungseigenschaften.

Die Reflexion der Strahlung beträgt im Bereich von 250–300 nm in der Hornschicht ca. 4–7%.

Bei etwa 800 nm gibt es eine maximale Reflexion von immerhin 40–60% je nach Hauttyp.

Im Infrarotbereich nimmt die Reflexion bis zu einem Mittelwert von etwa 5–10% ab.

Merke

Je dunkler die Haut, desto weniger Strahlung wird reflektiert, besonders im sichtbaren Bereich. Die Brechung der Strahlung (Refraktion) ist im wesentlichen auf die Struktur der Hornschicht zurückzuführen. Die Streuung ist dagegen mehr auf die Wechselwirkung zwischen dem Licht und den Partikeln der Haut zurückzuführen.

Die Eindringtiefe von Licht in das Corium (Lederhaut) wird wegen des Gefäßsystems auch durch die Absorption der Strahlung durch das Blut (Hämoglobin und Oxyhämoglobin) im 400–600 nm-Bereich und durch die Streuung in der Collagenfaser-Schicht beeinflußt.

Der größte Teil der UV-C- und U-V-B-Strahlen wird in der Epidermis absorbiert (90%), aber ein erheblicher Anteil der UV-A-Strahlen erreicht das Corium mit ihren Blutgefäßen. Licht mit einer Wellenlänge zwischen 600 und 1400 nm (rotes Licht, kurzwelliges Infrarot) kann am tiefsten bis in die subkutanen Schichten eindringen.

Das Sonnenlicht teilt sich in ein sichtbares Spektrum und in unsichtbares Licht zu beiden Seiten des sichtbaren Spektrums.

Das Spektrum der optischen Strahlung liegt zwischen 100 nm (im UV-Bereich) und 1 mm (1.000.000 nm) im Infrarotbereich.

11.2 Infrarot

Das infrarote Licht: Definition
Gemeint sind jene Wellen des optischen Bereichs, die unser Auge noch nicht wahrnehmen kann. Die Einteilung des infraroten Lichts erfolgt nach den unterschiedlichen Wellenlängen:
1. Infrarot A: 1400 bis 780 nm (kurzwelliges Infrarot)
2. Infrarot B: 3000 bis 1400 nm (mittelwelliges Infrarot),
3. Infrarot C: 1.000.000 bis 3000 nm (langwelliges Infrarot).
(nm = Nanometer = Maß für die Wellenlänge) 1 nm = 0,000001 mm = 1 Millionstel Millimeter.

Infrarot-Stahlen haben eine thermische Wirkung

1. Die allgemeine lokale Wärmewirkung: Als Reaktion erleben wir eine Gefäßdilatation, der eine Hyperämie folgt.
2. Das Wärmeerythem: Das IR-Wärmeerythem wird physikalisch durch die IR-Strahlung ausgelöst und verschwindet nach Ende der Bestrahlung meist sehr rasch.
3. Steigerung des lokalen Stoffwechsels u.a.
   Im wesentlichen erleben wir alle die Wirkungen, die auch bei anderen lokalen Wärmeapplikationen zu beobachten sind (siehe die Wirkungen der Wärme).
4. Die Wirkung auf innere Organe: Eine direkte Wirkung auf innere Organe ist bei der geringen Eindringtiefe nicht zu erwarten, doch werden auf dem Reflexweg (Haut -Eingeweide – Reflex) tiefliegende Organe angesprochen.

Die unterschiedlichen Wirkbereiche der Infrarot-Strahlen:
a) Reflexion: Von IR-A-Strahlen werden 15–20% reflektiert, von IR-B-Strahlen 5–10%, von IR-C-Stahlen werden weniger als 5–10%.
Diese Reflexionen sind für pigmentierte und nichtpigmentierte Haut praktisch gleich.
b) Absorption: Wird die IR-Strahlung absorbiert, wird die absorbierte Energie in Wärme umgesetzt. Die Absorptionsfähigkeit der menschlichen Haut liegt bei IR-A-Stahlen niedriger als bei IR-B und IR-C. Das hat zur Folge, daß IR-A einige Millimeter tiefer einzudringen vermag, bevor der bei den IR-B- und IR-C-Strahlen zu beobachtende Prozentsatz absorbiert wird.

Praktischer Nutzen: Der Behandler kann bei IR-A-Strahlern die Dosis so lange steigern, bis in den oberen Hautschichten genausoviel Energie absorbiert wird wie bei IR-B- und IR-C-Strahlern. Die Absorption der Außenschicht der Haut ist am größten und bestimmt daher die Grenzen der maximalen Einstrahlung! Es läßt sich also mit IR-A bedeutend mehr Wärme zuführen als dies mit IR-B und C möglich wäre.

c) *Wärmeleitung:* Zwar beträgt auch bei den kurzwelligen IR-Strahlern (IR-A-Strahlern) die Eindringtiefe in die Haut nur einige Millimeter, doch ist die Wärme auch in tieferen Gewebearealen spürbar. Diese Ergebnisse sind auf die Wärmespeicherfähigkeit der Haut und auf das in der Haut zirkulierende Blut zurückzuführen.

Wird die Bestrahlungsstärke so gewählt, daß an der Hautoberfläche bis zu 44° C gemessen werden, es handelt sich dabei um die Obergrenze der zu tolerierenden Temperatur, so beträgt die Temperatur noch in 5 Millimeter Hauttiefe 38,5° C; in 10 Millimeter Tiefe aber nicht mehr als einige Zehntel Grad über der Körpertemperatur.

Die klinische Anwendung der Infrarottherapie:
— Vorbereitung der kalten Haut vor einer physiotherapeutischen Behandlung,
— Erkrankungen des rheumatischen Formenkreises, die auf Wärme gut ansprechen,
— posttraumatische Zustände, wenn keine Blutungsgefahr mehr besteht,
— Entzündungsvorgänge, nur wenn Wärme angezeigt ist!
— zur segmentalen Beeinflussung innerer Organe über die Headschen Zonen.

Risiken und Nebenwirkungen: Die Lampen sollten so nahe es geht am Körper des Patienten plaziert werden. Beachte: Die größte Gefahr bei Infrarotstrahlern besteht in der einer unachtsamen Verbrennung des Patienten. Denn: Die Strahlungsquellen haben sehr hohe Temperaturen. Der aus einer besonderen Legierung bestehende Glühdraht der Infrarot-Lampen erreicht bei Stromdurchfluß immerhin eine Temperatur von über 2500° C. Der Draht besteht aus Wolfram, einem thermisch sehr beständigen Metall, das erst bei 3410 Grad schmilzt und seinen Siedepunkt sogar erst bei 5660° C erreicht.

Kontraindikationen:
— Grundsätzlich alle Erkrankungen, die durch Wärme verschlimmert werden könnten,
— bei einem gestörten Wärmeempfinden,
— anästhesierte Gebiete,
— frische posttraumatische Zustände mit der Gefahr einer Nachblutung,
— schwere arterielle periphere Durchblutungsstörungen,
— die Behandlung von Sportlern vor der sportlichen Leistung: Über die entstehende Hyperämie würde ihnen «das Blut aus den Muskeln gestohlen».

Merke

Patienten, die an schweren Kreislaufdisregulationsstörungen leiden, sind von einer Wärmebehandlung grundsätzlich auszuschließen. Herzinsuffiziente Patienten, Patienten mit einem massiv erhöhten Blutdruck (insbesondere diastolisch!) sollten nicht mit Wärme intensiv behandelt werden.

Form der Anwendung: Man unterscheidet Lokalstrahler und Anlagen zur Ganz-körpererwärmung (Hyperthermie). Von der Strahlerart werden unterschieden:
– Lichtkästen (Lichtbügel)
– Heißluftkasten
– Infrarot-Hellstrahler
– Infrarot-Dunkelstrahler (sog. Heizsonnen)

11.3 Der Lichtkasten

Behandlungsdauer: etwa 20 Minuten.
Typische Behandlungsstellen: Der Rücken, Gelenke.
Risiken: Die Anwendungen dieser recht wackeligen Konstruktionen ist gefähr-lich. Bei schmalen Liegen kann der Lichtkasten von der Bank abrutschen, und der Körper des Patienten kommt mit den heißen Lampen in Kontakt (s. a. Kontra-indikationen).
Besondere Hinweise: Zum Aufsaugen des Schweißes sollte der Patient mit einem leichten Baumwolltuch abgedeckt werden. Es sind keine besonderen Vorteile gegenüber anderen, sicheren Wärmetechniken zu erkennen.
Der Patient soll eine Abschaltvorrichtung, die an eine Alarmvorrichtung gekop-pelt ist, in der Hand halten.

11.4 Der Heißluftkasten

Im Heißluftkasten befinden sich keine Glühbirnen, sondern in einem speziell abgeschirmten Teil sind Heizdrähte installiert, über die ein Ventilator Luft auf das Gewebe des Patienten treibt. Die Temperatur im Kasten kann recht hoch an-steigen und in manchen Fällen sogar 70 Grad erreichen.
Behandlungsdauer: Die Behandlungsdauer sollte 30 Minuten nicht überschrei-ten, die ersten Behandlungen sind auf maximal 15 Minuten zu begrenzen.
Typische Behandlungsareale: Der Rücken, Gelenke.
Risiken: Kontraindikationen! Auch der Heißluftkasten wird sehr heiß. Doch sind bei diesem standfesten Gerät die Risiken deutlich geringer einzuschätzen.
Besondere Hinweise: Zum Schweißaufsaugen sollte der Rücken des Patienten mit einem Baumwolltuch abgedeckt werden. Ein empfehlenswertes Gerät. Der Patient soll eine Abschaltvorrichtung, die an einer Alarmvorrichtung gekoppelt ist, in der Hand halten.

11.5 Der IR-Hellstrahler

Neben der reinen Wärmebehandlung erfolgt auch eine Abstrahlung von sicht-barem Licht, was meist auch der Seele des Patienten hilft.
Prinzip: Die Abstrahlung erfolgt im IR-A-Bereich, daher ist eine relativ tiefe Gewebeeindringtiefe zu erwarten. Das Wirkungsspektrum liegt im Grenzbereich Infrarot zum Rot des sichtbaren Lichts. Ca. 50% der Gesamtstrahlung liegen im IR-A-Bereich. Die Glühfäden der Lampen werden so stark erhitzt, daß sie

weißglühend werden. Deshalb senden solche Lampen neben dem unsichtbaren IR-Licht auch Strahlen aus dem sichtbaren Spektrum aus. Damit die dabei entstehende Helligkeit nicht irritiert, werden über spezielle Rotfilter ca. 70% des sichtbaren (weißen) Lichtes herausgefiltert. Der Rotfilter macht die Lampen also nicht zu Infrarot-Lampen, sondern dient lediglich als ein Filter.

Behandlungsdauer: Von 10–20 Minuten. Langsam die Behandlungszeit einschleichen.

Typische Behandlungsareale: Der Rücken, Gelenke, alte, schmerzhafte, eingekapselte Prozesse.

Risiken: Abgesehen von den Kontraindikationen handelt es sich um eine bewährte und sichere Technik.

Besondere Hinweise: Bewährte und erfolgreich einzusetzende Wärmetherapie. Der Patient soll eine Abschaltvorrichtung, die an eine Alarmvorrichtung gekoppelt ist, in der Hand halten.

11.6 Der IR-Dunkelfeldstrahler

Es handelt sich um eine Wärmeanwendung im IR-B-Bereich. IR-B-Strahler haben eine geringere Eindringtiefe und werden eingesetzt, wenn lediglich die oberen Hautschichten erreicht werden sollen.

Prinzip: Die abgegebene Wärme wird ohne sichtbares Licht abgestrahlt. Mit Hilfe eines Hochglanzreflektors wird auch die Abstrahlung von hinten und zur Seite in Patientenrichtung gelenkt. Der Patient sieht kein Licht, spürt also nur die Wärme. Die Abstrahlung liegt im Bereich IR-B und ist daher von der Eindringtiefe geringer als bei den Hell-Strahlern, die sich im Bereich IR-A befinden.

Behandlungsdauer: Von 10–20 Minuten. Langsam die Behandlungszeit einschleichen.

Typische Behandlungsareale: Der Rücken, Gelenke, alte, schmerzhafte, eingekapselte Prozesse. Eignet sich für die Ganzkörperbestrahlung.

Risiken: Abgesehen von den Kontraindikationen handelt es sich um eine bewährte und sichere Technik.

Besondere Hinweise: Es sind keine besonderen Vorteile gegenüber dem IR-Hellstrahler zu erkennen. Der Patient soll eine Abschaltvorrichtung, die an eine Alarmvorrichtung gekoppelt ist, in der Hand halten.

11.7 Das ultraviolette Licht

Ultra – als lateinische Vorsilbe wird übersetzt mit «jenseits», «mehr als das». Gemeint ist in diesem Zusammenhang der Strahlungsbereich «jenseits des noch sichtbaren Lichts». Während «Violett» die Grenzfarbe zum sichtbaren Licht ist, bezeichnet «Ultraviolett» den unsichtbaren Bereich «jenseits» des noch sichbaren violetten Sonnenlichts. Ultraviolett-Strahlung wird in drei unterschiedliche Strahlenarten unterteilt:

UV-C-Strahlung: 100–280 nm (kurzwelliges UV)
UV-B-Strahlung: 280–315 nm (mittelwelliges UV)
UV-A-Strahlung: 315–380 nm (langwelliges UV)
Das sichtbare Licht: 380 nm – 780 nm.

Die Behandlung mit ultravioletten Strahlen:

Prinzip der UV-Strahlenbehandlung: Die ultravioletten Strahlen haben hauptsächlich chemische Wirkung.

Zum Vergleich: Infrarot-Strahlen haben vor allem eine thermische Wirkung.

Die Wirkung der Ultraviolettstrahlung auf die Haut:

Die biologische Wirkung von UV-Strahlen besteht in fotochemischen Prozessen, die sich in der Hauptsache in der Epidermis und der Cutis abspielen. Bestimmte Aminosäuren, vor allem Histidin, werden durch die UV-Strahlung in Histamin und Histamin-Derivate umgewandelt. Diese Substanzen werden vom Organismus in den allgemeinen Kreislauf übernommen und wirken so im Körper wie eine allgemeine Histaminausschüttung.

Ferner soll unter der Einwirkung des UV die sog. Sulfhydril-Substanz (-SH) der oberflächlichen Hautschichten in ihrem Reduktionsvermögen verstärkt und intensiviert werden. Die Sulfhydril-Körper spielen im Körper eine bedeutende physiologisch-chemische Rolle bei der Reduktion körpereigener Substanzen.

Allgemein kommt es unter dem Einfluß von UV-Strahlung zur Bildung von Vitamin D aus dem in der Haut bereits in einer Vorstufe existenten Ergosterin (Provitamin D_2 wird durch UV-Licht im Körper in Vitamin D_2 umgewandelt). Andererseits wirkt UV-Bestrahlung antibakteriell, aber dadurch auch zelltoxisch. Es besteht die Gefahr, daß durch die antibakterielle Wirkung die Bakterien-Symbiose der oberen Hautschichten gestört wird. Dies hat wiederum einen ungünstigen Einfluß auf den Fettschutzfilm der Oberhaut. Austrocknung der Haut, Einrisse, Abschuppung können eine mögliche Spätfolge sein. Will man feststellen, welcher Prozentsatz des auf die Haut einfallenden UV-Lichts verschiedener Wellenlänge in die verschiedenen Hautschichten eindringt, stößt dies auf technische Schwierigkeiten:

In der Literatur werden daher recht unterschiedliche Angaben gemacht. Fest steht aber, daß UV-C wesentlich geringere Eindringtiefen aufzuweisen hat als etwa UV-A. Der größte Teil von UV-C wird in den Außenschichten der Haut resorbiert. UV-B bildet hier einen Übergang. Im ersten Absatz wurden die Allgemeineinwirkungen von allen UV-Strahlen zusammenfassend angesprochen. Aber: Jeder Anteil der UV-Strahlung (A, B und C) hat eine andere Wirkung auf die Haut.

1. UV-A-Strahlen

In der menschlichen Haut sind nur die Melanozyten zur Melaninbildung befähigt. Die Pigmentierung der Haut hängt von der Aktivität, nicht aber von der Anzahl der Pigmentbilder, den Melanozyten, ab. Zum Strahlenschutz reicht Melanin allein nicht aus, vielmehr ergibt erst die Verknüpfung des Melanins mit der Verdickung der Hornschicht und anderen Faktoren den notwendigen Hautschutz. Schon wenige Minuten nach der Bestrahlung mit langwelligem UV-A-Licht wird in der Haut eine Pigmentierung angeregt (Sofortpigmentierung, direkte Pigmentierung). Diese hält wochenlang an, ist aber nicht bei allen Menschen zu beobachten.

Medizinische Anwendungsbereiche der UV-A-Strahlen:

UV-A-Strahlen dienen der Behandlung entgleister Stoffwechselvorgänge in der Haut. Bei der Behandlung der Psoriasis wird die UV-A-Behandlung unterstützend eingesetzt. Psoriasis ist eine weltweit verbreitete Erkrankung der Haut.

Etwa 2–3% aller Europäer leiden an der Psoriasis. In Deutschland annähernd zwei Millionen Menschen. Im Norden ist der Anteil höher als in südlichen Breiten. Beide Geschlechter erkranken etwa gleich häufig.

Therapie: Die PUVA (= Psoralen + UV-A) ist eine Photochemotherapie der Psoriasis. Diese Methode wird etwa seit Anfang der 70er Jahre praktiziert (119). Der Patient erhält einen Photosensibilisator verabreicht und wird anschließend einer intensiven UV-A-Bestrahlung ausgesetzt. UV-A verursacht, wie bereits beschrieben, kein Hauterythem!

Photosensibilisatoren: Bereits seit dem 13. Jahrhundert sind lichtsensibilisierende Effekte aus Ägypten bekannt: Patienten wurden damals mit dem Samen der Pflanze Ammi Majus behandelt. Toxisch! Heute werden spezielle Medikamente genutzt, welche die wirksamen Bestandteile in toxisch unbedenklicher Form enthalten. Praktische Bedeutung hat hier vor allem das 8-Methoxypsoralen (8-MOP), wird heute synthetisch hergestellt.

Besondere Hinweise: Die Strahlen im Bereich von 350–370 nm gelten als die wirksamsten. Die Strahlen sollten weitgehend frei von UV-B sein! Für die Ganzkörperbestrahlung, besonders aber auch bei oraler Behandlung wird die Bestrahlung in Leuchtstofflampen-Kabinen vorgezogen, weil hohe UV-A-Bestrahlungsstärke bei guter Gleichmäßigkeit abgestrahlt wird, dabei kein UV-B abgegeben wird und die Temperatur in den Bestrahlungsgeräten dabei relativ niedrig liegt. Die Diskussionen um den therapeutischen Nutzen der PUVA halten an. Die PUVA kann sicher nur als eine ergänzende, unterstützende Therapie gewählt werden (siehe hierzu auch SUP im Abschnitt UV-B-Licht).

Filterung: Unerwünschte Strahlen-Anteile müssen herausgefiltert werden (neben UV-C, UV-B auch Licht und IR. Die meisten Hersteller bieten Geräte an, bei denen diese Bedingungen erfüllt worden sind.

2. Die UV-B-Strahlung

Medizinische Anwendungsgebiete der UV-B-Strahlen: UV-B-Licht wirkt schon in geringen Dosen antirachitisch, ist stoffwechselanregend und hat gleichzeitig eine regulierende Wirkung auf das vegetative Nervensystem.

UV-B-Licht wirkt allgemein belebend und gesundheitsfördernd. Die Strahlung fördert die Neubildung von Pigmentkörnchen, die dann bei einer weiteren UV-A-Strahlung dunkel gefärbt werden.

Die Anwendung von UV-Strahlen bei der Behandlung der Psoriasis:
Anders als die oben beschriebene PUVA arbeitet die SUP (selektive UV-Phototherapie) allein mit Strahlung, also ohne die Gabe eines lichtsensibilisierenden Medikaments.

Es wird mit UV-B-Strahlen behandelt, denn es spricht mittlerweile vieles dafür, daß ein therapeutischer Angriffspunkt in der Epidermis zu suchen ist und dort speziell in der Basalzellenschicht. Der günstigste Therapiebereich scheint zwischen 300 nm und 320 nm zu liegen. Dabei gilt natürlich: Möglichst viel UV-B einzustrahlen, ohne dabei ein Erythem auszulösen.

Sinnvoll erscheint heute auch die Kombination einer Soletherapie mit einer UV-B-Bestrahlung.

Insgesamt ist die Rezidivrate aber hoch.

Risiken und Nebenwirkungen: Als unerwünschter und bei höheren Dosen für die Haut schädlicher Nebeneffekt tritt bei UV-B-Strahlung ab einer Bestrahlungsdosis von 0,025 W/cm^2 (bei 297 nm) ein Erythem auf. Die Schwellendosis weist bei dieser Wellenlänge ein Minimum auf.

UV-A ruft kein Erythem hervor: Der Schwellenwert ist so groß, daß praktisch kein Erythem erzeugt wird.

Besondere Hinweise: UV-B-Strahlen im Bereich um 307 nm weisen nur den zehnten Teil der Erythemwirksamkeit auf, wie diese bei UV-B-Strahlen mit 297 nm zu erwarten ist.

Der Unerfahrene unterschätzt oft die Sonnenstrahlenwirkung, so daß selbst nach einer Strahlenexposition, die der Betroffene für harmlos hält, Symptome von Seiten des ZNS auftreten können: Meningismus u.a. (119).

Der menschliche Körper hat besonders exponierte Stellen, die bei starker Strahlenbelastung zuerst mit einem Sonnenerythem reagieren:

– Stirn – Nasenrücken – Ohren, – Lippen – Kinn – Schultern – Rücken – Brüste – Gesäß – Fußrücken.

Die menschliche Haut ist ein Spiegel der Gesundheit und des Alters, aber auch ein «Sammelbecken» eines meist zu intensiven «Sonnenbadens». Falten, Altersflecken und eine «durchscheinende» Pergamenthaut sind die ersten sehr deutlichen Hinweise auf das beschleunigte Hautaltern, das insbesondere durch zu häufiges und zu langes UV-Bestrahlen verursacht wird.

Ein Sonnenbrand (Sonnenerythem) ist die akute Folge einer intensiven übermäßigen Sonnenbestrahlung. Das Erythem macht sich meist sehr deutlich durch Rötung, Ödeme, Pruritus oder sogar schon erste Blasenbildung bemerkbar. Sich immer wiederholende Sonnenbrände summieren sich und festigen die Schäden an den Hautzellen. Die von der Sonnenstrahlung verbrannten Hautareale altern nicht nur vorzeitig, sondern sind auf Dauer gesehen auch anfälliger für verschiedene Hautkrebserkrankungen (119). Bei einem ausgedehnten UV-Erythem oder Sonnenbrand kommt es gelegentlich zu Allgemeinsymptomen mit hohem Fieber, ohne die schweren Folgen einer Verbrennung.

Auch soll an die Strahlenüberempfindlichkeit durch Arzneimittel, Pflanzen und verwandte Stoffe erinnert werden. Vor einer ausgedehnten UV-Bestrahlung sollte der Patient immer nach solchen Möglichkeiten befragt werden. Welche Pflanzen als Photosensibilisatoren bzw. welche Medikamente und verwandten Stoffe dafür in Frage kommen, entnehmen Sie bitte den Lehrbüchern der Dermatologie.

Wirkung auf das Auge: UV-Strahlung kann nicht nur Entzündungen der Haut, sondern auch der Konjunktiva der Augen hervorrufen. Es handelt sich dabei um eine Karatokonjunktivitis, die mit einer Latenzzeit von einigen Stunden auftritt.

3. Die UV-C-Strahlen

Anwendungsgebiete: Die Hauptwirkung der UV-C-Strahlen ist eine chemische. Vor allem sind hier zu nennen der Aufbau von Vit. D aus den Provitaminen, die keim- und bakterientötende Wirkung (z.B. Einsatz in Luftentkeimungsgeräten und zur Sterilisation) und die Bildung von Ozon (O_3) aus dem in der Atemluft enthaltenden O_2, Aufbau von Histamin aus Histidin.

Risiken: Es besteht die Gefahr, daß durch die bakterienabtötende UV-C-Strahlung die natürliche Bakterienbesiedlung der Haut gestört wird. Gefahr einer Hautaustrocknung, Einrisse, Abschuppungen können die Folge sein. Augenbindehautentzündungen, wenn ohne Augenschutz behandelt wird.

Form der klinischen Anwendung: Die Behandlung mit künstlichen UV-Strahlern.

Allgemeine Hinweise zur Behandlung mit UV-Strahlen

1. In der Regel wird mit einer geringen Dosis und einer Behandlungsdauer von 30 Sekunden angefangen. Die maximale Behandlungsdauer sollte 3 Minuten nicht überschreiten.
2. Auf den Abstand der Strahler, der Strahlerfläche und der Abdeckung der Umgebung ist zu achten.
3. Patient und Behandler müssen immer einen Augenschutz tragen.
4. Der genaue Strahlerabstand ist zu ermitteln und genau einzuhalten.
5. Die Strahlerposition bei einer Ganzkörperbestrahlung sollte sich etwa im Bereich des Nabels befinden. Der Einstrahlwinkel ist dabei senkrecht zu wählen.
6. Die Einbrennzeit des Brenners ist zu beachten. Diese beträgt in der Regel einige Minuten und ist von Gerätetyp zu Gerätetyp unterschiedlich. Gebrauchsanleitung beachten!
7. Die Behandlungszeit muß exakt eingehalten werden (Kurzzeitwecker, sofern das Gerät keine fest installierte Uhr besitzt).
8. Der Behandlungsraum ist nach der Therapie gut zu lüften. Durch den Betrieb des Brenners entsteht giftiges Ozon.
9. Gebrauchsanleitung sorgfältig beachten, insbesondere auch in Bezug auf die Betriebszeit des Brenners. Nach etwa 1000 Stunden sind die meisten Brenner verbraucht.
10. Zeichen der Überdosierung sind:
    – Hautjucken
    – Schlaflosigkeit
    – Herzklopfen.
11. Außerdem sind die unterschiedlichen Hauttypen bei der Einstellung der Strahlendosis zu berücksichtigen:

Im Grunde können wir 4 unterschiedliche Hauttypen unterscheiden. Berücksichtigt wird bei der Unterscheidung die Hautreaktion auf eine 30 Minuten andauernde Besonnung der unvorbereiteten Haut im Juni.
Typ 1: Helle Haut und sehr helle (rote) Haare: Dieser Hauttyp wird niemals braun und bekommt immer einen Sonnenbrand.
Typ 2: Helle Haut und helle Haare: Dieser Hauttyp bekommt immer einen Sonnenbrand, entwickelt aber eine schwache Bräunung.
Typ 3: Helle bis mitteldunkle Haut, dunkle Haare. Diese Menschen entwickeln einen leichten Sonnenbrand und eine gute Hautbräunung.
Typ 4: Dunkle Haut und dunkle Haare. Der Hauttyp kennt keinen Sonnenbrand und entwickelt immer eine kräftige Bräunung.

Die Indikationen einer UV-Bestrahlung ergeben sich aus der Wirkung der UV-Strahlen:
– Steigerung der Abwehrkräfte
– Behandlung bei verschiedenen Hauterkrankungen (Akne, Psoriasis, Prämykose, Hauttuberkulose u.a.)
– Förderung der Hautdurchblutung durch photochemische Produktion des vasoaktiven Histamin
– Beschleunigung der Hautregeneration durch eine vermehrte Zellteilung
– Stärkung der immunologischen Vorgänge

— deutliche Verbesserung der allgemeinen körperlichen Leistungsfähigkeit, vermutlich über verbesserte Regulation des vegetativen Nervensystems und einer verbesserten Verwertung des Laktats (Endprodukt der Milchsäure)
— Bildung eines natürlichen Lichtschutzfaktors über eine Verdickung der Hornschicht
— bei Osteoporose
— bei der hypochromen Anämie
— zur Rachitisprophylaxe/Therapie
— zur Behandlung saisonbedingter Psychosen (SAD)
— zur Behandlung des Jet-Lag-Syndroms und den Folgen der Schichtarbeit: Hier vor allem einzusetzen, um die verschobenen Schlaf/Wachperioden zu normalisieren.

Die Kontraindikationen der UV-Bestrahlung

— hochakute fieberhafte Zustände
— akuten Infektionskrankheiten
— Hyperthyreose
— Lupus erythematodes
— Tumoren im Bestrahlungsfeld
— Blutungsgefahr
— nach Radiatio
— Lichtdermatosen
— schwere Herz-, Nieren- und Lebererkrankungen.

11.8   Der Therapielaser in der Medizin

Die Lasertherapie mit einem Softlaser ist eine sanfte, angenehme Therapie, schmerzlos und aseptisch. Die Handhabung ist einfach und ungefährlich. Die Laserstrahlen können im Gegensatz zu anderen Methoden zur Behandlung tieferliegender Krankheitsherde eingesetzt werden, ohne dabei die Hautoberfläche oder angrenzende Gewebe zu schädigen.
Der Begriff Laser stammt aus dem englischen Sprachraum und bedeutet übersetzt: «Light Amplification by Stimulated Emission of Radiation», also etwa Lichtverstärkung durch stimulierte Strahlungsemission.
Der erste funktionierende Laser wurde im Jahre 1960 in Betrieb genommen. Lichteinstrahlung im Wellenlängenbereich von 400–800 nm kann durch entsprechende Verstärker zu einem monochromatischen sehr intensiven Lichtstrahl gebündelt werden. Atome und Moleküle sind unter bestimmten Bedingungen in der Lage, einen energetisch angeregten Zustand einzunehmen. Diese Anregung wird unter Zufuhr von Energie in elektrischer oder elektromagnetischer Form aufrechterhalten. Angeregte Atome sind bestrebt, ihren Grundzustand wieder zu erreichen. Dies geschieht unter Freisetzung von Photonen. Die dabei entstehende Strahlung kann durch geeignete Spiegel verstärkt werden und tritt dann an dem Spiegel aus, der nur Licht mit einer bestimmten Energie durchläßt.

Die besonderen Eigenschaften des Laserlichts:
— Laserlicht ist monochromatisch: Alle elektromagnetischen Wellen, die den Lichtstrahl bilden, sind von der gleichen Wellenlänge und somit von der gleichen Farbe.
— Laserlicht ist kohärent: Die Wellen sind alle phasengleich. Laserlicht besitzt nur eine sehr geringe Divergenz: Laserstrahlen sind nicht nur phasengleich, sondern auch gebündelt, sie divergieren nicht bzw. nur sehr viel geringer, als dies z.B. bei einer Glühlampe der Fall ist.
— Laserstrahlen haben eine verstärkte Helligkeit.

Die verschiedenen Laserarten:
Damit eine Laserstrahlung erzeugt werden kann, müssen spezielle Materialien verwendet werden:
— Festkörperlaser: z.B. Rubinlaser
— Flüssigkeitslaser: Farbstofflaser
— Gaslaser: Helium-Neon-Laser, CO_2-Laser, Argon-Laser.
Je nach Leistungsabgabe wird zwischen Soft- und Power-Lasern unterschieden. Power-Laser werden z.B. in der Chirurgie verwendet.
Die Helium-Neon-Laser-Therapie ist seit einiger Zeit bekannt, doch der Zusatz des Infrarot-Lasers eröffnet neue Behandlungsperspektiven. Die Infrarot-Laserdiode hat im direkten Vergleich zum HeNe (Helium-Neon-Laser) unterschiedliche Anwendungsbereiche:
Mit dem IR-Laser ist es möglich, mit einer Wellenlänge von 904 nm (Nanometer) auch in tiefere Hautschichten (1 cm) vorzudringen, ohne dabei einen Temperaturanstieg hervorzurufen. Andere Quellen sprechen von bis zu 5 cm (Felas Laser Information 1993).
Laserlicht mit seinen typischen Eigenschaften zerfällt dabei sehr rasch im menschlichen Gewebe. Daher ist meist die Eindringtiefe auf etwa einen Zentimeter beschränkt. Eine noch höhere Eindringtiefe wäre automatisch mit einer entsprechend gesteigerten Leistungsabgabe verbunden, die wiederum aber auch eine größere thermische Belastung des Gewebes nach sich ziehen würde.

Klinische Wirkungen von Laserlicht:
Bekannt ist nach schwedischen Vorarbeiten der Photonenabtransport über venöse Transportbahnen. Wie weit es dabei zu einer Anregung der Mitochondrien kommt, kann allerdings zur Zeit noch nicht sicher belegt werden. Nach Popp kommt es über Laserstrahlen zu einer Regulation der Eigenschwingung der Zelle. Inwieweit heliotrope Mechanismen wie bei den grünen Pflanzen auch bei Menschen eine Rolle spielen, läßt sich zur Zeit nur vermuten.

Zusammenfassung der biologischen Effekte durch Laserlicht

Beschleunigung der Blutzirkulation über eine Erweiterung der Kapillaren und Arteriolen, Abschwellen von Ödemen über eine Senkung des intrakapillaren Drucks mit daraus größerer Absorptionsfähigkeit der Gewebstrukturen, Erhöhung der Wahrnehmungsschwelle von algotrophischen Nervenendigungen, erhöhte ATP-Bildung (ca. 150%) durch Beschleunigung des Reduktionsvorganges in der Atmungskette.

Anwendungsgebiete

- *Haut und Schleimhäute:* Sämtliche Formen der Dermatosen, alle Herpesformen, Erytheme, Ekzeme, Nachbehandlung von OP-Narben, Wundbehandlung, Ulcera, Förderung der Wundheilung durch kollaterale Gefäßneubildung.
- *Stütz- und Bewegungsapparat:* Knochenregeneration, beschleunigte Kallusbildung, Knorpelschäden, Traumen u. a.
- *Schmerzbehandlung:* Das ZNS wird durch die monochromatischen, kohärenten Laserstrahlen stimuliert. So heilen Nervenläsionen und Schädigungen nach Verletzungen und chirurgischen Eingriffen schneller.
- *HNO-Bereich:* Bei allen entzündlichen Prozessen im Bereich des Rachens, der Nebenhöhlen und der Nase wirkt das Laserlicht entzündungshemmend und schmerzlindernd: Halsentzündungen, Nebenhöhlenaffektionen, Tonsilitis.
- *Akupunktur:* Über gute Erfolge wird in der Literatur über die Laserakupunktur berichtet.

Risiken und Nebenwirkungen

Bei sachgerechter Handhabung und Beachtung der medizinischen Geräteverordnung (Med. GV) sind keine Nebenwirkungen bekanntgeworden.
- Die Augen dürfen niemals bestrahlt werden.
- Schutzbrille tragen (Patient und Behandler),
- Anleitung der Gerätehersteller beachten.

11.9 Wärmebehandlung mit der Hochfrequenztherapie

Jeder fließende Strom erzeugt in seiner näheren Umgebung gleichzeitig ein Magnetfeld. Jedes sich zeitlich verändernde Magnetfeld erzeugt als Reaktion wiederum einen elektrischen Stromfluß (elektrisches Feld).
Wird nun Stromfeld gepulst, also rhythmisch verändert, so entsteht daraus eine sich ständig wiederholende Wechselwirkung zwischen den beiden genannten Feldern.
Diese Wechselwirkung wird als «elektromagnetische Welle» oder als «elektromagnetische Strahlung» bezeichnet und pflanzt sich auch räumlich fort.
Je nach der ursprünglichen Frequenz (Schwingungszahl/Sekunde) eines Schwingungserzeugers handelt es sich um niederfrequente oder hochfrequente Strahlung. Die gesamte Spanne der möglichen Frequenzen wird Spektrum genannt. Je höher die Frequenz, desto kürzer ist die Wellenlänge, und um so größer ist die Energie.
Bekannt ist die Röntgenstrahlung: Es handelt sich bei der Röntgenstrahlung um extrem kurzwellige Strahlung, also energiereiche elektromagnetische Strahlung. Die Wellenlänge liegt etwa zwischen 10–8 m und 10–12 m. Das entspricht einem Frequenzbereich von 3×1016 Hz bis 1020 Hz.
Das Röntgenspektrum reicht dabei vom kürzesten Ultraviolett (UV-C 100 nm) bis in den Bereich der Gammastrahlen.
Auch die kosmische Höhenstrahlung, die sich aus vorwiegend positiv geladenen Atomteilchen (Protonen) zusammensetzt, gilt als sehr energiereich, wird aber

weitgehend in den oberen schützenden Schichten der Erdatmosphäre herausgefiltert.

Die Energiemenge, übertragen von elektromagnetischer Strahlung, wird aber nicht allein von der Frequenz bestimmt, sondern insbesondere auch von der Stahlungsintensität.

Wirkung: Die Allgemeinwirkung der HF-Therapie zeigt sich in einer deutlichen Erwärmung der Körpertemperatur. Als Reaktion auf die kräftige Hyperämie läßt sich eine starke Erweiterung aller kleinen Blutgefäße nachweisen. Die vermehrte Durchblutung hat als Folge ein vermehrtes Auftreten der für immunologische Vorgänge bedeutsamen Leukozyten im behandelten Körperareal. Gleichzeitig verlassen die Leukozyten die Blutbahn und gelangen in das umgliegende Gewebe (Diapedese).

Auch werden weitere Reaktionen des Immunsystems ausgelöst, so die Steigerung der Phagozytose und eine Anregung der Lymphangiomotorik mit einer Beschleunigung des Lymphabflusses. Im Gegensatz zu den Wirkungen elektrischer Gleichstromfelder und niederfrequenter Ströme tritt bei der Anwendung hochfrequenter Ströme eine elektrische und chemische Reizwirkung nicht auf. In diesem Zusammenhang möchte ich an die Gefahren der Laugen- bzw. Säurebildung unter den Elektroden bei der Gleichstromapplikation erinnern.

Der spezifische Widerstand der einzelnen Gewebearten beeinflußt die Wellenlänge. Die Wellenlänge wird in verschiedenen Geweben unterschiedlich verändert.

So beträgt die Wellenlänge einer elektromagnetischen Schwingung von 400 MHz in der Luft = 75 cm, im Fettgewebe 30 cm, in der Lunge 12 cm, in der Leber und im Muskel 10 cm, im Blut 9 cm und im Wasser lediglich noch 8,3 cm. Eine sog. Mikrowelle von 2450 MHz hat in der Luft eine Wellenlänge von 12,7 cm, in Fettgewebe ca. 4 cm und im Muskelgewebe lediglich 1,5 cm (48).

Der Mensch besteht zu einem großen Anteil aus Wasser, das ein sog. Dipolmolekül ist und zwangsläufig bei einer jeden Behandlung vom Hochfrequenzfeld beeinflußt wird.

Das Wassermolekül besteht aus einem Sauerstoffatom und zwei Wasserstoffatomen. Bei der Molekülbildung des Wassers (H_2O) werden die beiden Elektronen der Wasserstoffatome in die Elektronenhülle des Sauerstoffatoms hereingezogen. Dadurch ergibt sich eine Verschiebung der Ladungsverhältnisse. Das Sauerstoffion ist durch diese Ladungsverschiebung der Wasserstoffelektronen negativer geworden, die Wasserstoffionen durch die Freilegung ihrer Elektronen positiver. Durch die markante Polung werden die Moleküle von den Feldkräften in eine bestimmte Ausrichtung gezwungen (vgl. die Kräfte eines Magneten). Die «Ausrichtung» ist frequenzabhängig! Die Frequenz beträgt zum Beispiel bei der Mikrowelle 30 Millionen Mal pro Sekunde!

Das bedeutet: Die Wassermoleküle müssen sich 30 Millionen Mal in der Sekunde jeweils wieder neu ausrichten. Die Ausrichtung bedeutet Bewegung und damit Wärme. Die nicht polaren (nicht Dipole) werden im Hochfrequenzfeld lediglich deformiert, erfahren somit eine innere Verschiebung.

Dringen die elektromagnetischen Wellen in das Körpergewebe ein, werden diese in der Fortpflanzungsrichtung gedämpft. Die Erwärmung der Gewebe ist auch von der Durchblutung der Areale abhängig: Je besser ein Gewebe durchblutet ist, desto deutlicher ist der Wärmetransport durch Konvektion.

Anwendungsgebiete: Die Hochfrequenz wird in der Therapie im wesentlichen zur Erzeugung von Wärme genutzt. Es ist daher kein Zufall, wenn ein großer Teil der möglichen Indikationen mit anderen einfacheren Methoden der physikalischen Therapie zusammenfällt.

Was die Hochfrequenztherapie jedoch von anderen Methoden unterscheidet ist die Möglichkeit, eine weitaus höhere und unmittelbarere Tiefenwirkung zu erzielen. Andere Verfahren der physikalischen Therapie erwärmen meist nur die oberen Hautschichten. Auch werden tiefe Organe, sofern diese im Feld liegen, mit betroffen.

Die Hyperämie der Haut geht nicht auf Kosten der Muskeldurchblutung.

Risiken und Nebenwirkungen: In entsprechend abgekapselten Organen, Auge, Gallenblase, Harnblase, kann durch den verringerten Wärmetransport indirekt eine Gefahr für die betreffenden Organe ausgehen, denn die Wärmeabstrahlung ist bei den gekapselten Organen geringer, daher besteht hier immer die Gefahr einer Überwärmung.

Gefahr durch Metalleinschlüsse!

Die Behandlungen erfordern genaue Sachkenntnisse und Sorgfalt! Die Gefahr von Verbrennungen ist auch bei Beachtung der Sicherheits- und Vorsichtsmaßnahmen nicht auszuschließen. Die Anweisungen der Hersteller sind im Einzelfall genau zu beachten!

Form der Anwendungen:
− Ultrakurzwellen
− Dezimeterwellen
− Kurzwelle (= unterer Bereich der Dezimeterwelle).

Bei hochfrequenten Strömen erfolgt die teilweise Umsetzung der abgestrahlten Energie in Wärme. Die Umwandlung ist direkt abhängig von der eingesetzten Frequenz.

27,12 MHz	(11, 062 m)	Kurzwelle (HF)
433,92 MHz	(0, 69 m)	Dezimeterwelle (UHF)
2450 MHz	(0, 122 m)	Mikrowelle (SHF)

Die Wirkung der hochfrequenten elektromagnetischen Strahlung im Gewebe ist sowohl von der gewählten Frequenz (Wellenlänge siehe auch oben) als auch von der Applikationstechnik abhängig.

Problemstellung dabei: Je tiefer die zu bestrahlenden Organe unter der Haut liegen, desto größer werden die Schwierigkeiten, diese Organe optimal mit den Wärmestrahlen ansprechen zu können, ohne die vorgelagerten Fett- und Muskelschichten thermisch unzulässig hoch belasten zu müssen. Von entscheidender Bedeutung für die Wahl einer der drei Hochfrequenzformen ist die relative Eindringtiefe der Strahlen oder besser: Das durch die Bestrahlung maximal zu erreichende Temperaturprofil innerhalb der bestrahlten Gewebeschichten. Das Temperaturprofil innerhalb der bestrahlten Gewebeschichten zeigt deutlich, in welchen Geweben die Bestrahlung wirksam wird. Es zeigt aber auch, in welchen Geweben mit einer unerwünschten Temperaturerhöhung zu rechnen ist (**Abb. 30**).

Beispiel: Die Kurzwelle erzeugt im Kondensatorfeld eine relativ hohe Erwärmung des Unterhautfettgewebes, aber bedingt durch die Durchflutung des Gewebes zwischen den beiden Kondensatorfeldelektroden auch eine recht gute Tiefenwirkung. Im Spulenfeld der Kurzwelle wird vorwiegend elektrisch leitfähiges Gewebe, hier also die oberen Muskelschichten, erwärmt.

Relative Erwärmung

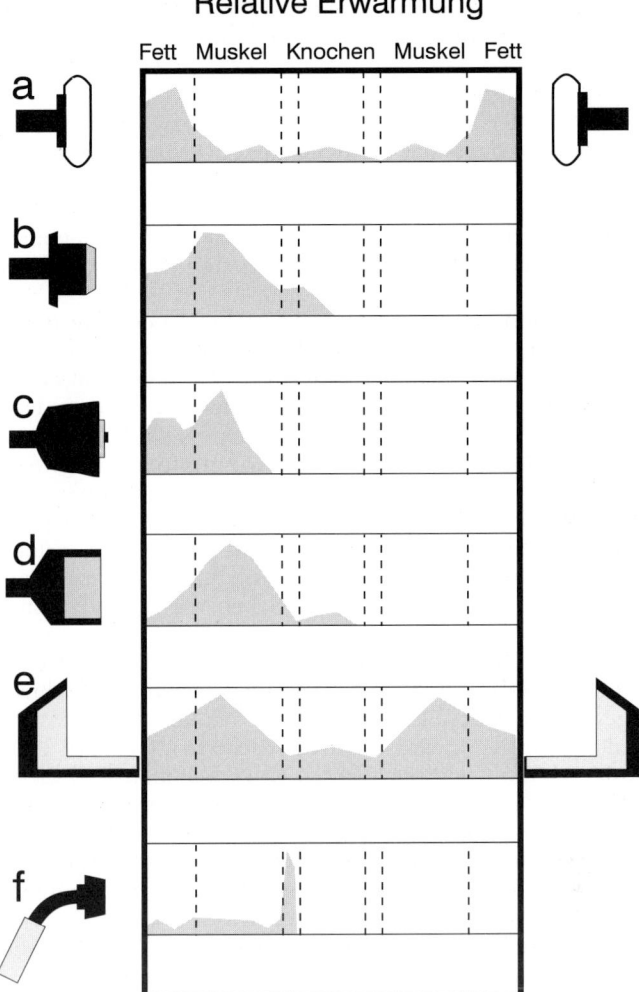

Abb. 30: Temperaturprofil innerhalb der bestrahlten Gewebeschichten bei verschiedenen Hochfrequenzformen: **a)** Kurzwellenbestrahlung (Kondensatorfeld) **b)** Kurzwellenbestrahlung (Spulenfeld) **c)** Mikrowellenbestrahlung **d):** Ultra HF Bestrahlung mit Rundstrahler **e)** Ultra-HF-Bestrahlung **f)** Ultraschall.

Die Mikrowelle wird vor allem in den wasserhaltigen Hautschichten absorbiert. Die restliche Strahlung durchdringt das darunterliegende Unterhautfettgewebe und wird dann rasch in den oberen Muskelschichten in Wärme umgewandelt. Die Dezimeterwelle durchdringt Haut- und Unterhautfettgewebe und erwärmt vorwiegend die darunterliegenden Muskelschichten, aber auch elektrisch leitfähiges Gewebe tieferliegender innerer Organe. Die Dezimeterwelle eignet sich besonders zur Tiefenbestrahlung innerer Organe und großer Gelenke und Muskelschichten.

Die Kurzwelle

Die Kurzwellen besitzen die Wellenlänge 11,062 m und die Frequenz 27,120 MHz.

Bei der Anwendung des Kurzwellen-Kondensatorfeldes durchflutet die HF-Energie den ganzen Körperbereich, der sich zwischen den beiden angelegten Plattenelektroden befindet. Im gesamten durchfluteten Bereich bildet sich therapeutische Wärme.

Die Wärmeverteilung im Gewebe ist abhängig von der gewählten Methode und dem Zustand und der Beschaffenheit des durchfluteten Gewebes.

Es ergeben sich Unterschiede hinsichtlich der Wärmebildung zwischen dem Unterhautfettgewebe und der gut durchbluteten Muskulatur: Das Unterhautfettgewebe erwärmt sich um den Faktor 9 stärker als die Muskulatur. Der Temperaturverlauf zeigt insgesamt eine Tiefenerwärmung mit der o.g. Fettbelastung (**Abb. 30**).

Anwendungsbereiche: Zur Durchblutungssteigerung im Körpergewebe (Hyperämie). Die vermehrte Durchblutung führt zu einer verbesserten Ernährung des Gewebes infolge der vermehrten Zufuhr von Sauerstoff, immunologisch aktiven Elementen und Nährstoffen. Dadurch erleben wir sekundär eine Anhebung des Gewebe-pH-Wertes.

Die Behandlung im Kondensatorfeld der Kurzwelle kann mit zwei verschiedenen Elektrodentypen durchgeführt werden: Die Auswahl der Elektroden richtet sich in der Regel nach der Beschaffenheit des Behandlungsgebietes.

a) Anwendung mit Kondensator-Abstandselektroden (auch genannt: Glasschalenelektroden, Luftabstandselektroden oder Schliephake-Elektroden). Sie sind günstiger als die Weichgummielektroden am Körper des Patienten zu fixieren.

Oberflächentherapie des Haut- und Unterhautfettgewebes: Die Anlage erfolgt hier so, daß mit einem kleinen Abstand zwischen Elektrode und Haut auf der Behandlungsseite gearbeitet wird, dagegen auf der gegenüberliegenden Seite mit einem deutlich höheren Abstand angelegt wird.

Tiefentherapie: Hierbei sollen innere Organe und Gelenke behandelt werden. Anlage erfolgt mit einem großen Abstand auf beiden Seiten der Strahler.

Besondere Hinweise: Es ist darauf zu achten, daß bei der Applikation verschiedener Elektroden-Ausführungen die Kondensator-Elektroden sich möglichst parallel gegenüberstehen und daß die Zuführungskabel zu den Elektroden frei von jeder Ankoppelungsmöglichkeit sind.

Risiken: Cave: Augen

b) Anwendung mit Weichgummielektroden: Die Fixierung der Weichgummielektroden gestaltet sich in der Praxis etwas schwierig. Die Weichgummielektroden müssen in der Regel mit Sandsäcken oder Spannbändern am Patienten befestigt werden. Der notwendige Haut-Elektroden-Abstand wird durch die Unterlage von Filzplatten erzielt.

Meist sind die Gummielektroden aber auch mit Noppen versehen, die dann zusätzlich die notwendige Distanz bilden.

Oberflächentherapie des Haut- und Unterhautfettgewebes: Die Anlage erfolgt hier so, daß mit einem kleinen Abstand zwischen Elektrode und Haut auf der

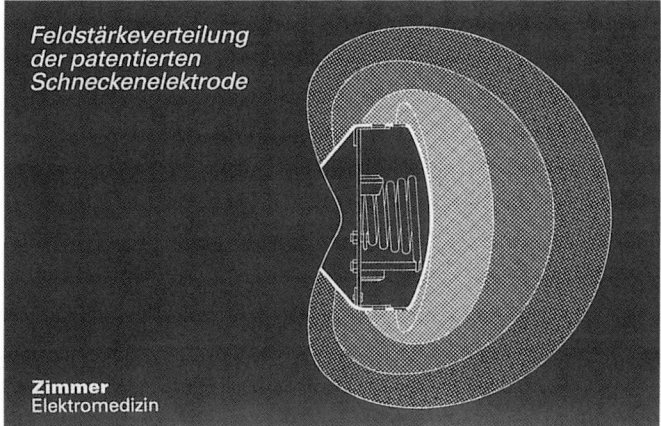

Feldstärkeverteilung der patentierten Schneckenelektrode

Zimmer Elektromedizin

Abb. 31: Feldstärkeverteilung bei der Kurzwellenbehandlung mit einer Schneckenelektrode. Durch die Richtwirkung werden Patient und Bedienungspersonal geringer belastet (Bild: Zimmer Elektromedizin).

Behandlungsseite gearbeitet wird, dagegen auf der gegenüberliegnden Seite mit einem deutlich höheren Abstand angelegt wird.
Tiefentherapie: Hier sollen innere Organe und Gelenke behandelt werden. Anlage erfolgt mit einem großen Abstand auf beiden Seiten der Strahler.

Das Kurzwellen-Spulenfeld

Synonym: «Wirbelstromtherapie»
Läßt man den Strom des Hochfrequenz-Generators durch eine Spule fließen, die sich als metallische Spule in einem Isoliergehäuse befindet (Diode = monopolar oder Gegenelektrode, daher auch die Bezeichnung Monode gebräuchlich, Diplode) und auf der Patientenhaut aufliegt oder die aus einem «Induktionskabel» gewickelt dem Patienten aufgelegt wird, so entsteht um diese Spulen herum ein hochfrequentes magnetisches Wirbelfeld (**Abb. 31**). Dieses dringt mit abnehmender Intensität in den zu behandelnden Körperabschnitt ein und setzt sich im Körper in Wärme um. Die Einwirkung des Kurzwellenspulenfeldes ist auf das oberflächliche, in der Regel flüssigkeitsreiche Gewebe begrenzt (meist die Muskulatur). Die Eindringtiefe der Strahlung liegt im Schnitt bei 8 cm, wobei eine Gewebefettstärke von 4 cm angenommen wird.
Das Fettgewebe wird insgesamt nur sehr gering erwärmt. Bei der Kurzwellentherapie im Spulenfeld werden die zu behandelnden Areale dem magnetischen Feld einer von einem Hochfrequenzstrom durchflossenen Spule ausgesetzt (**Abb. 32**). Durch die dabei entstehenden Wechselfelder werden Wirbelströme im Körper induziert, die dann über die Dipol-Wassermoleküle Wärme erzeugen.
Wird das Induktionskabel um eine Extremität mehrfach herumgeschlungen, so ergibt sich eine sehr gleichförmige Längsdurchströmung mit Hochfrequenzenergie.

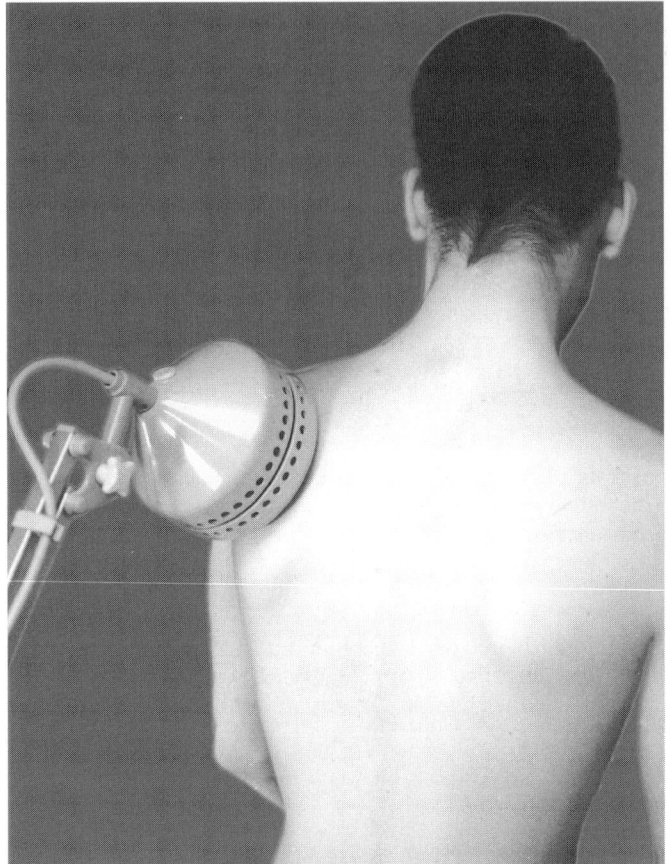

Abb. 32: Beispiel einer Kurzwellenbehandlung (Thermo, Zimmer Elektromedizin).

Dosierung und Behandlungsdauer: Maßgebend für die Dosierung ist die Wärme-empfindlichkeit des Patienten. Eine noch erträgliche Erwärmung darf nie über-schritten werden, eine gerade noch spürbare Erwärmung möglichst nicht unter-schritten werden. Hitzegefühl oder gar ein brennender Schmerz während der Behandlung weisen auf eine Überdosierung hin! Bei Entzündungen gilt: Die Dosis, also Intensität × Behandlungsdauer, soll um so kleiner gewählt werden, je akuter die Entzündung ist und um so größer, je chronischer diese ist. Chronische Zustände am Stütz- und Bewegungsapparat erfordern meist stärkere Wärmeein-heiten. Die Dauer einer Behandlung beträgt in der Regel 10–20 Minuten.
Besondere Hinweise, Risiken und Nebenwirkungen: siehe Zusammenfassung am Ende dieses Kapitels zur Kurzwelle, Mikrowelle, Dezimeterwelle.

Zusammenfassung

Die Kurzwelle schneidet von der Gewebeerwärmung nicht so günstig ab, wie diese bei der nachstehend beschriebenen Mikrowelle der Fall ist. Die Anwendungsbreite ist bei der Mikrowelle größer. Beide Therapieformen, also Kurzwelle und Mikrowelle, sind eng miteinander verwandt, und es gelten daher die Sicherheits- und Warnhinweise vergleichbar mit der Mikrowelle.

Die Mikrowelle

Mikrowellen sind sehr kurze elektromagnetische Wellen (etwa 12,2 cm Wellenlänge, Frequenz = 2450 MHz). Als Oszillatoren werden für diese Geräte Magnetfeldröhren, sog. Magnetrons, verwendet. Die Übertragung der Mikrowellen erfolgt über einen Strahler, der eine kleine Sendeantenne enthält. Der Strahler wird auf das zu behandelnde Körperteil gerichtet. Die Mikrowellenstrahlung dringt in das Körpergewebe ein und wird dort unter Entwicklung von Wärme absorbiert.

Im Gegensatz zu der Kurzwellentherapie wird bei der Mikrowellen-Behandlung die Muskulatur stark, das Fettgewebe dagegen gering aufgewärmt. Im Kurzwellen-Kondensatorfeld kann wegen der erheblichen Wärmebelastung des Fettes nur ein recht geringer Teil der applizierten Dosis in die Muskelschichten abgeführt werden. Im Mikrowellen-Strahlungsfeld dagegen ist die Erwärmung des Fett- und Knochengewebes zu vernachlässigen. Dadurch kommt es vor allem in der gut «durchsafteten» Muskulatur zu der therapeutisch erwünschten Erwärmung. Damit sind dann auch genau die therapeutischen Ziele erreicht: Durch die stärkere Erwärmung kommt es reflektorisch zu einer deutlichen Zunahme der Blutzirkulation und zu einer Steigerung der Stoffwechselleistungen in den bestrahlten Gebieten.

Zur Anwendung kommen Strahler jeder Größe: Von der Punktbehandlung bis hin zu der Flächenbestrahlung großer Körperareale. Moderne Geräte verfügen über umschaltbare Strahler, die die einfache Anpassung an das zu bestrahlende Areal ermöglichen (**Abb. 33**).

Die notwendigen Strahler

a) Der Rundfeldstrahler: Es handelt sich bei einem Rundfeldstrahler um einen sogenannten Distanzstrahler.
Anwendung bei allen lokal begrenzten Krankheitsprozessen (Schulter- und Kniegelenk, Kiefergelenk, Unterarm-, Handwurzelbereich, Sehnenscheidenentzündungen etc.)

Behandlungsabstand

Der Abstand zwischen Strahler und Körper des Patienten sollte etwa 10 cm betragen. Bei einem größer gewählten Abstand wird die abgestrahlte Leistung auf ein größeres Areal verteilt. Dadurch wird natürlich auch die eingestrahlte Wärmebildung lokal betrachtet geringer.

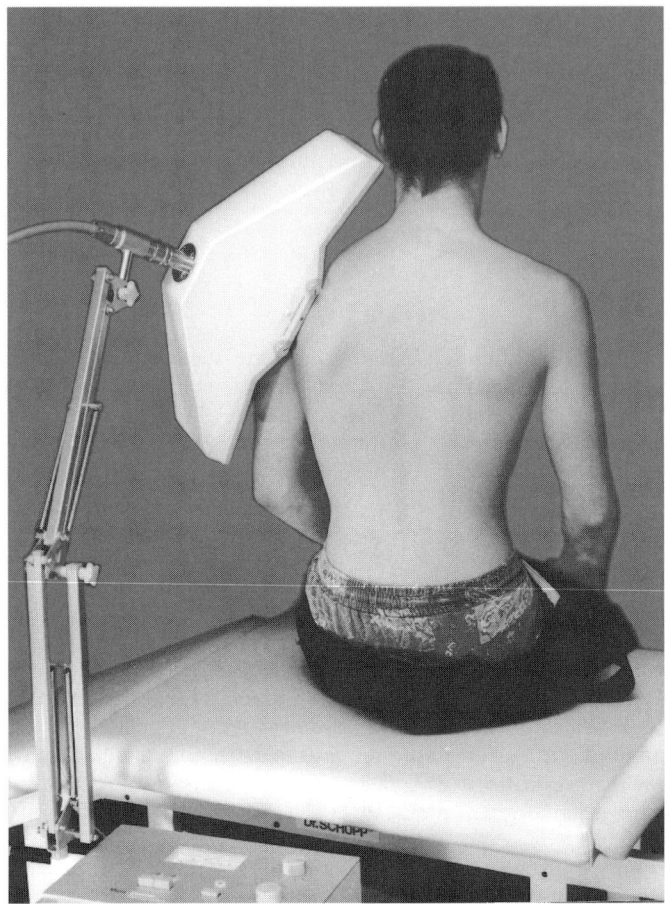

Abb. 33: Mikrowellenbestrahlung mit variablem, umschaltbarem Strahlenfeld zur Anpassung an das gewünschte Körperareal (Mikro 2, Zimmer Elektromedizin).

Behandlungsdauer: Unterschiedlich, je nach Art der Erkrankung werden Zeiten bis zu 20 Minuten benötigt. Im Durchschnitt sind aber 10–15 Minuten bei mittlerer Leistungsabgabe (150 W) ausreichend.

b) Der Focusstrahler: Es handelt sich hierbei um einen Kontaktstrahler.

Anwendung bei: Hals-, Nasen-, Ohren-Erkrankungen, z.B. bei einem Peritonsillar-Abszeß, Speicheldrüsenentzündung, Paukenhöhlenerguß u.a.

Behandlungsabstand: Der Strahler muß während der Behandlung nahezu auf dem Gewebe aufliegen.

Behandlungsdauer: Unter 10 Minuten, bei einer niedrigen Leistungsabgabe (bis 50 W).

Anzahl der Behandlungen: Es sollten im Schnitt 8 Sitzungen angesetzt werden.
c) Der Muldenstrahler: Es handelt sich um einen Distanzstrahler.
Die Konstruktion, also die Strahlerform, bestimmt den Abstand zum Patientenkörper.
Anwendung bei: Der Muldenstrahler eignet sich für die Behandlung von mittleren und großen Körperteilen. Beispiel: Bronchitis chronica, Hepatitis, Pyelitis, Ischialgia chronica, Neuralgien etc.
Behandlungsabstand: Strahlerabstand bis zu 10 cm.
Behandlungsdauer: 10–15 Minuten, in schweren Fällen bis etwa 20 Minuten.
Allgemeine Hinweise für die Therapie mit der Mikrowelle: Für die genaue Dosierung ist nur einer maßgebend: Der Patient! Maßgebend für die Dosierung ist die Wärmeempfindlichkeit des Patienten. Eine noch erträgliche Erwärmung darf nie überschritten werden, eine gerade noch spürbare Erwärmung möglichst nicht unterschritten werden. Hitzegefühl oder gar ein brennender Schmerz während der Behandlung weisen auf eine Überdosierung hin! Bei Entzündungen gilt: Die Dosis, also Intensität × Behandlungsdauer, soll um so kleiner gewählt werden, je akuter die Entzündung ist und um so größer, je chronischer diese ist. Chronische Zustände am Stütz- und Bewegungsapparat erfordern meist stärkere Wärmeeinheiten. Die Dauer einer Behandlung beträgt in der Regel 10–20 Minuten.

Zusammenfassung

Mikrowellen nehmen aufgrund ihrer relativ kurzen Wellenlänge eine Übergangsstellung zu den sie angrenzenden Wärmestrahlen, den Infrarotstrahlen, ein. Die Wärmeerzeugung erfolgt bei der Mikrowelle im gut «durchsafteten» Gewebe. Die Mikrowelle zählt zu den empfehlenswerten Hochfrequenz-Therapiegeräten, auch wenn zur Zeit die Diskussion über die potentielle Schädlichkeit hochfrequenter Strahlung erst so richtig in Gang zu kommen scheint.

Die Dezimeterwellen

Die Dezimeterwellentherapie arbeitet mit der Wellenlänge UHF 69 cm und der Frequenz: 433,92 MHz.
Die Vorteile der 69-cm-Therapie liegen in der besonders günstigen Verteilung von Wärme im Gewebe, hier die besonders intensive Wärmeverteilung in der Gewebetiefe, wobei das Körperfett thermisch «entlastet» wird.
Für den therapeutischen Einsatz ist die einfache Elektrodentechnik von großem praktischen Interesse. Im Gegensatz zur Kurzwellentherapie werden bei der Dezimeterwellentherapie keine allzu detaillierten Kenntnisse verlangt.
Die Gefahr von Verbrennungen durch eine falsche Applikation ist nahezu ausgeschlossen. Ebenso wie bei der Kurzwellentherapie haben sich für die Anwendung zwei unterschiedliche Elektrodentypen bewährt. Beide führen zu einer unterschiedlichen Eindringtiefe bzw. Wärmeverteilung im Gewebe.
In der Regel werden Rundfeldstrahler, Langfeldstrahler, Kontaktstrahler und Rechteckhohlleiterstrahler (Muldenapplikator) verwendet.

Besondere Hinweise für die Behandlung mit Kurzwellen-, Mikrowellen- und Dezimeterwellen-Therapiegeräten

1. Die Lagerung des Patienten hat in einer möglichst bequemen und entspannten Haltung zu erfolgen. Je nachdem, welcher Körperbereich durchflutet werden soll, kann sich der Therapeut für eine Behandlung im Liegen oder im Sitzen entscheiden.
2. Metallstühle oder Liegen sind ungeeignet, weil diese den Verlauf der Feldlinien und damit die Verteilung der Wärme im Körper empfindlich stören. Beachte: Der Behandlungsstuhl/Liege darf nicht aus Metall bestehen! Es dürfen ausschließlich Holz oder Rohrgeflecht verwendet werden!
3. Der Patient muß sich an den Stellen entkleiden, die behandelt werden sollen; so hat der Therapeut eine gute Kontrolle über die Reaktion und die Wärmeaufnahme im Körper (Hyperämie).
4. Kleidungsstücke aus Kunstfaser müssen gänzlich entfernt werden, da diese Gewebe wenig saugfähig sind, so daß es bei einer Schweißabsonderung zu einer starken oberflächlichen Erhitzung auf der Haut kommen kann. Der Körperschweiß befindet sich noch auf der Haut und wird über die Wassermolekülreibung stärker als der Körper aufgeheizt.
5. Vor der Behandlung muß der Patient einer genauen Inspektion unterzogen werden. Man überzeuge sich vor allem, daß sich keine Metallgegenstände im Feld befinden (Totalendoprothesen, Nägel, Klammern, Platten, verkapselte Geschosse und Geschoßteile etc.) Cave: Herzschrittmacher!
6. Ein in der Nähe betriebenes Reizstromgerät muß von den Hochfrequenzgeräten einen Mindestabstand von 6 Metern haben.

Allgemeine Indikationen für die Behandlung mit Hochfrequenztherapiegeräten

Im Vordergrund stehen alle rheumatischen bzw. pseudorheumatischen Erkrankungen. Von besonderem Interesse ist die Behandlung der Gelenke, der Muskulatur und anderer Weichteile.
Weitere Indikationen sind:
– Arthrosis
– Spondylarthrosis deformans
– Arthritis und Polysrthritis
– Myalgien
– Lumbago
– Myogelosen.
Es lassen sich aber auch andere entzündliche und eitrige Prozesse positiv beeinflussen:
– Furunkel
– Karbunkel
– Schweißdrüsenabszesse
– Paronchien
– Panaritiden, akute und chronische Bronchitiden
– postpneumonische und postpleuritische Restzustände
– entzündliche Zustände der Harnorgane und der Harnwege
– subakute und chronische Entzündungen der weiblichen Geschlechtsorgane
– Adnexitis

- Para- und Perimetris
- Entzündung der Vorsteherdrüse (Prostatitis)
- Entzündungen und Erkrankungen der Nasennebenhöhlen und des Nasenrachenraumes
- Sinusitis
- Laryngitis.

Kontraindikationen der Hochfrequenztherapie

Die nachstehend aufgeführten Kontraindikationen gelten als Ergänzung zu den o.g. Vorsichtsmaßnahmen (Herzschrittmacher, feuchte Kleidung u.a.). Die Kontraindikationen werden sinnvollerweise in absolute Kontraindikationen und in lokale Kontraindikationen unterteilt.
A. Absolute Kontraindikationen:
- Wärme könnte den bestehenden Zustand verschlechtern,
- Patienten mit einem Herzschrittmacher. (s.o.)

Anmerkung

Moderne Herzschrittmacher sind gegen Hochfrequenzeinwirkungen abgeschirmt, aus forensischen Gründen rate ich aber grundsätzlich von der Behandlung ab.

- Tuberkulose
- Tumore
- Blutungen unklarer Genese
- Blutungsgefahr.
    B. Lokale Kontraindikationen:
- im Feld befindliche Metallimplantate
- feuchte Verbände, Schweiß u.a.
- arterielle Verschlußkrankheiten im fortgeschrittenen Stadium
- akute Entzündungen
- keine Thoraxdurchflutungen bei schweren Herzerkrankungen (Myokardinfarkt, Herzklappenfehler, Herzmuskelschwäche, schwere Koronarsklerose)
- während der Schwangerschaft
- bei Neuralgien nur mit sehr geringer Dosierung
- Varikosis (grundsätzlich verbietet sich jede Wärmebehandlung bei einem bestehenden Krampfaderleiden).

11.10 Die Ultraschalltherapie

In diesem Kapitel wird die Behandlung mit Ultraschall vorgestellt (83, 95).
Die Diagnostik, die auch mit Ultraschallwellen vorgenommen werden kann, gehört nicht in den Bereich der physikalischen Therapie und soll hier nicht besprochen werden.
Richtig angewendet erzeugt Ultraschall im Gewebe lediglich eine, im direkten Vergleich zu den Hochfrequenztherapien zu vernachlässigende Wärme. Den-

noch ist die Wärmewirkung, da es zu einem direkten Ansatz an der Körperzelle kommt, nicht zu unterschätzen. Daher ist es sicher sinnvoll, den Ultraschall mit zu den Wärmetherapien zu zählen.

Definition: Ultraschall werden mechanische Schwingungen genannt, die infolge ihrer hohen Frequenzen außerhalb des Hör- und Wahrnehmungsbereichs des Menschen liegen.

Unter Ultraschalltherapie versteht man die Anwendung mechanischer Schwingungen (Vibrationen) oberhalb des Hörschalls zu therapeutischen Zwecken.

Das Ziel einer Ultraschallbehandlung besteht in der Beeinflussung von Syndromen und Symptomen, mit dem Ziel einer Normalisierung der gestörten Funktionen.

Im Vordergrund der Behandlung steht allerdings meist die Schmerzbeeinflussung.

Bereits im Jahre 1880 entdeckte der französische Physiker Curie den piezoelektrischen Effekt am Quarzkristall.

Der piezoelektrische Effekt steht im Zusammenhang mit dem Auftreten elektrischer Ladungen an den Oberflächen von Kristallen. Zu diesen elektrischen Ladungen kommt es durch eine mechanische Druckeinwirkung auf die Kristalle. So führt zum Beispiel ein angelegter Druck auf Quarzkristalle, Turmalinkistalle u. a. an der Kristalloberfläche zum Auftreten von Ladungen, deren Größe in einer direkten Abhängigkeit von der Stärke der einwirkenden Kraft steht.

Dieses physikalische Phänomen läßt sich auch umkehren: Bei einem Quarzkristall läßt sich durch die Anlage eines elektrischen hochfrequenten Wechselfeldes erreichen, daß der Quarz Eigenschwingungen mit einer hohen Amplitude ausführt. Die so entstehenden Schallwellen pflanzen sich in den benachbarten Medien fort, so auch im menschlichen Körpergewebe.

Die Resonanzfrequenz des Kristalls ist u.a. durch die Schichtdicke des piezoelektrischen Materials festgelegt. Dadurch wird auch die Frequenz des Ultraschalls bestimmt. Da die Dicke des piezoelektrischen Materials differieren kann, müssen der Schallkopf und das Gerät aufeinander abgestimmt werden. Dies hat zur Folge, daß der Schallkopf normalerweise nicht ohne Abgleich für ein anderes Gerät verwendet werden kann.

Die verschiedenen Schallformen:

1. Hörschall: 16–20.000 Hz: Der Frequenzbereich des Hörschalls liegt zwischen 16 Hz – 20.000 Hz.
2. Ultraschall: 20.000 Hz – 1000 MHz: Der Frequenzbereich liegt zwischen 20.000 Hz – 1000 MHz.
3. Infraschall: 0–16 Hz: Unterhalb des menschlichen Hörschalls liegt der Bereich des Infraschalls mit einer Frequenz von 0 Hz – 16 Hz.

Innerhalb dieser weitgespannten Bandbreite an möglichen Schallformen wird medizintherapeutisch nur ein kleiner Teil genutzt: Der Bereich von 20.000 Hz – wenige MHz.

Prinzip: Physikalisch gesehen besteht zwischen dem Hörschall und dem Ultraschall, sehen wir einmal von der reinen Form der Wahrnehmbarkeit ab, kein wesentlicher Unterschied. Der Schall, gleich welcher Form auch immer, kann sich im menschlichen Körper ausbreiten, weil der Mensch zu einem großen Teil aus «elastisch verformbaren Substanzen» besteht.

Schallschwingungen sind von einem Ort der Erregung ausgehende, rhythmische Verdichtungen und Verdünnungen von Materie. Derartige Schwingungen erfolgen in der gleichen Richtung, in welcher sich der Schall ausbreitet und werden daher longitudinale Schwingungen genannt. Auch der Ultraschall breitet sich rhythmisch schwingend aus.

Durch Ultraschall werden die Gewebepartikel zu einer Anzahl von Schwingungen angeregt. Dabei ist die Schwingungszahl/Sekunde identisch mit der Frequenz des Ultraschalltherapiegeräte. In diesem raschen Rhythmus kommt es nun zu periodischen Verdünnungen und Verdichtungen der Partikel, verbunden mit wechselnden Druckzuständen im Gewebe. Bei der periodischen Hin- und Herbewegung der Teilchen ist die räumliche Auslenkung nur sehr gering. Die maximale Geschwindigkeit beträgt etwa 16,5 cm/s.

Interessant werden die Werte dann, wenn man die Änderung der Schallrichtung mit in die Berechnungen aufnimmt. Gehen wir einmal von einer Frequenz von 800 kHz aus, bedeutet dies eine Änderung der Schallrichtung von 800.000 mal/Sekunde (!). Die Änderung der Teilchenrichtung erfordert eine hohe Teilchenbeschleunigung, die in dem aufgeführten Beispiel 82.500 m/Sekunde (!) beträgt. Das bedeutet, ein einzelnes Teilchen erreicht fast das 100.000fache der Erdbeschleunigung. Daraus ergibt sich ein hoher Schallwechseldruck, der zu abwechselnden Unterdruck- bzw. Überdruckphasen führt, deren Maximalwerte um etwa 200 kPA differieren können. Der Schallwellendruck eines Teilchens mit einem Gewicht von etwa 0,01N, das durch die Ultraschallwellen einer solchen Beschleunigung ausgesetzt wird, übt auf die benachbarten Teilchen die gleiche Kraft aus, mit der unter normalen physikalischen Gegebenheiten ein Körper von 82,5 kp auf seine Unterlage drückt.

Verständlich werden durch diese Beispiele die potentiellen Gefahren bei einer Überdosierung.

Merke: Im Gegensatz zu der Hochfrequenztherapie, bei der es sich um eine Durchflutung mit hochfrequenten elektrischen Wellen handelt (das Gewebe wird dabei nicht in Schwingungen versetzt), schwingt bei der Ultraschallbehandlung das Gewebe selber mit.

Der Ultraschall läßt sich ähnlich dem Licht bündeln und gestattet so eine eng umschriebene lokale Anwendung. Die Ultraschallwellen (manche Autoren sprechen auch von einer Ultraschallstrahlung, weil sich der Ultraschall bündeln läßt, siehe oben) werden von allen flüssigen und festen Körpern weitergeleitet, nicht aber von der Luft. Auf diesen Umstand wird noch später näher eingegangen, weil dies applikationstechnisch berücksichtigt werden muß.

Biologische Wirkungen des Ultraschalls

A: Die mechanische Wirkung:
Die mechanische Wirkung von Ultraschall ist nicht zu unterschätzen. So kommt es unter dem mechanischen Einfluß von Ultraschallwellen zu einer Verformung der Fibrillen und Fasern mit einer Induktion von elektrischen Potentialen und damit in Folge zu einer Aktivitätssteigerung von Fibroblasten und Osteoblasten. Unmittelbare mechanische Wirkungen beeinflussen die Permeabilität der Zellmembranen durch Mikroströme (78).

Weitere Wirkungen ergeben sich durch Strömungseffekte infolge Schallstrahlungsdruckeinwirkung. Nach Pickworth et al. (zitiert bei [78]) scheint es zu einer Bildung von freien Radikalen und einer zusätzlichen Beeinflussung des Gewebe-ph-Wertes in Richtung alkalisch zu kommen.

B.: Die thermische Wirkung:
Wie bereits eingangs erwähnt, zählt Ultraschall nicht direkt zu den Wärme-therapie-Verfahren, doch entsteht auch bei der US-Therapie in geringerem Umfang Wärme, die in ihren Auswirkungen nicht unterschätzt werden darf: Durch die thermischen Wirkungen werden die verschiedensten physiologischen Reaktionen ausgelöst:
– Steigerung des Stoffwechsels,
– Erhöhung des Membranpotentials,
– Muskeldetonisierung,
– Verminderung der Gelenksteifigkeit: über eine vermehrte Absonderung von Synovialflüssigkeit bzw. über reflektorische Muskeldetonisierung,
– Verbesserung der Hauttrophik bzw. der Regeneration bei chron. Erkrankungen der Haut,
– in den meisten Fällen analgetische Wirkungen durch eine Anhebung der Schmerzschwelle.
Wie es nun genau zu einer Erwärmung im Gewebe kommt, ist bisher nicht zweifelsfrei geklärt: Auf alle Fälle kommt es im Gewebe zu einer Umwandlung der Schallenergie in Wärmeenergie. Dies führt zu einer Erhöhung der Gewebetemperatur in Abhängigkeit von der eingeschalteten Intensität, der Dauer der Behandlung und anderen Faktoren.
Interessant in diesem Zusammenhang ist die selektive Erwärmung vor Grenzschichten zweier unterschiedlicher Gewebetypen: So kann zum Beispiel ein Gelenk besonders gut behandelt werden, weil das Gewebe um das Gelenk herum sich erwärmt und der Knochen selber die Schallwellen stark reflektiert, also in das umliegende Gewebe zurückwirft.
So können mit Ultraschall auch tieferliegende Gelenke (Hüftgelenk) erfolgreich behandelt werden (25). Dieser Hinweis gilt im übrigen auch für die benachbarten Gelenkstrukturen: Gelenkkapsel, Synovia, Bänder etc.
Anmerkung: Grundsätzlich halte ich aber einen eher moderaten Umgang mit der thermischen Wirkung des Ultraschalls für angebracht. Erinnern möchte ich an die Euphorie in den frühen 50er Jahren, als meist zu hoch dosiert wurde und es dann zu schwerwiegenden Schäden, zum Beispiel im Bereich der Epiphysen jugendlicher Knochen, kam. Tierversuche zur Ermittlung von Ultraschall-Dosierungen lassen sich nur begrenzt auf den Menschen umsetzen. Die Verwendung von Kleintieren wie Mäusen, Meerschweinchen, Ratten etc. ist für die Ermittlung der Verträglichkeit bzw. für die Schädlichkeit von Ultraschallwellen vollkommen ungeeignet.
Wird beispielsweise eine Maus beschallt (Gewicht ca. 15 Gramm), Intensität 2 Watt/cm^2 Schallkopf-Fläche (hier: 2 cm^2), Beschallungsdauer 3 Minuten, so führt dies dazu, daß sich der Körper der Maus um etwa 11° C aufheizt! Die Folge ist in aller Regel der Tod des Versuchstieres, denn alle eingestrahlte Schallenergie bleibt im Körper des Tieres «stecken».
Die Wärmeentwicklung errechnet sich aus folgender Formel:

$$T = \frac{N \times t}{4{,}18 \times W}$$

T: Temperaturerhöhung, N: Gesamtschalleistung in Watt, t: Beschallungsdauer in Sekunden, W: Wärmewert = Produkt aus Gewicht und spezifischer Wärme, 4,18: Umrechnungskonstante.
Erfahrungswert: Spürt der Patient während der Behandlung ein deutliches Wär-

megefühl, dann ist die Dosis eindeutig zu hoch, und es besteht die Gefahr einer therapiebedingten Irritation der beschallten Areale.

Besondere Hinweise: Drosselung der Wärmewirkung:
Die meisten auf dem Markt befindlichen Ultraschalltherapiegeräte können auch im Impulsbetrieb betrieben werden. Die Ultraschallwellen verlassen quasi in einem «gepulsten Strom» den Schallkopf. Eine weitere Möglichkeit besteht natürlich in der Reduzierung der Ausgangsleistung über den Intensitätsregler.

Anwendung mit Koppelsubstanzen:
Ultraschall wird zu nahezu 100% in der Luft reflektiert. Die totale Reflektion der Ultraschallwellen erfordert bei der Applikation die Anwendung von Koppelungs-substanzen, um einen weitgehend verlustfreien Übergang der Schallenergie si-cherzustellen. Es handelt sich dabei um eine sehr dichte, von der Konsistenz her zähe «Flüssigkeit», die verhindern soll, daß der Ultraschall durch Luft in seiner Ausbreitung gehindert wird (s. u.).
Die Koppelsubstanz muß vor einer jeden Ultraschallbehandlung auf die ent-sprechende Gewebefläche aufgetragen werden. Der Schallkopf selbst muß mit kreisenden Bewegungen geführt werden, damit die Ultraschallenergie nicht auf eine Stelle konzentriert wird.

Die subaquale Behandlung: Eine Variante ist die Behandlung «unter Wasser», d. h. der Schallkopf wird im Wasser an die ebenfalls im Wasser befindliche Extremität herangeführt. Die subaquale Behandlung eignet sich vor allem für kleine Gelenke bzw. die Behandlung von Knochenprominenzen. Nachteil: Verständlicherweise müssen sehr hohe Anforderungen an die elektrische Sicherheit der benutzten Schallköpfe gestellt werden.

Der Schallkopf: Die Schallschwingung wird über das schwingende Kristall (siehe auch Erläuterungen zum piezoelektrischen Effekt) auf eine kleine Metallplatte übertragen, die die Kontaktfläche des Schallkopfes darstellt und die produzierte Schallenergie auf die Körperoberfläche des Patienten leitet.
Die meisten Geräte sind mit einer Kopplungskontrolle ausgestattet, die dem Behandler eine sichere Kontrolle ermöglicht, ob die Schallenergie auch von dem Körpergewebe aufgenommen wird. Üblich sind akustische Kontrollen und/oder optische Kontrollen.

Therapierichtlinien

Die Behandlung soll bei allen Ultraschall-Therapien 3- bis 4mal die Woche durchgeführt werden. Die Behandlungsdauer richtet sich nach der Fläche des zu behandelnden Gebietes, doch ist zu bedenken, daß lieber etwas kürzer behandelt werden soll, als durch eine zu lange Behandlung zu den bereits bestehenden Schmerzen noch einen Ultraschall induzierten Schmerz «aufzupropfen».

Arthrose des Kniegelenks: Bei der Behandlung sind die typischen Druck- und Schmerzpunkte zu beschallen, auch sei an die reflektorische Behandlung über die Headschen Hautzonen erinnert.
Schalldosis: Im Bereich von etwa 0,4–0,8 Watt/cm^2.
Behandlungsdauer: Normalerweise genügen 5 Minuten pro Knie und etwa 5 Minuten für den Aufbau über die Headschen Zonen. Nach allgemeiner Erfah-rung sind etwa 10 Behandlungen ausreichend, um eine längere Schmerzfreiheit zu erzielen.

Metallimplantate können behandelt werden, doch ist von einer gleichzeitigen Behandlung mit Gleichströmen abzuraten!

Im Grunde gelten die Behandlungszeiten – bei größeren Gelenken entsprechend länger – und die Hinweise auf die Möglichkeiten der reflektorischen Einflußnahme auch für die Behandlung anderer Arthroseformen.

Bewährt hat sich die Behandlung mit Ultraschall bei:
– Arthrose des Schultergelenks
– Arthrose des Ellenbogen-, Hand-, und Fußgelenks
– Arthrose der Kiefergelenke.

Wirbelsäulenbedingte Schmerzzustände
– lokale Schmerzen
– pseudoradikuläre Schmerzen
– radikuläre Schmerzen.

Die Behandlung mit Ultraschall hat sich als eine ergänzende Behandlungsform bei wirbelsäulenbedingten Schmerzuständen bewährt. Unterteilt werden müssen die unterschiedlichen Schmerzsymptome:

– Lokaler Schmerz (das Lokalsyndrom):
Ursache ist meist eine degenerative Veränderung der Bandscheiben und Wirbelgelenke bzw. eine Abnutzung der entsprechenden Bandstrukturen.
Das Lokalsyndrom eignet sich in der Regel gut für eine Behandlung mit Ultraschall. Behandelt wird mit niedrigen Schallstärken (etwa 0,5 Watt/cm^2).
Die Befundaufnahme bei der lokalen Schmerzsymptomatik ist besonders wichtig.
Hinweis: Verwechslung mit projizierten Schmerzen ist möglich, die ihre Ursache in einem inneren Organ haben oder lateraler oder mediolateraler Nucleuspulposus-Prolaps.

– Pseudoradikuläre Schmerzen:
Die Ursache ist eine präosteochondrotische und präarthrotische Deformität: Skoliose, Scheuermann, Bechterew, degenerative Veränderungen an den Wirbelgelenken. Der Schmerz ist gekennzeichnet durch eine Ausstrahlung in die Leistenbeuge und/oder Gesäß, Oberschenkel bis in die Wadenmitte. Der Patient klagt über eine Beschränkung der Funktion. Die Behandlung erfolgt mit max. 0,5 Watt/cm^2. Gerade bei dieser Schmerzsymptomatik muß unbedingt an die reflektorische Mitbehandlung der Headschen Zonen gedacht werden.

– Radikuläre Schmerzen:
Die Ursache ist ein lateraler- oder mediolateraler Prolaps/bzw. Protusion. Manchmal kommt auch ein enger Spinalkanal als Schmerzauslöser in Frage. Der Schmerz ist ausstrahlend bis in die unteren Extremitäten und in die Zehengelenke. Der Patient hat meist eine extreme Schonhaltung (Fehlhaltung) eingenommen. Die Muskulatur ist verspannt, wir finden einen sog. «Muskelhartspann» vor. Die Reflexe sind häufig verändert, segmentale motorische Ausfälle, sensible Störungen und ein Wurzeldehnungsschmerz (pos. Lasegue, Bragard etc.) werden beobachtet. *Eine lokale Behandlung sollte im Zweifel mit Ultraschall nicht durchgeführt werden.*
Sinnvoll ist m.E. die Beschallung der reflektorisch verspannten Muskulatur.
Hinweise: Der Zervikalbereich darf nicht höher als bis C 3 behandelt werden. Wenn höhere Bereiche behandelt werden, besteht immer die latente Gefahr, daß Strukturen, wie z.B. die medulla oblongata, irritiert werden. Auch im Thorakalbereich ist eine gewisse Vorsicht angezeigt. Im Throakalbereich bevorzuge ich, sofern vorhanden, andere physikalische Behandlungsmethoden.

Die unmittelbare Nähe zum Herzen kann bei entsprechend prädisponierten Patienten Herzsensationen auslösen; das Herzreizleitungssystem kann durch die Ultraschallwellen aus dem Takt gebracht werden.

Weitere Indikationen:

Frakturen: Nicht jede Fraktur darf beschallt werden. Es gelten die grundsätzlichen Kontraindikationen der Ultraschallbehandlung (siehe dort). Insbesondere ist von der Beschallung auszuschließen: Die Fraktur der Wirbelsäule, die Schädelfraktur, die Fraktur des Sternums und die Fraktur einer oder mehrerer Rippen.

Als absolute Kontraindikation gelten:
— Typische Pseudarthrosen
— Geschwülste
— Osteomyelitis.
Siehe auch weitere Kontraindikationen!

Kontrakturen und Narben: Narben lassen sich gut mit Ultraschall lockern. Behandlungsziel ist die Auflockerung des Gewebes. Auch ist die verspannte Muskulatur mit in das Behandlungsgebiet mit aufzunehmen.

Sinnvollerweise erfolgt die Behandlung von Narben und Kontrakturen im Wasserbad. Durch die Anwendung der Ultraphonophorese kann die Behandlung unterstützt werden.

Quetschungen und Zerrungen:

Behandlungsziel ist die Schmerzlinderung. Differentialdiagnostisch müssen Bänder- und Kapselrisse ausgeschlossen werden. Besonders bewährt hat sich die Behandlung im Wasserbad. Die Dosis wird niedrig gewählt (0, 3–0, 4 Watt/cm^2). Im allgemeinen sind etwa 6 Behandlungen à 5 Minuten ausreichend.

Bei Zerrungen und Quetschungen ist die Behandlung mit Ultraschall sicherlich nur eine Ergänzung der Eis-, Wärme-, Kompressions- und Bewegungstherapie.

Hämatome, Distorsionen, Kontusionen und Luxationen: Das Ziel der Behandlung ist hier die analgesierende Wirkung, die Hoffnung auf eine zügigere Resorption von Hämatomen und eine bessere Funktion der Gelenke.

Kontraindikationen der Ultraschalltherapie:

Als generelle Kontraindikationen gelten:
— akute hochentzündliche und/oder fieberhafte Erkrankungen
— Tuberkulose
— Magengeschwüre, sofern diese zur Blutung neigen bzw. wenn Perforationsgefahr besteht,
— Thrombose, Thrombophlebitis, Varikose u.ä.
— maligne Tumore (m.E. aus forensischen Gründen)
— Kreislaufinsuffizienz
— Nervenerkrankungen unklarer Ursache
— Herzrhythmusstörungen
— Störungen der Blutgerinnung.

Vorsicht bei:
— in Bereichen gestörter Sensibilität (z.B. bei Diabetes mellitus, neurologischen Erkrankungen)
— Arteriosklerose in einem fortgeschrittenen Stadium
— Nervengewebe, sofern die Nerven dicht unter der Oberfläche verlaufen (Nervenbahnen, Gehirn, medulla oblongata u.a.)
— bei allgemein schlechtem Gesundheitszustand
— der gravide Uterus

– die ventrale Seite des Rumpfes
– Herz(!), Herzschrittmacher dürfen nicht beschallt werden(!)
– eine Direktbeschallung des Rückenmarks sollte vermieden werden.
Grundsätzlich dürfen folgende Organe nicht beschallt werden:
– die Augen
– Venen und Arterien, sofern Veränderungen vorhanden sind:
  Varizen, Arteriosklerose u.a.
– Epyphysenfugen bei Kindern
– Leber
– Milz
– Ovarien
– Lunge

Die Ultraphonophorese

Zusammensetzung und *Prinzip:* Im Rahmen der Phonophorese – auch Sono-
phorese – wird die physikalische Wirkung des Ultraschalls mit der medikamentösen Wirkung eines lokal angewendeten Arzneimittels kombiniert. Zum
einen entfaltet der Ultraschall eine spezifische mechanisch-thermische Wirkung
am beschallten Körpergebiet, zum anderen ermöglicht er aufgrund seiner Haut-
wirkung ein besonders gutes Eindringen des Arzneiwirkstoffes als Koppelflüssigkeit bzw. das Medikament mit der Koppelflüssigkeit zu vermengen. Das Eindringen von Medikamenten in die Haut ist ein mathematisch meßbarer Effekt
und nach dem Fick'schen Diffusionsgesetz von verschiedenen Faktoren abhängig:
Die Menge der in die Haut penetrierenden Arzneimittel steht in einem pro-
portionalen Verhältnis zur Zeit, der Austauschfläche und der Konzentrations-
differenz über der Membran, dagegen ist sie umgekehrt proportional zu der
Dicke der Membran.
Auf die Phonophorese bezogen läßt sich die Aussage des Fickschen Gesetzes
dahingehend ergänzen, daß die Menge der in die Haut zu schleusenden Arznei-
mittel zusätzlich abhängig ist von der Beschaffenheit der Substanz und von der
Intensität.
Besondere Hinweise: Die Hornschicht der Haut stellt eine natürliche Barriere für
Diffusionsvorgänge dar. (s.u.)
Der therapeutische Nutzen der Phonophores ist durch die anatomische und
physiologische Beschaffenheit der Haut zu beeinflussen. Sinnvoll ist beispiels-
weise eine vorhergehende thermische Behandlung der Haut (Fangopackung,
Rotlicht, Kryopackung u.ä.).
Es gilt zu beachten, daß durch das Dichterwerden des Ankopplungsmittels die
Ultraschall-Tiefenwirkung geringer wird und sich dann meist die Hauptwirkung
auf die oberen Hautschichten konzentriert. Dieser unerwünschte Effekt läßt sich
nach meiner Erfahrung durch die Verwendung möglichst niedriger Intensitäten
und entsprechend langer Behandlungszeiten verhindern.
Merke: Die Tiefenwirkung eines Medikaments ist vom Zeitfaktor der Ultraschallbehandlung, nicht aber von der Intensität abhängig!
Der Ultraschall wirkt je nach Art und Zusammensetzung der Gewebe bis in eine
Tiefe von einigen Zentimetern. Wegen der Reflexion der Schallwellen an Kno-
chenoberflächen werden die Gewebeschichten unmittelbar über den Knochen
bevorzugt aufgewärmt.

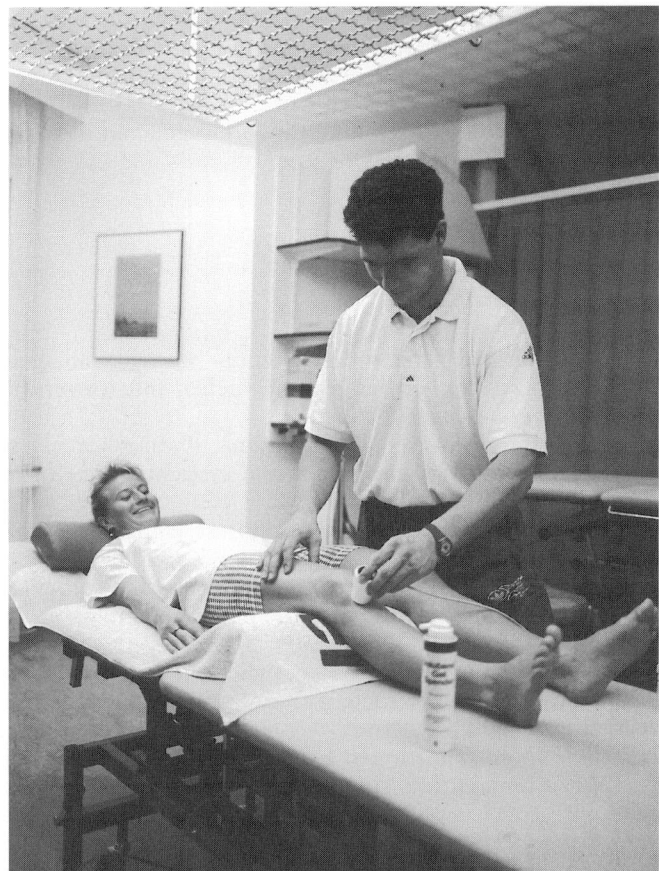

Abb. 34: Phonophorese mit penetrationsförderndem Kontaktgel (Dolobene Gel, Merckle).

Die Wirkung des Arzneimittels nimmt entsprechend seiner Verteilung mit zunehmender Entfernung von der Haut ab.

Art der Anwendung:

Medikamente: Dimethylsulfoxid (DMSO) gehört mit seinen beiden Metaboliten DMS und DMSO$_2$ zu den für alles Leben auf diesem Planeten wichtigen Substanzen. Seine Bedeutung für die Chemie wurde erstmalig Anfang der fünfziger Jahre dieses Jahrhunderts untersucht.

1964 wurde in den USA an der medizinischen Hochschule in Portland/Oregon über die Fähigkeit von DMSO berichtet, in lebende Gewebe einzudringen, ohne diese wesentlich zu schädigen. Die Resorption eines Wirkstoffes durch die intakte Haut erfordert das Durchdringen der Hornschicht der Epidermis. Die Hornschicht stellt eine natürliche Barriere für die Diffusion sowohl von außen als auch von innen dar (s. o.). Nur wenige Substanzen vermögen dieses Hindernis zu überwinden. DMSO wird von der menschlichen Haut zu nahezu 100% resorbiert. Nach dem Durchdringen der Hornschicht steht der weiteren Diffusion des Wirkstoffes kein entscheidender Widerstand mehr entgegen. Die Kapillaren unter der Epidermis nehmen den Wirkstoff auf und verteilen diesen so über den gesamten Organismus.

Weitere Eigenschaften von DMSO und Einwirkungen auf den menschlichen Körper:
– Membranwanderung,
– Membrantransport,
– Entzündungshemmung,
– analgetisch wirksame Nervenblockade,
– Bakteriostase,
– Diurese.

DMSO verfügt über ein lebensrettendes Potential bei Schlaganfällen, Kopftraumen, es verhinderte in zahlreichen Säugetierversuchen eine irreversible Lähmung nach schweren Rückenmarkskontusionen.

In Verbindung mit einer Ultraschallbehandlung (Phonophorese) wird DMSO ausgezeichnet vom Gewebe angenommen und erreicht so auch tiefe Gewebeschichten (64).

Indikationen der Phonophorese: Die Phonophorese eignet sich ganz besonders für die Behandlung von stumpfen Traumen sowie Krankheitsbildern des weichteilrheumatischen Formenkreises. Als DMSO-haltiges Medikament ist z.B. Dolobene-Gel für die Phonophorese zu empfehlen. Es ersetzt das sonst notwendige Kontaktgel (**Abb. 34**).

Intensitäten und Behandlungszeiten lassen sich nicht verbindlich festlegen. Zu unterschiedlich sind die Beschwerden, zu unterschiedlich ist die Hautbeschaffenheit der Patienten.

Als Faustregel gilt: Mit einer niedrigen Intensität ($0{,}1$–$0{,}2$ Watt/cm^2) und einer recht langen Applikationszeit (20 Minuten – 40 Minuten) ist der therapeutische Effekt am größten.

Risiken und Nebenwirkungen: Es sind die bekannten Kontraindikationen der US-Beschallung zu übernehmen. Auch ist eine eventuell auftretende allergische Reaktion des Patienten auf das als Kopplungssubstanz verwendete Medikament zu berücksichtigen.

12 Die Anwendung der feuchten Wärme

Unter dem Oberbegriff «feuchter Wärme» werden folgende physikalische Therapiemethoden zusammengefaßt:

12.1 Packungen bzw. Bäder mit Peloiden

(sowohl organischer Natur als auch anorganischer Herkunft)
– Moor
– Schlamm
– Schlick
– Fango
– Lehm.
Sonderformen
– Parafango
– Überwärmungsbad (als Beispiel eines temperaturansteigenden Vollbades).
Definition der Peloide: Peloide sind durch geologische und biologische Vorgänge entstandene anorganische oder organische Stoffe, die entweder bereits von Natur aus feinkörnig vorliegen oder durch einfache Aufbereitung in feinkörnigen bzw. fein zerkleinerten Zustand gebracht werden und in der medizinischen Praxis in Form von schlamm- und breiförmigen Bädern oder Packungen Verwendung finden.
Peloide können in der Natur sowohl wasserhaltig als auch trocken vorkommen. Trockene Peloide werden vor der Anwendung entweder mit Leitungswasser oder mit mineralisierten Wässern oder Heilwässern angemischt und erwärmt. Für Peloid-Bäder werden überwiegend Torf (Moorbäder) oder Schlick verwendet.
Unter Schlick (Meeresschlick) versteht man wasser- und salzhaltigen Meeresschlamm, der sich durch Sedimentation kleinster anorganischer und organischer Bestandteile im Bereich von Flußmündungen bildet.
Ihre krankheitsheilenden, -lindernden oder -verhütenden Eigenschaften sind durch wissenschaftliche Gutachten eines Balneologischen Institutes oder eines anerkannten Balneologen nachzuweisen. Sie müssen sich ebenso wie die Heilwässer und -gase durch besondere Wirkungen auf den menschlichen Organismus bewährt haben.
Ihre chemischen und physikalischen Eigenschaften sind durch «Peloidanalysen» nachzuweisen und durch Kontrollanalysen laufend zu überprüfen. Von einem jeden Peloid, das nach einer Lagerzeit von mindestens 10 Jahren erneut einer balneotherapeutischen Verwendung zugeführt werden soll, müssen Sonderuntersuchungen durchgeführt werden (**Abb. 35**).

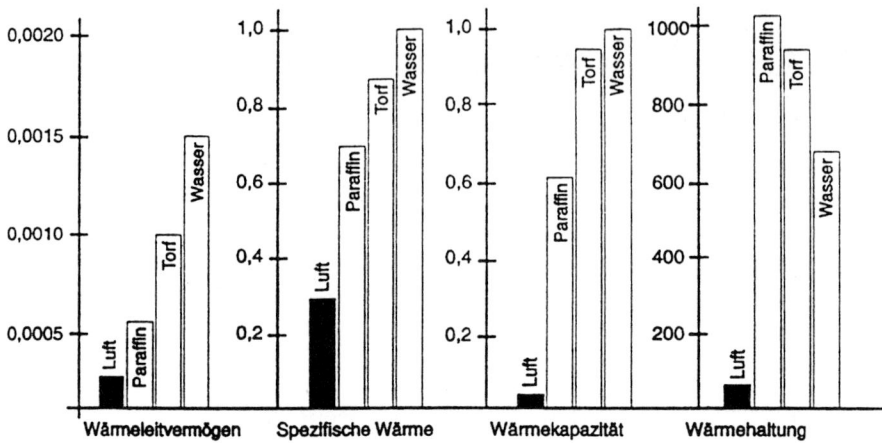

Abb. 35: Vergleich der thermophysikalischen Eigenschaften von Wasser, Torf und Paraffin in Gegenüberstellung zum Medium Luft (nach Gillmann).

Peloide im biologischen Sinne werden geologisch-genetisch in «aquatische» und «terrestre» Lockersedimente eingeteilt.
Wie aus der Definition der Peloide hervorgeht, werden diese in Hydro- und Balneotherapie in der Form von breiigen Bädern oder Packungen angewendet. Die Form der Anwendung richtet sich nach dem Grad des Wasseranteils, also nach der Konsistenz der Wärmeträger.
Die «aquatischen» Lockersedimente:
Es handelt sich dabei um Unterwasserablagerungen wie zum Beispiel Torfe (Niedermoor- oder Hochmoortorf, Moorerde), die überwiegend organischer Herkunft sind und um Schlämme (auch Schlicke), die je nach ihrer Herkunft entweder anorganische oder organische Bestandteile aufweisen.

12.2 Wärmetherapie mit Hausmitteln

− Kartoffelbreipackung
− Senfpackung
− Heusack (Synonym: Heublumensack)
− Heiße Rolle
− Sauna.
Die unterschiedlichen Wirkmechanismen von Wärmeträgern:
Heißpackungen: Zur Erklärung der Vorgänge bei der Temperaturveränderung im Körper durch Wärmeträger sind von jeher physikalische und physiologische Vorstellungen zur Hilfe herangezogen worden. Hilfreich ist aber die Kenntnis hinsichtlich der unterschiedlichen Wärmeleitfähigkeiten der gebräuchlichsten Wärmeträger. Es gibt hierzu eine interessante Untersuchung aus dem Jahre 1980:

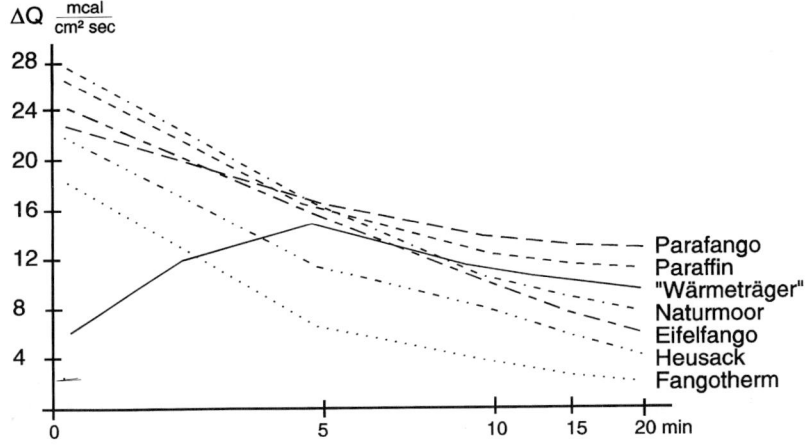

Abb. 36: Temperatur- und Wärmedichteverlauf verschiedener Packungsmaterialien.

Kleinschmidt und Schnitzer (74) haben experimentelle Untersuchungen zu thermischen Vorgängen bei der Anwendung von Heißpackungen durchgeführt. Zur Untersuchung wurden folgende «Wärmeträger» herangezogen:
– Moorbeutel 65° C
– Paraffin
– Parafango
– Heusack
– Naturmoor
– Eifelfango
– Fangotherm.
Die Packungsmaterialien wurden bis auf den Moorbeutel (65° C) einheitlich auf 50° C aufgeheizt.
Aus der nebenstehenden Abbildung werden die unterschiedlichen Wärmeverlaufskurven ersichtlich (**Abb. 36**). Die Kurven stellen die Mittelwertsverläufe aus jeweils 5 Wiederholungsmessungen dar. Man erkennt die quantitativen Unterschiede zwischen den verschiedenen Packungsarten.
Die unterschiedlichen Ergebnisse lassen sich folgendermaßen erklären:
1. Beim Anlegen einer warmen Packung fließt aus der hochtemperierten Grenzschicht Wärmeenergie in die äußeren Hautschichten über: Die Schicht der Packung also, die direkten Kontakt mit dem Patientengewebe hält.
2. Dadurch sinkt aber die Temperatur der Packungsgrenzschicht.
3. Erst durch ein «Nachwandern» aus dem Innern der Packung – wobei festzuhalten ist, daß diese «Nachwanderung» abhängig von der Fähigkeit der Materialien zur Wärmeleitung ist (siehe oben die unterschiedlichen Testergebnisse) – kommt es zu einer erneuten Aufladung der Grenzschicht.
4. Entscheidend wird die «Wiederaufladung» der Grenzschicht aber auch durch die maximale Speicherwärme der Packung bestimmt.
Dabei bedeutet aber eine Verdoppelung der Packungsgröße nicht zwingend eine größere Nutzbarkeit (**Abb. 37**).

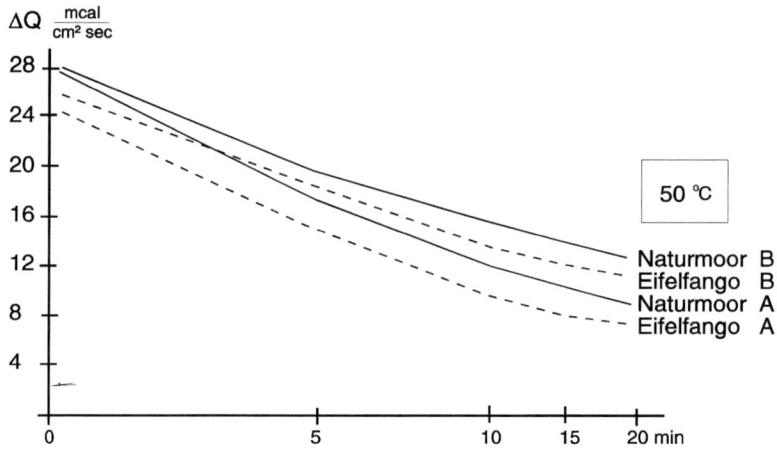

Abb. 37: Einfluß der Packungsdicke auf den Wärmestromdichteverlauf A: 2 cm, B: 4 cm Schichtdicke.

Die chemischen Wirkfaktoren in Heißpackungen/Heißbädern:
Die Wirksamkeit der Heißanwendungen, insbesondere von Moor- und Torfanwendungen bei den verschiedensten Krankheitsbildern, ist über den reinen Wärmeeffekt nicht ausreichend und schlüssig zu erklären. Neben dem reinen Heißreiz werden deshalb noch chemische Wirkfaktoren als zusätzlicher Heilreiz postuliert. Schwierigkeiten macht der wissenschaftliche Nachweis der postulierten Wirksamkeit der verschiedensten chemischen Inhaltsstoffe: In den Packungen (auch im Wasser) gelöste Stoffe können beim Baden bzw. nach Applikation einer Heißpackung in die Haut eindringen.
In einem Moorbad dringen durch die Kapillarkräfte etwa 20 ml Badewasser über die gesamte Körperoberfläche ein. Dieser Vorgang wird Deposition genannt. Die darin enthaltene Substanzmenge bleibt auch nach Beenden des Moorbades als Rückstand in der Hornhaut, wobei flüchtige Stoffe, wie das Wasser, verdunsten. Außerdem penetriert (diffundiert) während der Badedauer (Moorbad) eine bestimmte Menge der Moorinhaltsstoffe durch die Hornschicht, abhängig von der Konzentration der Stoffe und der Badezeit.
Auch nach dem Baden wandern die Inhaltsstoffe weiter und gehen in das Blut über, zumindest so lange, bis die Hornschicht getrocknet ist.
Für die in den Peloiden enthaltenen chemischen Wirkstoffe liegt der Angriffspunkt vorrangig in der Haut. Organische Peloide enthalten eine Reihe von Stoffen, die möglicherweise resorbiert werden und dann auch eine systemische Wirkung entfalten könnten. Allerdings sind diese Substanzen (so z.B. hormonähnliche östrogenhaltige Stoffe) in den Badetorfen (Bademooren) in so geringer Menge enthalten, daß östrogenartige Effekte nicht als Ausdruck einer durch Resorption zustandegekommenen Östrogensubstitutionswirkung gesehen werden können.
Auch ist der klinische Wirknachweis einer weiteren, für die medizinisch positiven Eigenschaften verantwortlich gemachten Substanz der Huminsäuren (dt. Hu-

mussäuren) in Bädern bisher nicht gelungen. Statistisch sorgfältig geplante Vergleichsuntersuchungen von Dirnagel et al. zwischen Huminsäure-, Moorschwebstoff- und reinen Wasserbädern lassen keinen Unterschied in den Wirkungen erkennen. Antiphlogistische Wirkungen wurden im Tierexperiment nur bei sehr hohen Konzentrationen erreicht.

Huminsäuren entstehen bei den Humifizierungsprozessen der Moore u.a. als wasserlösliche Zwischen- und Abbauprodukte des Lignins (Lignin ist ein wesentlicher Bestandteil des Holzes, der bei Einlagerung in die pflanzlichen Zellen deren Verholzung bewirkt).

Huminsäuren haben vor allem wegen ihres phenolischen Charakters die für diese Stoffgruppe typischen biochemischen Wirkungen, wobei aber gilt, daß direkte generalisierte Wirkungen perkutan wohl kaum realisierbar sind. Außerdem ist die Haut für Huminsäuren recht undurchlässig bzw. wie uns die Toxikologie zeigt, werden für eine darstellbare systemische Wirkung hohe Stoffkonzentrationen verlangt.

Fazit: Es bleibt nur weiterhin anzunehmen, daß neben den Heißreizen noch andere, vermutlich chemische Wirkfaktoren eine Rolle spielen.

Anwendungsformen

Moor und Torf

Zusammensetzung: Im Moor sind verschiedene, meist Stoffe pflanzlichen Ursprungs, Huminsäuren (s.o.) enthalten. Moor enthält auch Bitumen, Harze, östrogene Substanzen und organische bzw. anorganische Salze.

Nach der vom Klima und von bestimmten hydrogeologischen Bedingungen abhängigen Entstehung von Mooren (Torfen) kann man grundsätzlich zwischen mineralstoffreichen Niedermoortorfen und mineralstoffarmen Hochmoortorfen unterscheiden. Da die Zusammensetzung des Torfes von der Zusammensetzung der ehemaligen Moorvegetation abhängig ist, ergibt sich logischerweise eine ganze Reihe von sehr unterschiedlichen Inhaltsstoffen. Gemeinsames Kennzeichen aller Torfe ist aber ein mehr oder weniger hoher Anteil an schwarzbraun gefärbten Huminsäuren (ca. 20 bis 40% i.Tr.) und anderen Humifizierungsprodukten und ein hoher Wassergehalt, der im naturfeuchten Zustand bis zu 90% betragen kann.

Anwendungsgebiete:
− Subakute und chronische Zustände des rheumatischen Formenkreises,
− insbesondere auch bei degenerativen Wirbelsäulenerkrankungen, wie:
− Cervicalsyndrom,
− BWS-Syndrom,
− Lumbalsyndrom etc.
− Postakute Zustände nach Traumen am Bewegungsapparat,
− chronische Zustände im Bereich des Gastrointestinal- oder Urogenitaltrakts.

Risiken und Nebenwirkungen:
Wärmeurtikaria,
Ödeme.

Nach Heißanwendungen besteht die Gefahr orthostatischer Dysregulation, wenn der Patient sich erhebt. Diese Gefahr besteht in einem erheblichen Maße in aller Regel aber nur bei den Heißbädern, sollte aber auch bei Heißpackungen berücksichtigt werden.

Art der Anwendung und Dosis: Moore/Torf werden als breiförmige Bäder oder in Form von Packungen angelegt. Vor der Applikation werden die Peloide auf

eine Temperatur von 40° C (Bäder) gebracht. Bei Packungen entsprechend höher (bis etwa 45° C). Die Obergrenze stellt die Empfindung des Patienten. **Cave:** Sensibilitätsstörungen!
Anwendungsdauer: ca. 15–30 Minuten.
Anwendungsbeispiele:
Die Moorfertigpackung: Meist handelt es sich um eine etwa 1 cm dicke Moorschicht, die einem Vliestuch aufgelagert ist. Auf der Packungsrückseite befindet sich ein besonderes Material, das einen Wärmeverlust bei der Anwendung verzögert. Die Packung bleibt für ca. 30 Minuten am Körper angelegt, bei entsprechend stabiler Herz- und Kreislaufsituation auch bis zu 60 Minuten.
Kontraindikationen und besondere Hinweise: Moor sollte nur max. 3 × pro Woche angewendet werden. Moor übt eine starke Reizwirkung aus.
Keine Heißpackungen bzw. heiße Bäder bei:
Akuten Entzündungen
akuten Zuständen nach Traumen
Blutungen
Ödemen
Makro- oder mikroangiopathischen Durchblutungsstörungen der Haut
Fieberzuständen
Sensibilitätsstörungen
akuten Hauterkrankungen.
Ansonsten gilt: Es bestehen alle Kontraindikationen, die aus der Kneipp-Therapie bezüglich warmer bzw. kalter Anwendung bekannt sind. Auch erinnere ich an die Kontraindikationen, die sich auf Gefäß- und Herz-Kreislauf-Erkrankungen beziehen.

Die Schlämme

Die Schlämme werden nach Gillert et al. (47) unterteilt in:
− Schlicke (Süßwasser-, Salzwasserschlicke),
− Kieselschlämme (Diatomeen-, Radiolarien-, Spongiengur),
− Kalkschlämme (Seekreise, Alm),
− Tonschlämme (Schweb, Schlurf),
− Bituminöse Schlämme (Saprogel, Gyttja),
− Sonderschlämme (Sulfid-, Ocker-, Phosphat-, Schwefelschlämme).
Zusammensetzung:
Meeresschlick: Es handelt sich um wasser- und salzhaltigen Meeresschlamm, der sich durch Sedimentation kleinster anorganischer und organischer Bestandteile im Bereich von Flußmündungen bildet. Beim Feststoffanteil des Meeresschlicks überwiegen die mineralischen Anteile wie Ton, Sand und Kalk. Organisch gebundener Kohlenstoff aus Kleintierresten und Pflanzen wird nur in sehr geringen Mengen vorgefunden (etwa 1 bis 2% i.Tr.).
Schwefel liegt in unterschiedlichen Mengen und Bindungsformen vor.
Anwendungsgebiete:
− Subakute und chronische Zustände des rheumatischen Formenkreises
− insbesondere auch bei degenerativen Wirbelsäulenerkrankungen wie:
− Cervicalsyndrom
− BWS-Syndrom
− Lumbalsyndrom etc.

– Postakute Zustände nach Traumen am Bewegungsapparat
– Chronische Zustände im Bereich des Gastrointestinaltrakts/Urogenitaltrakts.
Risiken und Nebenwirkungen:
– Wärmeurtikaria
– Ödeme.
Nach Heißanwendungen besteht die Gefahr orthostatischer Dysregulation, wenn der Patient sich erhebt. Diese Gefahr besteht in einem erheblichen Maße in aller Regel aber nur bei den Heißbädern, sollte aber auch bei Heißpackungen berücksichtigt werden.
Art der Anwendung und Dosis:
Schlämme werden als breiförmige Bäder oder in Form von Packungen angelegt. Vor der Applikation werden die Peloide auf eine Temperatur von 40° C (Bäder) gebracht. Bei Packungen entsprechend höher (bis etwa 45° C). Die Obergrenze stellt die Empfindung des Patienten. **Cave:** Sensibilitätsstörungen!
Anwendungsdauer: ca. 15–30 Minuten, bei entsprechend stabiler Herz-Kreislauf-Situation auch bis zu 60 Minuten.
Anwendungsbeispiele: Für die thermische und mechanische Wirkung gelten die gleichen Überlegungen wie bei den Mooranwendungen.
Schlick- und Schlammbäder/Schlick- und Schlammpackungen werden in aller Regel nur am Gewinnungsort verabreicht, da der Transport ausreichender Schlickmengen und ihre Aufbereitung ähnliche Schwierigkeiten bieten, wie dies auch bei der Moortherapie der Fall ist.
Für die Behandlung kommen Bäder und Packungen in Frage.
Kontraindikationen und besondere Hinweise:
Keine Heißpackungen bzw. heiße Bäder bei:
– Akuten Entzündungen
– akuten Zuständen nach Traumen
– Blutungen
– Ödemen
– makro- oder mikroangiopathischen Durchblutungsstörungen der Haut,
– Fieberzuständen,
– Sensibilitätsstörungen,
– akuten Hauterkrankungen.
Auch gilt: Es bestehen alle Kontraindikationen, die aus der Kneipp-Therapie bezüglich warmer bzw. kalter Anwendung bekannt sind. Auch erinnere ich an die Kontraindikationen, die sich auf Gefäß- und Herzkreislauferkrankungen beziehen.
Besondere Hinweise: Peloide können abhängig vom Entnahmeort unterschiedlich schadstoffbelastet sein. Einige Befunde liegen über den Schlick vor: Es wurden unter anderem Schwermetalle wie Arsen, Cadmium, Chrom, Kupfer, Quecksilber, Nickel, Blei und Zink gefunden. An organischen Substanzen wurden festgestellt: Chlorbenzole, Chlorphenole, chlorierte Lösungsmittel, Chlorpestizide u.a. (nach Baumann, Eichelsdörfer und Wörner 1991).
Bekannte Schlamm-/Schlickbäder in Deutschland sind: Büsum in Schleswig-Holstein, Bentheim in Niedersachsen, Cuxhaven und Wilhelmshaven an der Nordsee, Warnemünde an der Ostsee, Fiesetl in Nordrhein-Westfalen, Krumbad in Bayern. In Österreich sind dies: Baden in der Nähe von Wien, Ischgl in Oberösterreich, in der Schweiz: Schinznach.

Fangopackungen

Der Begriff «Fango» läßt sich mit «heilkräftiger Schlamm» übersetzen. Heute ist es üblich, unter «Fango» Substanzen zusammenzufassen, die überwiegend mineralisch sind und meist vulkanischen Ursprung haben. Da, wo schon in antiken Zeiten diese Mineralschlämme zugänglich waren, wird Fango schon seit Jahrtausenden genutzt.

Zusammensetzung: Das in Deutschland verwendete Fango ist meist anorganisch und wird aus Vulkangestein gewonnen.

Fango in Italien ist eine blaugrüne, breiige Masse und besteht aus Tonerde, Thermalwasser und verschiedenen organischen Stoffen, wie z.B. Algen und Mikroorganismen. Fango in Abano ist leicht radioaktiv und muß vor der Applikation bis zu 12 Monate in speziellen Tauchbecken unter dem Einfluß von Sonnenlicht und Luft «reifen».

Während der Reifungsphase werden Mineralien hinzugegeben, und an der Oberfläche wachsen Algen, die eine Verstärkung der Heilwirkung bewirken sollen. Abanofango ist eine lebende Substanz, weshalb auch Versuche, getrockneten Fango aus der Euganeischen Thermalzone zu exportieren, wieder eingestellt wurden. Durch das Trocknen werden Mikrofauna und -flora zerstört. Zum Export gelangt der anorganische Schlamm.

Im Handel sind unterschiedliche Fangopulver, die zu einem Brei angerührt werden müssen. Das besondere aller Fangopackungen ist, daß diese die zugeführte Wärme extrem lange speichern und so eine langsame, kontinuierliche Abgabe an das Gewebe sicherstellen.

Anwendungsgebiete: Die Bedeutung der Fangobehandlung ist meist unbestritten, auch wenn noch keine hundertprozentig gesicherten wissenschaftlichen Erkenntnisse vorliegen. Während der Behandlung steigt die Körpertemperatur um etwa 0,5 bis 3° C an. Der Körper beginnt mit den komplexen Mechanismen der Thermoregulation, in deren Verlauf verschiedene Stoffe freigesetzt werden, die einen Einfluß auf Durchblutung und Stoffwechsel haben.

Durch Fangopackungen werden Entgiftungsvorgänge im Körper beschleunigt und chronische, degenerative Krankheiten positiv beeinflußt.

Fangopackungen können bei folgenden Erkrankungen eingesetzt werden:
– rheumatischer Formenkreis
– degenerative Gelenkerkrankungen
– chronische Polyarthritis.

Risiken und *Nebenwirkungen:*
– Wärmeurtikaria
– Ödeme.

Nach Heißanwendungen besteht die Gefahr orthostatischer Dysregulation, wenn der Patient sich erhebt. Diese Gefahr besteht in einem erheblichen Maße in aller Regel aber nur bei den Heißbädern, sollte aber auch bei Heißpackungen berücksichtigt werden.

Art der Anwendung: Zur Anwendung kommen Fangopackungen, entweder als Teilpackung oder als Großpackung.

Anwendungsbeispiele: Degenerative Wirbelsäulenerkrankungen mit reaktivem Hypertonus der Rückenstreckmuskulatur. Bei allen degenerativen Wirbelsäulen- und Gelenkerkrankungen ist die schmerzlindernde/muskeltonussenkende Wirkung von Fango-Heißpackungen in der Therapie geschätzt.

Kontraindikationen und besondere Hinweise:
Fangopackungen dürfen für eine Therapie nicht eingesetzt werden bei:
- akuten Entzündungen
- ekzematisch oder entzündlich veränderter Haut (Sonnenbrand)
- allgemeiner oder lokaler Blutungsneigung
- dekompensierte Herzkrankheiten
- maligner Hypertonie
- arteriellen Verschlußkrankheiten
- malignen Tumoren.

Lehmpackungen (Heilerden)

Zusammensetzung einer typischen Heilerde (Luvos-Heilerden)
45,0% Quarz
20,0% Felsspat
10,5% Kalkspat
 3,5% Dolomit
10,0% Glimmer
 8,0% Montmorillonit
Anwendungsgebiete:
- Subakute und chronische Zustände des rheumatischen Formenkreises, insbesondere auch bei degenerativen Wirbelsäulenerkrankungen, wie:
- Cervicalsyndrom
- BWS-Syndrom
- Lumbalsyndrom etc.
- postakute Zustände nach Traumen am Bewegungsapparat
- chronische Zustände im Bereich des Gastrointestinaltrakts/Urogenitaltrakts.
Risiken und Nebenwirkungen:
- Wärmeurtikaria
- Ödeme.
- Nach Heißanwendungen besteht die Gefahr orthostatischer Dysregulation, wenn der Patient sich erhebt. Diese Gefahr besteht in einem erheblichen Maße in aller Regel aber nur bei den Heißbädern, sollte aber auch bei Heißpackungen berücksichtigt werden. Es müssen besondere Anforderungen an die Sterilität gestellt werden. Bei der Behandlung von Hauterkrankungen kommt daher sicher nur fertig aufbereitete Heilerde zur Anwendung.
Art der Anwendung und Dosis: Heilerden werden als breiförmige Packungen angelegt. Vor der Heiß-Applikation werden die Heilerden auf eine Temperatur von max. 45–50° C gebracht. Die Obergrenze stellt immer die Empfindung des Patienten. **Cave:** Sensibilitätsstörungen!
Anwendungsdauer: ca. 15–30 Minuten, bei entsprechend stabiler Herz-Kreislauf-Situation auch bis zu 45 Minuten.
Anwendungsbeispiele: Für die thermische und mechanische Wirkung gelten die gleichen Überlegungen wie bei den Moor- und Fangoanwendungen. Heilerden können nicht nur am Gewinnungsort verabreicht werden, sondern werden auch in pulverisierter Form als Trockenmasse angeboten.
Lehmbreianwendungen (Kompressen: kalt oder warm) und Teilbäder (zum Beispiel das Lehmtreten). Aus der Kneippschen Wassertherapie sind Lehmhemd

und Lehmwickel bekannt. Lehm ist für eine Wärmeanwendung *nicht* optimal geeignet (siehe unten).

Auf keinen Fall darf der Lehm mit Plastikfolie oder ähnlichem abgedeckt werden!

Fertiglehmmischungen: In der Apotheke zu beziehen.

Kontraindikationen und besondere Hinweise:

Keine Heißpackungen bzw. heiße Bäder bei:
— Akute Entzündungen
— Akute Zuständen nach Traumen
— Blutungen
— Ödemen
— Makro- oder mikroangiopathische Durchblutungsstörungen der Haut
— Fieberzuständen
— Sensibilitätsstörungen
— akuten Hauterkrankungen.

Auch gilt: Es bestehen alle Kontraindikationen, die aus der Kneipp-Therapie bezüglich warmer bzw. kalter Anwendung bekannt sind. Auch erinnere ich an die Kontraindikationen, die sich auf Gefäß- und Herz-Kreislauf-Erkrankungen beziehen.

Parafangopackung

Zusammensetzung: Es handelt sich bei der Parafangopackung um eine industriell gefertigte Packung, die sich aus verschiedenen, z.T. nicht «natürlichen» Komponenten zusammensetzt; also im engeren Sinne keine «Fangopackung».

Parafangopackungen haben in Deutschland und dem benachbarten europäischen Ausland eine weite Verbreitung gefunden. Nach dem 2. Weltkrieg wurde ein Packungsmaterial erfunden, das neben einem Trägerstoff (= Paraffin) trockenes Fangopulver enthält. Die Packung ist für die Therapie so interessant, weil das Material nach dem Anlegen am Körper kaum Temperatur verliert.

Die Erfinder der Parafangopackung haben einen physikalischen Trick genutzt: Die geschmolzenen Paraffine geben bei 50° C die sogenannte Schmelzwärme an die Umgebung ab. Da die Paraffinteilchen sehr klein sind und so insgesamt eine große Oberfläche haben, haben die Teilchen auch eine Menge an Wärmeenergie (= Schmelzwärme) gespeichert. Die gespeicherte Energie wird nur langsam abgegeben; in Versuchen konnte nachgewiesen werden, daß eine Parafangopackung noch nach 3 Stunden eine Kerntemperatur von 35° C besitzt. Die Kurve des Temperaturverlaufs zeigt deshalb eine sogenannte «Plateaubildung» und erst nach Ablauf der normalen Applikationszeit einen Temperaturabfall.

Anwendungsgebiete: Die Bedeutung der Fangobehandlung ist meist unbestritten, auch wenn noch keine hundertprozentig gesicherten wissenschaftlichen Erkenntnisse vorliegen. Während der Behandlung steigt die Körpertemperatur um etwa 0,5 bis auf 3° C an. Der Körper beginnt mit den komplexen Mechanismen der Thermoregulation, in deren Verlauf verschiedene Stoffe freigesetzt werden, die einen Einfluß auf Durchblutung und Stoffwechsel haben.

Durch Fangopackungen werden Entgiftungsvorgänge im Körper beschleunigt und chronische, degenerative Krankheiten positiv beeinflußt.

Risiken und Nebenwirkungen:
– Wärmeurtikaria
– Ödeme.
Nach Heißanwendungen besteht die Gefahr orthostatischer Dysregulation, wenn der Patient sich erhebt. Diese Gefahr besteht in einem erheblichen Maße in aller Regel aber nur bei den Heißbädern, sollte aber auch bei Heißpackungen berücksichtigt werden.
Art der Anwendung: Zur Anwendung kommen Fangopackungen entweder als Teilpackung oder als Großpackung.
Anwendungsbeispiele: Degenerative Wirbelsäulenerkrankungen mit reaktivem Hypertonus der Rückenstreckmuskulatur. Bei allen degenerativen Wirbelsäulen- und Gelenkerkrankungen ist die schmerzlindernde/muskeltonussenkende Wirkung von Fango-Heißpackungen in der Therapie geschätzt.
Kontraindikationen und besondere *Hinweise:* Fangopackungen dürfen für eine Therapie nicht eingesetzt werden bei:
– akuten Entzündungen
– ekzematisch oder entzündlich veränderter Haut (Sonnenbrand)
– allgemeiner oder lokaler Blutungsneigung
– dekompensierte Herzkrankheiten
– maligner Hypertonie
– arteriellen Verschlußkrankheiten
– malignen Tumoren.
Parafangopackungen haben gegenüber den natürlichen Packungen, wie Moor oder Lehm, Nachteile:
In Parafangopackungen ist die Wanderung gelöster Teilchen ausgeschlossen. Eine Wirkung ist also nur physikalisch thermisch anzunehmen.

Das Überwärmungsbad

Prinzip: Das Überwärmungsbad ist eine besondere Form des temperaturansteigenden Vollbades. Ziel ist die Erzeugung eines fieberähnlichen Körperzustandes. Dazu wird die Körperkerntemperatur künstlich erhöht.
Anwendungsbereiche: Das Überwärmungsbad wird genützt zur allgemeinen vegetativen Umstimmung, zur Steigerung der Immunitätslage, im schubfreien Stadium bei chronisch entzündlichen rheumatischen Erkrankungen z.B. Morbus Bechterew.
Geeignet gerade für Patienten, die nur selten oder schwach Fieber entwickeln können.
Risiken und Nebenwirkungen:
Grundsätzlich sind Überwärmungsbäder, die mit sehr hohen Badetemperaturen «arbeiten», nur unter ärztlicher Aufsicht durchzuführen. Der Puls steigt stark an! Dazu gehört selbstverständlich die in regelmäßigen Abständen zu erfolgende Kontrolle der Körpertemperatur (oral) und des Herzschlages. Der Puls steigt entsprechend der Körpertemperatur an und kann bei einer Körpertemperatur von 40° C etwa 120–140 Schläge/Minute erreichen. Übersteigt die Pulsfrequenz deutlich die 140 Schläge/Minute bzw. wird ein Mißverhältnis zwischen Körpertemperatur und Pulsfrequenz bemerkt, soll die Wassertemperatur auf 37° zurückgenommen werden. Herz- und kreislaufgeschädigte Patienten dürfen für diese Bäder nicht vorgesehen werden.

Art der Anwendung: Der Patient wird auf einer Liege im Badewasser flach so gelagert, daß auch der Kopf möglichst weit in das Wasser eintaucht. Lediglich die Augen, Nase und Mund bleiben über Wasser. Leidet der Patient unter einem Ohrschaden, wird die Gehöröffnung entsprechend geschützt.

Der Körper des Patienten befindet sich vollständig im Wasser, die Wärmeregulation des Körpers ist damit aufgehoben, denn eine Wärmeabgabe in das Badewasser kann nicht erfolgen.

Der Körper produziert während des Bades kräftig Schweiß, der allerdings keinen Einfluß auf eine Abkühlung (fehlende Verdunstungskälte) haben kann.

Wir erleben so zuerst einen Wärmestau, der im weiteren Verlauf des Bades noch durch den Anstieg der Wassertemperatur erhöht wird. Die Folge ist eine Anstieg der Körpertemperatur.

Die praktische Durchführung der Überwärmungsbäder wird unterschiedlich gehandhabt: Meist wird die Badewassertemperatur langsam gesteigert, üblich ist aber auch der rhythmische Anstieg. Dabei wird die Wassertemperatur schnell angehoben, um dann nach einiger Zeit wieder auf die erreichte Körpertemperatur des Patienten abgesenkt zu werden.

Kontraindikationen: Leiten sich aus der Badeheilkunde ab, vor allem Herz- und Kreislaufschäden.

Kartoffelbreipackung

Benötigt werden:
1. eine ausreichend große Wolldecke
2. ein Zwischentuch aus Leinen, Baumwolle oder auch Wolle (s. u.)
3. eine ausreichende Anzahl Kartoffeln, etwa zwei Hände voll.

Anwendungsgebiete: Bewährt hat sich die Kartoffelbreipackung bei allen Zuständen, die durch die Zufuhr von Wärme gebessert werden, schon seit längerem bestehende Krankheiten der Gelenke, die nicht entzündlich sind.

Schmerzstillendes Mittel bei:
a) Nierenkoliken
b) Gallenkoliken
c) Darmkoliken
d) Erkrankungen des rheumatischen Formenkreises.

Risiken: Bei der Eigenbehandlung Verbrennungsgefahr! **Cave:** Sensibilitätsstörungen.

Nebenwirkungen: Bei sachgemäßer Anwendung keine zu erwarten.

Art der Anwendung: Die Kartoffeln werden in der Schale gekocht, in ein Tuch eingewickelt und im Tuch zu Brei zerstampft.

Das Behandlungsgebiet wird mit einem Zwischentuch abgedeckt, wobei mit der Dicke des Zwischentuchs ein Einfluß auf die Eindringgeschwindigkeit der Kartoffelwärme genommen werden kann.

Je dicker das Zwischentuch, desto langsamer wirkt die Hitze ein. Die zu Brei gestampften Kartoffeln werden auf das Zwischentuch gelegt.

Die Kartoffeln bleiben im Tuch eingewickelt!

Dauer der Anwendung: Die Packung bleibt so lange angelegt, bis das Wärmegefühl deutlich nachgelassen hat. Die Kartoffelbreipackung kann mehrmals erneuert werden.

Anwendungsbeispiel: Degenerative Wirbelsäulenerkrankungen mit reaktivem Hypertonus der Rückenstreckmuskulatur. Bei allen degenerativen Wirbelsäulen- und Gelenkerkrankungen ist die schmerzlindernde/muskeltonussenkende Wirkung von Kartoffelbreipackungen als Hausmittel geschätzt.

Kontraindikationen und besondere Hinweise: Kartoffelbreipackungen dürfen nicht eingesetzt werden bei:
– akuten Entzündungen,
– ekzematisch oder entzündlich veränderter Haut (Sonnenbrand)
– allgemeiner oder lokaler Blutungsneigung
– dekompensierte Herzkrankheiten
– maligner Hypertonie
– arteriallen Verschlußkrankheiten
– malignen Tumoren.

Senfpackung

Zusammensetzung:
Benötigt werden:
1. Senfmehl (Reformhaus)
2. Heißes Wasser (darf nicht kochen!)
3. Leinentuch von ausreichender Größe
4. Zwischentuch (Leinen oder Baumwolle)
5. Wolldecke
6. Beim Bade: Badewanne.

Anwendungsgebiete:
Zur unterstützenden Therapie bei:
– hartnäckigen Atemwegsbeschwerden,
– chronischem Husten,
– Heiserkeit,
– Rückenbeschwerden (LWS, BWS, nicht HWS).

Risiken: Noch auf der Haut haftende Senfkörner müssen restlos abgewaschen werden. Sehr starker Hautreiz! Zum Schutz der Augen sollten dem Patienten Augenkompressen angelegt werden.

Nebenwirkungen: Es müssen Überempfindlichkeitsreaktionen des Patienten berücksichtigt werden.

Anwendungsform: Als Senfbad oder als Senfpackung.

Senfpackung: Senfmehl aus dem Reformhaus (etwa 5 gehäufte Teelöffel). Diese Menge wird mit 5 Litern heißem Wasser etwa 45–50 Grad (nicht kochend) übergossen.

Das Senfmehl ca. 8 Minuten im heißen Wasser ziehen lassen und dann das Packungstuch in diese Lösung eintauchen. Das mit Senfwasser getränkte Wickeltuch wird auf die schmerzenden Körperareale gelegt und mit einem klassischen Wickel nach Kneipp fixiert.

Dauer der Anwendung: 10–20 Minuten sind ausreichend. Bei Kindern nur 5 Minuten.

Merke

Wenn der Patient ein brennendes Gefühl angibt, muß die Packung entfernt werden!

Senfbad

Für ein Vollbad werden bis zu 250 Gramm Senfmehl benötigt. Dieses in kaltem Wasser zu einem Brei verrühren, diesen in das fertig temp. Badewasser geben. Badewassertemperatur: 33–35° C.
Das Badewasser verfärbt sich dabei grünlich, und es entwickelt sich ein scharfer Senfgeruch. Jetzt den Patienten einsteigen lassen. Augen schützen! Nicht mit Senfhänden in das Gesicht fassen.
Badedauer: ca. 7–15 Minuten.
Besondere Hinweise und Kontraindikationen:
– akute Entzündungen
– ekzematisch oder entzündlich veränderte Haut (Sonnenbrand)
– allgemeine oder lokale Blutungsneigung
– dekompensierte Herzkrankheiten
– maligne Hypertonie
– arterielle Verschlußkrankheiten
– maligne Tumoren.
Die Behandlung mit Senfmehl zählt sicherlich zu den stärksten Hautreizverfahren in der physikalischen Therapie. Es ist daher bei der Anwendung mit Umsicht vorzugehen. Auch ist die Haut des Patienten vor der Anwendung auf Verletzungen zu inspizieren.

Heusack (Synonym: Heublumensack)

Benötigt werden:
1. ein großer Topf
2. ein Heublumensack
a) fertig gekauft: bereits gefüllt mit Heublumen (Apotheke)
b) selber hergestellt (Leinen 25 × 40 cm) und dazu dann Heublumen (Apotheke).
Zuammensetzung des Heusacks: Die Zusammensetzung eines Heusacks wird bestimmt durch die Gräser, die auf den Wiesen wachsen und nach dem Schnitt das Heu bilden.
Der typische Heugeruch wird durch Fermentationsvorgänge hervorgerufen, die beim Trocknen des Heus ablaufen.
Die Heublumen (lat. flores graminis) halten die zugeführte Wärme erstaunlich lange und bewirken gleichzeitig durch ätherische Öle eine angenehme Reizung der Haut.
Heublumen sind ein Volksheilmittel und werden seit alten Zeiten bei rheumatischen Beschwerden angewandt. Bekannt geworden sind die Heublumen in unserem Jahrhundert durch Pfarrer Sebastian Kneipp, der Abkochungen von Heublumen als Zusatz zu seinen Bädern, Wickeln und Dämpfen gerne nutzte.
Der erste ärztliche Mitarbeiter Pfarrer Kneipps, Dr. Franz Kleinschrod (110), hat

sich später mit den Wirkmechanismen der Heublumen in Theorie und Praxis auseinandergesetzt und den heute noch bekannten Namen «Heublumensack» in die physikalische Therapie eingeführt.

Bei den Heublumen handelt es sich nicht etwa, wie vielfach auch in Fachkreisen vermutet wird, um kleingeschnittenes Heu, sondern um «Abfälle» der Heulagerung, die sich am Boden ansammeln.

«Heublumen» bestehen aus einem Gemisch von Blütenteilen, Samen, kleineren Stücken von Blättern und Stengeln verschiedener Gräser trockener Wildwiesen. Je nachdem, was neben den typischen Wiesengräsern, wie Quecke (Elymus repens), Lolch (Lolium perenne), Trespe (Bromus hordaceus) und Schwingel (Festuca pratensis) noch auf der betreffenden Wiese gewachsen war, sind die Heublumen von unterschiedlicher Zusammensetzung.

Inhalts- und Wirkstoffe der Heublumen: Die Heublumen enthalten so unterschiedliche Wirkstoffe wie Zucker, Proteine, Stärke, Mineralien und Spurenelemente. Hinzu kommen Flavonide, Gerbstoffe, Cumarine, Cumarinderivate und schließlich noch geringe Mengen von ätherischen Ölen.

Die wichtigsten Wirkstoffe sind sicherlich das Cumarin und die ätherischen Öle. Sie alle wirken leicht hautreizend und werden wegen ihrer Lipoidlöslichkeit durch die Ausatemluft wieder abgeatmet. Eine olfaktorische Wirkung wird ebenfalls nicht ausgeschlossen (94).

Das Cumarin entstammt in erster Linie von dem in den Heublumen vorhandenen Anteilen von Ruchgras (Anthoxanthum odoratum), teilweise aber auch dem Labkraut (Galium tricorne), Steinklee (Meliotus), Meisterwurz (Imperatoria ostruthium) und verwandten Peucedanum-Arten.

Die in diesen Wiesenpflanzen vorhandenen Cumaringlykoside werden beim Trocknen der Pflanzen oder beim Welken durch fermentative Vorgänge in das Cumarin umgewandelt.

Die Fermentation: Teile des Heus werden durch Bakterien zersetzt, dabei entstehen aromatische Stoffe, die den Heugeruch ausmachen.

Früher wurde der Absud von Heublumen nicht nur als Zusatz zu Bädern und Wickeln genutzt, sondern auch innerlich zur «Blutreinigung» eingenommen (59).

Wirkungsweise: Vermutlich stehen bei der Behandlung rheumatischer Beschwerdebilder mit Heublumensäcken die thermischen Wirkelemente des Heublumensacks im Vordergrund. Hinzu kommt die Wirkung der Inhaltsstoffe.

Unterscheiden können wir eine lokale und eine zentral nervöse Fernwirkung.

Ein längerer Aufenthalt im Heu führt zu akuten Vergiftungserscheinungen mit Benommenheit, Kopfschmerzen und Somnolenz. Ausgehend von diesen Erfahrungen scheint eine gewisse zentral-sedative Wirkung des Cumarins nicht ausgeschlossen.

Andererseits könnte aber auch eine olfaktorische Komponente zu dem sedierenden Effekt führen, da dieser von den Riechrezeptoren des limbischen Systems beeinflußt wird (94).

Eine weiter nicht zu unterschätzende Wirkung ist der Einfluß auf das gesamte vegetative Nervensystem. Wir beobachten immer wieder bei Rheumatikern eine allgemeine neurovegetative Labilität wie:
− Hyperhydrosis,
− Vasolabilität,
− schlechte periphere Durchblutungssituation u.a.

Nach einer Serie von Heublumenapplikationen kommt es regelmäßig zu einem Rückgang dieser Erscheinungen. Subjektiv wird diese Reaktion durch ein «Behaglichkeitsgefühl», welches der Patient während der Behandlung angibt, dokumentiert.

Unter den lokalen Reizwirkungen ist besonders ein Erythem im Bereich der Auflagefläche des Heublumensackes wichtig. Dieses Phänomen wird über Axonreflexe und vasoaktive Substanzen in Gang gesetzt.

Das Erythem nach einer Heusackapplikation ist in der Regel deutlicher ausgeprägt als nach einer anderen Kräuteranwendung (z.B. Kräuterbad). (Eigene Erfahrungen.)

Das Erythem wird vermutlich über die in den Heusäcken enthaltenen ätherischen Öle ausgelöst. Interessant ist auch die Beobachtung, daß das Erythem noch etliche Stunden nach Beendigung der Anwendung nachweisbar ist.

Durch den thermischen Reiz des Heusacks kommt es auf spinaler Ebene zu einer Hemmung im Verlauf afferenter Schmerzbahnen und damit zu einer Schmerzdämpfung (Gate-control-Theorie).

Anwendungsgebiete: Die von der Haut ausgehenden reflektorischen Einflüsse erstrecken sich bekanntlich auch auf die Skelettmuskulatur:

Der feucht-heiße Heusack kann somit im betreffenden Segment die typischerweise bei rheumatischen Erkrankungen hypertone Muskulatur detonisieren und sorgt so indirekt für ein Nachlassen der von der hypertonen Muskulatur ausgehenden Schmerzreize.

Der Heusack wird manchmal als «das Morphium der Naturheilkunde» bezeichnet (38).

Dementsprechend groß sind die möglichen Indikationen:
– Mehrdurchblutung im Bereich der aufliegenden Heupackung,
– verstärkter Abtransport von «Gewebeschlacken»,
– Verbesserung des Gewebestoffwechsels,
– Schmerzlinderung.
– *Entspannung der verspannten Muskulatur:* eine cortico-motorische-Reaktion, die zusätzlich, neben der lokalen Muskelentspannung, zu einer allgemeinen Müdigkeit, mit typischen, im EEG nachweisbaren Schlafmustern, führt.
– Koliken:
– Darmkoliken,
– chronische Entzündungen im Magen-Darm-Trakt
– Gallen- und Nierenkoliken. Ein Erfahrungswert ist es, daß sich Koliken schon sehr bald nach Auflage eines Heublumensackes legen und sogar sehr ausgeprägte rheumatische Schmerzen eine deutliche Linderung erfuhren
– dem Heusack wird auch eine «Entkrampfung der Psyche» nachgesagt
– rheumatischer Formenkreis
– degenerative Gelenkerkrankungen
– Mestruationsbeschwerden.

Dauer der Anwendung: Die Packung bleibt so lange angelegt, bis das Wärmegefühl deutlich nachgelassen hat (etwa 30–45 Minuten). Drei Heublumensäcke in der Woche. Kurmäßig anwenden, also für ca. 4 bis 6 Wochen.

Risiken und Nebenwirkungen:
Wärmeurtikaria,
Ödeme.

Nach Heißanwendungen besteht die Gefahr orthostatischer Dysregulation, wenn der Patient sich erhebt. Diese Gefahr besteht in einem erheblichen Maße in aller Regel aber nur bei den Heißbädern, sollte aber auch bei einem Heublumensack berücksichtigt werden.

Anwendungsbeispiele: Degenerative Wirbelsäulenerkrankungen mit reaktivem Hypertonus der Rückenstreckmuskulatur. Bei allen degenerativen Wirbelsäulen- und Gelenkerkrankungen ist die schmerzlindernde/muskeltonussenkende Wirkung von Heusäcken in der Therapie geschätzt.

Kontraindikationen und besondere Hinweise: Heusäcke dürfen für eine Therapie nicht eingesetzt werden bei:
— akuten Entzündungen,
— ekzematisch oder entzündlich veränderter Haut (Sonnenbrand)
— allgemeiner oder lokaler Blutungsneigung
— dekompensierten Herzkrankheiten
— maligner Hypertonie
— arteriellen Verschlußkrankheiten
— malignen Tumoren
— Überempfindlichkeitreaktionen auf Heu- und Pflanzenbestandteile (Patienten vor Behandlungsbeginn befragen).

Applikationen mit Heublumen können bei der Behandlung entzündlicher, degenerativer und extraartikulärer Erkrankungen aus dem Bereich des rheumatischen Formenkreises beachtliche Heilerfolge erzielen.

Außer dem altbewährten Heusack sind einige «moderne» Alternativen im Angebot:
1. Der Heusack mit Grassamen («Heusamen») gefüllt,
2. das «Tiroler Heubadl».

Art der Anwendung: Die Heublumen werden im Leinensäckchen in einem Wasserdämpfer erhitzt.

Der Aufbau des Wasserdämpfers: In einen großen Topf werden 1–2 Ziegelsteine und auf diese ein Rost gelegt (Grillrost oder etwas ähnliches). Der Heusack darf nicht im heißen Wasser liegen! Die Erwärmung erfolgt über die Wasserdämpfe. Der Topf wird nur mit so viel Wasser gefüllt, daß der Rost gerade noch nicht mit Wasser bedeckt ist. Das Wasser wird mit dem bereits auf dem Rost liegenden Heusack erhitzt.

Allerdings sollen Heublumen nicht als Monotherapie angewendet werden, sondern in ein umfassendes Behandlungsprogramm eingebaut werden.

«Heiße Rolle»

Benötigt werden:
1. 4 Handtücher (etwa 60 × 100)
2. ein Liter kochendes Wasser.

Der Wirkmechanismus ist sicherlich mit den anderen Anwendungsformen der Thermotherapie zu vergleichen, wobei m.E. die Reflexwirkung im Vordergrund steht.

Anwendungsgebiete: Die besten Erfolge habe ich bei der Behandlung von:
— Muskelverspannungen im Schulter- und Nackenbereich,
— Muskelverspannungen im Rückenbereich,
— Behandlung chronischer Leber- und Gallenerkrankung.

Die heiße Rolle wird vor einer physiotherapeutischen Maßnahme zur Muskelentspannung eingesetzt (krankengymnastische Übungsbehandlung, Muskelmassage u.a.).

Risiken und Nebenwirkungen: Bei unsachgemäßer Anwendung Verbrühungsgefahr.

Art der Anwendung: Die Handtücher werden zuerst der Länge nach gefaltet. Dann wird das erste Handtuch zu einer «Wurst» zusammengerollt und zwar in der Verlaufsform des längs gefalteten Handtuchs. Die nächsten 3 Handtücher werden nun ebenfalls auf das zuerst gerollte aufgewickelt; eines nach dem anderen.

Etwa 1 Liter Wasser zum Kochen bringen und dieses dann in den Trichter der heißen Rolle gießen.

Die heiße Rolle wird einschleichend angewendet.

Das heißt: Die Handtuchrolle wird kurz auf die Haut gelegt, gleich wieder abgehoben, erneut auf die Haut gelegt, aber nun an einer anderen Stelle und so fort.

Applikationsdauer: Die Behandlung soll je nach Konstitution und Wärmeempfinden etwa 10–20 Minuten dauern.

Besondere Hinweise: Das heiße Wasser kann auch mit einem Medikamenten-Zusatz versehen werden.

Sauna

Das Saunabaden stammt aus Finnland und wurde in Deutschland erst nach dem 2. Weltkrieg so richtig populär.

Körperreaktionen während eines Saunabesuches:
1. Die Herzfrequenz nimmt um etwa die Hälfte zu.
2. Das Herzminutenvolumen steigt um nahezu das Doppelte an.
3. Der periphere Gefäßwiderstand sinkt.
4. Stoffwechselvorgänge werden beschleunigt, der Körper «entschlackt».
5. Das Immunsystem wird angeregt.

Anwendungsgebiete: Das Saunabad eignet sich für alle Menschen, eine Altersbeschränkung ist nicht vorgesehen. Die Hinweise, Kontraindikationen und besonderen Verhaltensregeln sind unbedingt zu beachten!

Die Indikationen werden durch das Zusammenspiel von Kälte und Wärme bestimmt:
– chronische Entzündungen und Belastungen der Bronchien,
– ständiger Reizhusten, laufend erkältet etc.,
– allgemeine Erkrankungen des Bewegungsapparates,
– labiler Kreislauf etc.

Besondere Hinweise: Für herzgeschädigte Patienten besteht kein generelles Saunaverbot. Das Für und Wider muß natürlich im Einzelfall vom Arzt abgeklärt werden, insbesondere muß ein herzschwacher Patient die in der Sauna so beliebten kalten Tauchbäder meiden.

Dieser Hinweis gilt m.E. aber auch für «gesunde» Saunabesucher.

Starke Abkühlung und/oder Kälteschock sind auf jeden Fall nicht günstig, da der Blutdruck, bedingt durch die schlagartige Vasokonstriktion, kurzzeitig stark ansteigt.

Alternative: kühl duschen.

Art der Anwendung: Ich rate zu einer gemächlichen Aufwärmung. Hohe Temperaturen, die ja bekanntlich immer höher steigen, je weiter sich der Saunagast die Stufen nach oben begibt, sollten am Anfang einer Saunabehandlung dem Körper nicht zugemutet werden. Aber auch langjährigen Saunagästen empfehle ich einen vorsichtigen Umgang mit hohen und höchsten Temperaturen.

Risiken und Nebenwirkungen:
- Patienten nach Herzinfarkt (natürlich auch immer Rücksprache mit dem Arzt) sollten extreme Hitze in der Sauna meiden
- Patienten mit Hypertonie
- Patienten mit Herzschrittmachern
- Patienten mit Varikosis.

Kontraindikationen der Sauna:
- akute Infektionskrankheiten,
- aktive Tuberkulose,
- akute Entzündungen innerer Organe,
- bei entzündlichen Hauterkrankungen (muß im Einzelfall der Hautarzt entscheiden!).

13 Kontraindikationen und Risiken der Wärmeanwendung

Die Wärmetherapie ist bei allen Erkrankungen des Bewegungsapparates, bei denen bereits ein pathologisch gesteigerter Stoffwechsel vorliegt, kontraindiziert. Dazu gehören alle akuten entzündlichen Prozesse (z.B. Gicht), vor allem, wenn sie mit ausgeprägten Ergüssen oder Ödemen einhergehen, ebenso wie akute Schübe chronisch rheumatischer Erkrankungen und aktivierte Arthrosen (65).

Kontraindiziert ist die Wärmeanwendung bei allen frischen Traumen vor allem, wenn diese mit Hämatomen oder Ergüssen einhergehen. Keinesfalls darf eine Wärmeanwendung auf offenen Wunden erfolgen.

Bei Patienten mit Herzschrittmachern dürfen keine Kurz- oder Mikrowellen angewandt werden. Hier bietet sich als Alternative eine Ultraschallbestrahlung an (70).

Im übrigen gelten wie auch bei der Kältetherapie alle Durchblutungsstörungen und neurologischen Ausfälle ebenso wie schwere Herz-Kreislauf-Erkrankungen als Kontraindikationen für eine Wärmebehandlung (33, 65, 70). Siehe dazu das Kapitel Kontraindikationen u. Risiken der Kälteanwendung.

14 Kälte- und Wärmeanwendung bei rheumatischen Erkrankungen

Die Kryo- und Thermotherapie hat eine lange Tradition in der Behandlung rheumatischer Erkrankungen und ist bis heute ein fester Bestandteil der physikalischen Therapie sowohl bei akuten als auch bei chronischen rheumatischen Beschwerden. Beide Therapieformen können allerdings auch die rheumatischen Beschwerden verschlimmern oder vom Patienten als unangenehm oder sogar schmerzsteigernd empfunden werden. Daher sollte grundsätzlich neben der objektiven Beurteilung des Therapieerfolgs durch den Arzt oder Therapeuten der subjektive Eindruck des Patienten ausschlaggebend für den Abbruch bzw. die Fortsetzung einer begonnenen Therapie sein. An die Stelle eines starren Therapieschemas muß ein auf die individuelle Situation des Patienten zugeschnittener Behandlungsplan treten, der ständig an die veränderte Reaktionslage des Patienten angepaßt wird.

14.1 Kältebehandlung

Der Wärmeentzug erfolgt mittels Eisbeuteln, Kaltwasserapplikation, Kältepackungen, Kühlsystemen, unter Verwendung von Kaltluft (−30° C), Kaltgas (−180° C) oder durch Aufenthalt in einer Kältekammer (−110° C).

14.2 Wärmebehandlung

Die Wärmezufuhr kann einmal durch Hydrotherapie erfolgen. Durch das Eintauchen eines Körperteiles oder des ganzen Körpers ins warme Wasser wird eine lokale bzw. generalisierte periphere Vasodilatation hervorgerufen, die eine Erwärmung nach sich zieht. Davon abgesehen hat auch die Entlastung der betroffenen Gelenke im Bewegungsbad eine Schmerzlinderung zur Folge.

Eine gezieltere lokale Wärmebehandlung ist mit heißen Packungen möglich. In der Regel kommen hier wasserhaltige Peloide wie z.B. Moorerde (50° C) oder Fango (45° C) zum Einsatz. Schließlich kann eine lokale Therapie auch durch Bestrahlung mit Kurz-, Mikro- oder Ultraschallwellen bzw. durch Infrarotstrahler erfolgen.

14.3 Wirkungen der Kälte- bzw. Wärmetherapie

Sowohl Kälte als auch Wärme bewirken eine Muskeldetonisierung, durch die (über die Unterbrechung des Kreislaufes von Schmerz – Anstieg des Muskeltonus – weitere Schmerzsteigerung) eine Schmerzlinderung erreicht werden kann (33, 65, 70).

Beide Modalitäten sind darüber hinaus geeignet, die Schmerzempfindlichkeit herabzusetzen.

Nach einer Untersuchung von Benson und Copp (12) ist die Schmerzschwelle im gesunden Schultergelenk nach 15minütiger Kühlung mit einem Eispack signifikant stärker erhöht als nach 20minütiger Kurzwellendiathermie. Dieser Einfluß auf die Schmerzschwelle ging bei Wärmeanwendung rascher zurück als bei Eisbehandlung, bei der er bis 30 Minuten nach Beendigung der Therapie anhielt. Vergleichbare Ergebnisse mit länger anhaltender Erhöhung der Schmerzschwelle finden sich bei Eisbehandlung am Ellbogengelenk über 15 Minuten (65).

Wärme bewirkt durch die gesteigerte Viskoelastizität der Kollagenfasern eine Verbesserung der Dehnbarkeit von Muskeln, Bändern und Gelenkkapselstrukturen (33, 70). Hieraus resultiert ein spürbarer Rückgang der vom Rheumapatienten als so störend empfundenen Gelenksteifigkeit und der begleitenden Muskelkontrakturen. Weiterhin wird auch die Viskosität der Synovialflüssigkeit herabgesetzt, d.h. deren Gleitfähigkeit wird verbessert.

Die gesteigerte Durchblutung beschleunigt in Verbindung mit der ebenfalls erhöhten Kapillarpermeabilität den Abtransport von Entzündungsstoffen aus dem betroffenen Gewebe. Dieser Reinigungseffekt über den Blutstrom wird durch den verstärkten Zustrom von Sauerstoff, Nährstoffen und Makrophagen unterstützt. Folge ist eine verstärkte Phagozytose (33). Somit dürfte der antiphlogistische Effekt einer Wärmeanwendung auf die Folgen der vermehrte Durchblutung zurückzuführen sein.

Bei der Verwendung von heißen Packungen wird die zugeführte Wärme durch die Vasodilatation der oberflächlichen Blutgefäße rasch abtransportiert (65), so daß es sogar zu einer Abkühlung im Gelenk kommen soll (70). Aus dem gleichen Grund ist auch die beobachtete Durchblutungszunahme häufig nur von kurzer Dauer. Nach 25minütiger Erwärmung des Sprunggelenks mit einer heißen Packung hielt diese nur 20 Minuten nach Abbruch der Therapie an (77).

Andererseits wurde sowohl bei Verwendung der Kurzwellen-Diathermie als auch bei heißen Packungen ($47\,°$ C) bis zu zwei Stunden eine Erhöhung der intraartikulären Temperatur und der Hauttemperatur am Kniegelenk gemessen. Die Temperaturerhöhung betrug an der Haut $2,4\,°$ C und intrartikulär $1,4\,°$ C nach Diathermie bzw. $8,9\,°$ C und $3,5\,°$ C nach der heißen Packung mit Paraffin (100). Auch von Schmidt et al. (109) wurden nach einer 20minütigen heißen Packung am Kniegelenk ähnliche Werte ermittelt. Die Hauttemperatur war etwa um $3\,°$ C erhöht, und das Ausgangsniveau wurde erst nach einer Stunde wieder erreicht.

Aufgrund dieser nachgewiesenen intraartikulären Temperaturerhöhung werden von zahlreichen Autoren Zweifel am Sinn einer intensiven Wärmebehandlung geäußert (65, 70, 100), da diese nachteilige Folgen durch die Anregung des intraartikulären Stoffwechsels haben kann. Schon Harris und McCroskery wiesen darauf hin, daß bei einer Temperaturerhöhung um nur $3\,°$ C, wie sie z.B. bei rheumatoider Arthritis im Kniegelenk gemessen wurde, die Aktivität des Enzyms Kollagenase um das Vierfache gesteigert ist (54). Daraus resultiert eine beschleunigte Knorpelzerstörung durch enzymatischen Abbau der Kollagenfasern.

14.4 Therapeutische Anwendung

Wegen dieser möglichen nachteiligen Folgen einer Wärmebehandlung bei rheumatischen Erkrankungen tritt heute zunehmend die Kältetherapie in den Vordergrund der therapeutischen Überlegungen (65).
Besonders bewährt hat sich die Behandlung in der Kältekammer (137). Eine Studie hierzu stammt von Birwe et al. (14). Gegenstand der Untersuchung war eine Beurteilung der Auswirkung einer Ganzkörperkältetherapie (GKKT) auf das Beschwerdebild der chronischen Polyarthritis und der Spondylitis Ankylosans.
An der Untersuchung nahmen 75 Patienten teil. Bei allen wurde das subjektive Befinden erfragt und der Gelenkstatus gemessen und die bei systematisch-entzündlichen Gelenkerkrankungen übliche Bewegungstherapie vorgenommen. Dabei wurde eine Gruppe aus dem Patientenkollektiv zusätzlich mit der Ganzkörperkältetherapie (GKKT) behandelt, die andere Gruppe diente als Kontrollgruppe.
Drei Stunden nach der GKKT bestanden signifikante Unterschiede zwischen den beiden untersuchten Gruppen bei der groben Kraftentfaltung, der Knieextension und der Schulterabduktion.
Bei einem Patientenkollektiv von 491 Patienten zeigte die GKKT eine subjektive Beschwerdelinderung von durchschnittlich 2 Stunden und 15 Minuten. Bei immerhin 74% der behandelten Patienten trat eine subjektive Schmerzlinderung ein, bei erstaunlichen 84% der Patienten wurde sogar eine subjektive Funktionsverbesserung festgestellt. Die mit der GKKT behandelten Patienten gaben eine bis zu drei Stunden anhaltende, allgemein anregende Wirkung an.
Aufgrund der klinischen Erfahrung ist es sinnvoll, die Kältekammer 2 × am Tag für die Behandlung einzusetzen oder diese Therapie durch mehrfache lokale Kälteanwendungen zu ergänzen (41).
Grundsätzlich empfiehlt sich in der akuten Phase rheumatischer Erkrankungen die längerfristige oder wiederholte Kälteanwendung zur Senkung der pathologisch erhöhten Gelenk- bzw. Gewebetemperaturen (antiphlogistischer Effekt) sowie zur Schmerzbekämpfung und Reduzierung der Muskelspastik. Da gerade der Rheumapatient im Rahmen akuter Schübe des chronischen Krankheitsgeschehens vermehrt auf die Selbstbehandlung angewiesen ist und erfahrungsgemäß auch häufig davon Gebrauch macht, sollte er vom behandelnden Arzt oder Therapeuten entsprechend vorbereitet werden. Gerade hier kommen die Vorteile von Kühlsystemen zum Tragen, die nach entsprechender Einweisung eine problemlose Selbstbehandlung ohne das Risiko einer zu starken Abkühlung des Gewebes erlauben.
Erst nach Rückbildung der floriden Entzündung kann dann auch eine Behandlung mit milder Wärme erfolgen. Die Wärmeanwendung bietet sich vor allem an zur Behandlung der begleitenden Weichteilaffektionen wie Muskelkontrakturen oder Muskeltonuserhöhungen. Geeignet sind hier vor allem hydrotherapeutische Methoden, die vor der Krankengymnastik oder als Aquatraining

mit gleichzeitigen krankengymnastische Bewegungsübungen zum Einsatz kommen.

Indikationen für eine Wärmetherapie sind neben den schon erwähnten Muskelspasmen, Kontrakturen und der Gelenksteife auch die Frozen Shoulder, die subakute Tendinitis und die Sklerodermie – gerade bei der Frozen Shoulder in Verbindung mit Kälteanwendungen.

Die Indikation zur Kältetherapie ist bei allen akuten oder auch chronischen entzündlichen Prozessen gegeben, vorausgesetzt, der Patient empfindet sie als positiv.

Da die Wirkungsspektren der Kälte- bzw. Wärmetherapie sich teilweise überschneiden oder ergänzen, hat sich auch die alternierende Anwendung beider Therapieformen bewährt. Hinsichtlich näherer Einzelheiten sei auf die Standardwerke der Rheumatologie bzw. der physikalischen Therapie verwiesen, wie z.B. (33, 70).

Zusammenfassung

Art und Umfang einer Thermotherapie bei rheumatischen Erkrankungen orientieren sich am subjektiven Erfolg, den der Patient angibt, da sowohl Kälte- als auch Wärme im Einzelfall zur Verschlimmerung der Beschwerden führen können.

Bei der Thermotherapie macht man sich die muskeldetonisierende, schmerzlindernde und antiphlogistische Wirkung von Wärme bzw. Kälte zunutze.

Die intensive Wärmeanwendung mit heißen Packungen und die Diathermie kann eine anhaltende intraartikuläre Temperaturerhöhung bewirken, die geeignet ist, degenerative Prozesse zu beschleunigen und sollte daher nur unter Vorbehalt eingesetzt werden.

Daher gilt grundsätzlich: Kältetherapie bei akuten Schüben rheumatischer Erkrankungen und im freien Intervall, Wärmetherapie nur nach Rückgang der akuten Symptome in Form milder Wärme.

Literaturverzeichnis

1. Abramson, D.I.; Chu, L.S.W.; Tuck, S., Jr.; Lee, S.W.; Richardson, G.; Levin, M.: Effect of tissue temperature and blood flow on motor nerve conduction velocity. *JAMA* 198:1082–1088, 1966
2. Airaksinen, O.; Kolari, P.J.; Miettinen, H.: Elastic bandages and intermittent pneumatic compression for treatment of acute ankle sprains. *Arch. Phys. Med. Rehabil.* 71:380–383, 1990
3. Akeson, W.H.; Amiel, D.; Abel, M.F.; Garfin, S.R.; Woo, S.L.Y.: Effects of immobilization on joints. *Clin. Orthop.* 219:28–37, 1987
4. Allen, F.M.; Crossman, L.W.; Hurley, V.; Warden, C.E.; Ruggiero, W.: Refrigeration anesthesia. *J. Int. Coll. Surg.* 5:125–131, 1942
5. Arnott, J.: On indigestion; its pathology and treatment by the local application of uniform and continuous heat and moisture and an account of an improved mode of applying heat or cold in irritative and inflammatory diseases. London: *J. Churchill;* 1847
6. Arnott, J.: On cold as a means of producing local insensibility. *Lancet* 2:98, 1848
7. Aschner, B.: Lehrbuch der Konstitutionstherapie. 8. Auflage, Stuttgart: *Hippokrates;* 1986
8. Bankoff, G.: The conquest of pain – The story of anesthesia. London: *MacDonald & Co.;* 1946
9. Bartholini, T.: De nivis uso medico. Kopenhagen: *P. Haubold;* 1661
10. Basset, F.H., III; Kirkpatrick, J.S.; Engelhardt, D.L.; Malone, T.R.: Cryotherapy-induced nerve injury. *Am. J. Sports. Med.* 20:516–518, 1992
11. Belitsky, R.B.; Odam, S.J.; Hubley-Kozey, C.: Evaluation of the effectiveness of wet ice, dry ice, and cryogen packs in reducing skin temperature. *Phys. Ther.* 67(7):1080–1084, 1987
12. Benson, T.B.; Copp, E.P.: The effects of therapeutic forms of heat and ice on the pain threshold of the normal shoulder. *Rheumatol. Rehabil.* 13:101–104, 1974
13. Beste, K.W.; Essiger, H.: Ultraschall-Doppler-Analyse der arteriellen Blutströmung vor und nach Kryotherapie. *Z. Rheumatol.* 43:66–74, 1984
14. Birwe, G.; Fricke, R.; Hartmann, R.: Ganzkörperkältetherapie. Beeinflussung der subjektiven Beschwerdelinderung und der Gelenkfunktion. *Z. Phys. Med. Baln. Med. Klim.* 18:11–15, 1989
15. Birwe, G.; Fricke, R.; Hoffmann, R.: Ganzkörperkältetherapie – Auswirkungen auf Gelenk- und WS-Funktion sowie das Beschwerdebild bei chronischer Polyarthritis und Spondylitis ankylosans. *Z. Phys. Med. Baln. Med. Klim.* 15:313, 1986
16. Bonnet, A.: Über die Krankheiten der Gelenke. Leipzig: *C.E.Kollmann;* 1847
17. Bonnet, A.: Neuere Erfahrungen auf dem Gebiete der Gelenkkrankheiten. Leipzig: *C.E.Kollmann;* 1864
18. Borgia, J.F.; Horvath, S.M.: Reflex cardiac effects of local cutaneous cold exposure in dogs. *Am. J. Physiol* 239:H 114–120, 1980
19. Brain, S.D.; Williams, T.J.: Inflammatory oedema induced by synergism between calcitonin gene-related peptide (CGRP) and mediators of increased vascular permeability. *Br. J. Pharmac.* 86:855–860, 1985
20. Brenke, R.; Siems, W.G.: Beeinflussung der Bildung und Beseitigung von Sauerstoff-

radikalen: Neue Aspekte der Wirkung physiotherapeutischer Maßnahmen. *Physiotherapie* 84:100–105, 1993

21. Brück, K.: Physiologische Grundlagen der Kälteabwehrreaktion des Menschen. *Z. Phys. Med. Baln. Med. Klim.* 17:183–195, 1988

22. Ciolek, J.J.: Cryotherapie. Review of physiological effects and clinical application. *Cleveland Clinic Quarterly* 52(2):193–201, 1985

23. Cohn, B.T.; Draeger, R.I.; Jackson, D.W.: The effects of cold therapy in the postoperative management of pain in patients undergoing anterior cruciate ligament reconstruction. *Am. J. Sports. Med.* 17(3):344–349, 1989

24. Collins, K.; Storey, M.; Peterson, K.: Peroneal nerve palsy after cryotherapy. *Physician. Sportsmed.* 14(5):105–108, 1986

25. Cordes, C.; Arnold, W.; Zeibig, B.: Physiotherapie. Berlin: *VEB Verlag Volk und Gesundheit;* 1989

26. Coté, D.; Prentice, W.E., Jr.; Hooker, D.N.; Shields, E.W.: Comparison of three treatment procedures for minimizing ankle sprain swelling. *Phys. Ther.* 68(7):1072–1076, 1988

27. Danner, T.E.K.; Bernett, P.: Tiefe Beinvenenthrombosen nach Knie- und Sprunggelenkverletzungen. *Dtsch. Z. Sportmed.* 41:428–435, 1990

28. Drez, D.; Faust, D.C.; Evans, J.P.: Cryotherapy and nerve palsy. *Am. J. Sports. Med.* 9(4):256–257, 1981

29. Duffley, H.; Knight, K.L.: Ankle compression variability using the elastic wrap, elastic wrap with a horseshoe, edema II boot, and air-stirrup brace. *Athletic Training* 24(4):320–323, 1989

30. Echtermeyer, V.; Stark, E.; Kuschnerow, M.; Groth, E.; Horst, P.: Kryotherapie zur Behandlung des drohenden Kompartmentsyndroms. *Hefte zur Unfallheilkunde* 174:121–125, 1985

31. Einsingbach, T.; Klümper, A.; Biedermann, L.: Sportphysiotherapie und Rehabilitation. Stuttgart: *Thieme;* 1988

32. Ellssel, J.: Abklärung der Hautnebenwirkungen der Ganzkörperkälteexposition (–110° C) auf anamnestisch, klinisch und laborchemisch faßbare Risikofaktoren. *Z. Phys. Med. Baln. Med. Klim.* 15:312–313, 1986

33. Engel, J.M.; Ströbel, G.: Rheumatherapie. 2. Auflage, Weinheim: *VCH Verlagsgesellschaft;* 1990

34. Esch, P.M.; Gerngroß, H.; Fabian, A.: Postoperative Schwellungsreduktion. Objektive Schwellungsmessung am oberen Sprunggelenk unter Serrapeptase – eine prospektive Studie. *Fortschr. Med.* 107(4):115–118, 1989

35. Esclamado, R.M.; Damiano, G.A.; Cummings, C.W.: Effect of local hypothermia on early wound repair. *Arch. Otolaryngol. Head. Neck Surg.* 116:803–808, 1990

36. Esmarch, F., von.: Die Anwendung der Kälte in der Chirurgie. *Langenbeck, Archiv f. Chirurgie* 2:275–332, 1861

37. Farry, P.J.; Prentice, N.G.; Hunter, A.C.; Wakelin, C.A.: Ice treatment of injured ligaments: an experimental model. *NZ. Med. J.* 91:12–14, 1980

38. Fey, C.: Hydrotherapie. Saulgau: *Haug Verlag;* 1950

39. Földi, M.; Kubik, S.: Lehrbuch der Lymphologie. 2. Auflage, Stuttgart: *Gustav Fischer Verlag;* 1991

40. Fricke, R.: Lokale Kryotherapie bei chronisch entzündlichen Gelenkerkrankungen 3–4mal täglich. *Z. Phys. Med. Baln. Med. Klim.* 17:196–202, 1988

41. Fricke, R.: Ganzkörperkältetherapie in einer Kältekammer mit Temperaturen um –110° C. *Z. Phys. Med. Baln. Med. Klim.* 18:1–10, 1989

42. Fruhstorfer, H.: Nozizeption und postoperativer Schmerz. In: Lehmann, K.A., (Hrsg.), Der postoperative Schmerz. Berlin Heidelberg New York: *Springer;* 1990

43. Fuchs, R.: Geschichte der Heilkunde bei den Griechen. In: Neuburger, M.; Pagel, J., (Hrsg.), Handbuch der Geschichte der Medizin. 1.Band: Altertum und Mittelalter. Jena: *Verlag Gustav Fischer;* 1902

44. Furnas, D.W.: Topical refrigeration and frost anesthesia. *Anesthesiology* 26:344–347, 1965

45. Gardner, A.M.N.; Fox, R.H.; Lawrence, C.; Bunker, T.D.; Ling, R.S.M.; MacEachern, A.G.: Reduction of posttraumatic swelling and compartment pressure by impulse compression of the foot. *J. Bone. Joint. Surg. [Br]* 72(5):810–815, 1990

46. Gibson, T.: Surface refrigeration anesthesia for cutting split-skin grafts. *Br. J. Plast. Surg.* 3:6–11, 1950

47. Gillert, O.; Rulffs, W.: Hydrotherapie. 11. Auflage, München: *Pflaum Verlag;* 1990

48. Gillmann, H.: Physikalische Therapie. 5. Auflage, Stuttgart: *Georg Thieme Verlag;* 1981

49. Grant, A.E.: Massage with ice (cryokinetics) in the treatment of painful conditions of the musculoskeletal system. *Arch. Phys. Med. Rehabil.* 44:233–238, 1964

50. Greene, M.A.; Boltax, A.J.; Lustig, G.; Rogow, E.: Circulatory dynamics during the cold pressor test. *Am J Cardiol* 16:54–60, 1965

51. Grigg, P.; Schaible, H.G.; Schmidt, R.F.: Mechanical sensitivity of group III and IV afferents from posterior articular nerve in normal and inflamed cat knee. *Journal of Neurophysiology* 55:635–643, 1986

52. Grond, S.; Lehmann, K.A.: Auswirkungen des postoperativen Schmerzes auf die Rekonvaleszenz. In: Lehmann, K.A., (Hrsg.), Der postoperative Schmerz. Berlin: *Springer;* 1990

53. Haeser, H.: Lehrbuch der Geschichte der Medizin. 1.Band: Geschichte der Medizin in Altertum und Mittelalter. 3. Auflage, Jena: *Verlag von Hermann Dufft;* 1875

54. Harris, E.D., Jr.; McCroskery, A.: The influence of temperature and fibril stability on degradation of cartilage collagen by rheumatoid synovial collagenase. *N Engl J Med* 290:1–6, 1974

55. Hartviksen, K.: Ice therapy in spasticity. *Acta Neurol Scand* 38 (Suppl 3):79–84, 1962

56. Hazarika, E.Z.; Knight, M.T.N.; Frazer-Moodie, A.: The effect of intermittent pneumatic compression on the hand after fasciectomy. *Hand.* 11(3):309–314, 1979

57. Heine, H.: Das System der Grundregulation – Grundlagen für eine ganzheitsbiologische Theorie der Medizin. 7. Auflage, Heidelberg: *Haug Verlag;* 1989

58. Helfreich, F.: Geschichte der Chirurgie. In: Neuburger, M.; Pagel, J., (Hrsg.), Handbuch der Geschichte der Medizin. 3. Band: Neuere Zeit. Jena: *Verlag G. Fischer;* 1905

59. Hentschel, H.D.: Heublumenanwendungen bei rheumatischen Schmerzsyndromen. *Z. Physikalische Therapie* 9:69–76, 1988

60. Ho, S.S.W.; Coel, M.N.; Kagawa, R.; Richardson, A.B.: The effects of ice on blood flow and bone metabolism in knees. *Am. J. Sports. Med.* 22:537–540, 1994

61. Husni, E.A.; Ximenes, J.O.C.; Hamilton, F.G.: Pressure bandaging of the lower extremity. *JAMA* 206(12):2715–2718, 1968

62. Ikemoto, Y.; Kobayashi, H.; Usui, M.; Ishii, S.: Changes in serum myoglobin levels caused by tourniquet ischemia under normothermic and hypothermic conditions. *Clin. Orthop.* 234:296–302, 1988

63. Irving, G.A.; Noakes, T.D.: The protective role of local hypothermia in tourniquet-induced ischemia of muscle. *J. Bone. Joint. Surg.* 67B:297 1985

64. Jacob, S.W.; Kappel, J.E. (Hrsg.): Internat. DMSO-Workshop Hannover, 19. September 1987. München: *Zuckschwerdt;* 1989

65. Jäger, M.; Wirth, C.J.: Praxis der Orthopädie. 2. Auflage, Stuttgart: *Thieme;* 1992

66. Johnson, D.J.; Moore, S.; Moore, J.; Oliver, R.A.: Effect of cold submersion on intramuscular temperature of the gastrocnemius muscle. *Phys. Ther.* 59(10):1238–1242, 1979

67. Jonderko, G.: Einfluß der lokalen Kältetherapie auf das Elektrokardiogramm und den Blutdruck. *Z. Phys. Med. Baln. Med. Klim.* 17:235–239, 1988

68. Kannus, P.; Jozsa, L.; Renström, P.; Järvinen, M.; Kvist, M.; Lehto, M.; et al. The

effects of training, immobilization and remobilization on musculosceletal tissue. 2. Remobilization and prevention of immobilization atrophy. *Scand. J. Med. Sci. Sports* 2:164–176, 1992

69. Kellet, J.: Acute soft tissue injuries – a review of the literature. *Med. Sci. Sports. Exerc.* 18(5):489–500, 1986

70. Kelly, W.N.; Harris, E.D., Jr.; Ruddy, S.; Sledge, C.B.: Textbook of rheumatology. Philadelphia: *W.B. Saunders;* 1989–1924.

71. Kern, H.: Kryotherapie bei Muskelverletzungen. In: Puhl, W., (Hrsg.), Der Muskel. Uelzen: *Medizinisch Literarische Verlagsgesellschaft;* 1989

72. Kern, H.: Grundlagen der Kältetherapie. In: Quinta, (Hrsg.), Kältetherapie aus interdisziplinärer Sicht. 3-Länder-Symposium. Freiburg: *Quinta;* 1991

73. Kern, H.; Fessl, L.; Trnavsky, G.; Hertz, H.: Kryotherapie. Das Verhalten der Gelenktemperatur unter Eisapplikation – Grundlage für die praktische Anwendung. *Wien. Klin. Wschr.* 96(22):832–837, 1984

74. Kleinschmidt, J.G.; Kleinschmidt, J.T.: Wärmetherapie mit Peloiden. *Z. Phys. Med. Baln. Med. Klim.* 14:365–373, 1985

75. Kleinschmidt, J.G.; Schnitzer, W.: Experimentelle Untersuchungen zu thermischen Vorgängen bei der Anwendung von Heißpackungen. *Der deutsche Badebetrieb* 71(2): 1980

76. Knight, K.L.: Cryotherapy: Theory, Technique and Physiology. Chattanooga: *Chattanooga Corporation;* 1985

77. Knight, K.L.; Londeree, B.R.: Comparison of blood flow in the ankle of uninjured subjects during therapeutic applications of heat, cold, and exercise. *Med. Sci. Sports. Exerc.* 12(1):76–80, 1980

78. Knoch, H.G.: Therapie mit Ultraschall. 4. Auflage, Stuttgart: *Gustav Fischer Verlag;* 1991

79. Knüsel, O.: Kryotherapie aus rheumatologischer Sicht. In: Quinta, (Hrsg.), Kältetherapie aus interdisziplinärer Sicht. 3-Länder-Symposion. Freiburg: *Quinta;* 1991

80. Krack, N.: Die zonale Reflextherapie als Alternativ- und Hilfsbehandlung. Heidelberg: *Haug Verlag;* 1983

81. Krauss, H.: Hydrotherapie. 3. Auflage, Uelzen: *Med. Lit. Verlagsgemeinschaft;* 1975

82. Larrey, D.J.: Mémoires de chirurgie militaire et campagnes. Paris: *J. Smith;* 1812

83. Lavelle, B.E.; Snyder, M.: Differential conduction of cold through barriers. *J Adv Nurs* 10:55–61, 1985

84. Levine, J.D.; Dardick, S.J.; Basbaum, A.I.; Scipio, E.: Reflex neurogenic inflammation. 1. Contribution of the peripheral nervous system to spatially remote inflammatory responses that follow injury. *J. Neurosci.* 5:1380–1386, 1985

85. Lewis, T.: Observations upon the reactions of the vessels of the human skin to cold. *Heart* 15:177–208, 1930

86. Liman, W.; Fricke, R.; Taghawinejad, M.; Bernstein, H.: Arterielle Durchblutung unter Kryotherapie bei chronischer Polyarthritis. *Z. Phys. Med. Baln. Med. Klim.* 11:196–201, 1982

87. Löffler, G.; Petrides, P.E.; Weiss, L.; Harper, H.A.: Physiologische Chemie. 2. Auflage, Berlin Heidelberg New York: *Springer;* 1979

88. Mapp, P.I.; Kidd, B.L.; Gibson, S.J.; Terry, J.M.; Revell, P.A.; Ibrahim, N.B.N.; et al: Substance P, calcitonin gene-related peptide and C-flanking peptide of neuropeptide Y-immunoreactive fibres are present in normal synovium but depleted in patients with rheumatoid arthritis. *Neuroscience* 37:143–153, 1990

89. Matsen, F.A., III; Krugmire, R.B., Jr.: The effect of externally applied pressure on post-fracture swelling. *J. Bone. Joint. Surg.* 56-A(8):1586–1591, 1974

90. Matsen, F.A., III; Questad, K.; Matsen, A.L.: The effect of local cooling on post-fracture swelling. *Clin. Orthop.* 109:201–206, 1975

91. McMaster, W.C.; Liddle, S.: Cryotherapy influence on posttraumatic limb edema. *Clin. Orthop.* 150:283–287, 1980

92. Meeusen, R.; Lievens, P.: The use of cryotherapy in sports injuries. *Sports Medicine* 3:398–414, 1986

93. Mindrebo, N.; Shelbourne, K.D.: Knee pressure dressings and their effects on lower extremety venous capacitance and venous outflow. *Orthop int* 2:273–280, 1994

94. Müller-Limmroth, W.: Ergebnisse experimenteller Untersuchungen über die Einwirkung hydrotherapeutischer Maßnahmen auf das limbische System und die Konsequenzen für die Praxis. In: Brüggemann, W., (Hrsg.), Würzburger Gespräche über die Kneipptherapie, Band 1 Hydrotherapie. Bad Wörishofen: *S. Kneipp Zentralinstitut;* 1973

95. Münst, P.; Bonnaire, F.; Kuner, E.H.: Der Effekt postoperativer Kältetherapie in der Gelenkchirurgie mit einem neuartigen Kühlgerät. *Unfallchirurgie* 14:224–230, 1988

96. Nielsen, H.V.: Arterial pressure-blood flow relations during limb elevation in man. *Acta. Physiol. Scand.* 118:405–413, 1983

97. Nielsen, H.V.: External pressure-blood flow relations during limb compression in man. *Acta. Physiol. Scand.* 119:253–260, 1983

98. Noyes, F.R.; Mangine, R.E.; Barber, S.D.: Early knee motion after open and arthroscopic anterior cruciate ligament reconstruction. *Am. J. Sports. Med.* 15:149–160, 1987

99. O'Driscoll, S.W.; Kumar, A.; Salter, R.B.: The effect of continuous passive motion on the clearance of a hemarthrosis from a synovial joint: An experimental investigation in the rabbit. *Clin. Orthop.* 176:305–311, 1983

100. Oosterveld, F.G.; Rasker, J.J.; Jacobs, J.W.; Overmars, H.J.: The effect of local heat and cold therapy on the intraarticular and skin surface temperature of the knee. *Arthritis Rheum* 35:146–151, 1992

101. Ott, R.; Nemec, H.W.; Müller, W.: Nuklearmedizinische Untersuchungen über den Einfluß der Kryotherapie auf die Durchblutung und Gefäßpermeabilität im entzündeten und operierten Kniegelenk. *Z. f. Phys. Med.* 8(2):128–134, 1979

102. Pässler, H.H.; Shelbourne, K.D.: Biologische, biomechanische und klinische Konzepte zur Nachbehandlung nach Bandeingriffen am Knie. *Orthopäde* 22:421–435, 1993

103. Peterson, L.; Renström, P.: Verletzungen im Sport. 2. Auflage, Köln: *Deutscher Ärzte-Verlag;* 1987

104. Pongratz, D.: Kryotherapie bei chronischen Radikulopathien. In: Quinta, (Hrsg.), Kältetherapie aus interdisziplinärer Sicht. 3-Länder-Symposium. Freiburg: *Quinta;* 1991

105. Quillen, W.S.; Roullier, L.H.: Initial management of acute ankle sprains with rapid pulsed pneumatic compression and cold. *J Sports Phys Ther* 4(1):39–43, 1982

106. Robinson, V.: Victory over pain – A history of anesthesia. New York: *Henry Schuman;* 1950

107. Schaubel, H.J.: The local use of ice after orthopaedic procedures. *Am. J. Surg.* 72:711–714, 1946

108. Schmidt, K.L.: Kältebehandlung rheumatischer Erkrankungen: Wirkungsweise, Verfahren und therapeutische Prinzipien. *Akt. Rheumatol.* 6:88–94, 1981

109. Schmidt, K.L.; Mäurer, R.; Rusch, D.: Zur Wirkung örtlicher Wärme- und Kälteanwendungen auf die Hauttemperatur am Kniegelenk. *Z. Rheumatol.* 38:213–219, 1979

110. Schmidt, K.R.; Welter, H.; Pfeifer, K.J.; Becker, H.M.: Lymphangiographische Untersuchungen zum Extremitätenödem nach rekonstruktiven Gefäßeingriffen im Femoropoplitealbereich. *Fortschr. Röntgenstr.* 128(2):194–202, 1978

111. Schmidt, R.F.; Thews, G.: Physiologie des Menschen. 20. Auflage, Berlin, Heidelberg, New York: *Springer;* 1980

112. Schroeder, H.P.v.; Coutts, R.D.; Billings, E.; Mai, M.T.; Aratow, M.: The changes in intramuscular pressure and femoral vein flow with continuous passive motion,

pneumatic compressive stockings, and leg manipulations. *Clin. Orthop.* 266:218–226, 1991

113. Schröder, D.; Pässler, H.H.: Combination of cold and compression after knee surgery. A prospective randomized study. *Knee Surg, Sports Traumatol, Arthroscopy* 2:158–165, 1994

114. Shelbourne, K.D.; Nitz, P.: Accelerated rehabilitation after anterior cruciate ligament reconstruction. *Am. J. Sports. Med.* 18:292–299, 1990

115. Shelbourne, K.D.; Rubinstein, R.A.; McCarroll, J.R.; Weaver, J.: Postoperative cryotherapy for the knee in ACL reconstructive surgery. *Orthop int* 2:165–170, 1994

116. Shelbourne, K.D.; Wilckens, J.H.; Mollabashy, A.; DeCarlo, M.: Arthrofibrosis in acute anterior cruciate ligament reconstruction. The effect of timing of reconstruction and rehabilitation. *Am. J. Sports. Med.* 19:332–336, 1991

117. Sloan, J.P.; Giddings, P.; Hain, R.: Effects of cold and compression on edema. *Physician. Sportsmed.* 16 (8): 1988

118. Spencer, J.D.; Hayes, K.C.; Alexander, I.J.: Knee joint effusion and quadriceps reflex inhibition in man. *Arch. Phys. Med. Rehabil.* 65:171–177, 1984

119. Steigleder, G.K.: Dermatologie und Venerologie. 6. Auflage, Stuttgart: *Georg Thieme Verlag;* 1992

120. Svanes, K.: The influence of deep hypothermia on the formation of cellular exudate in acute inflammation in mice. *Acta Anaesthesiol Scand* 8:143–156, 1964

121. Svanes, K.: The influence of deep hypothermia on the formation of fluid exudate in acute inflammation in mice. *Acta Anaesthesiol Scand* 8:157–166, 1964

122. Swanson, A.B.; Livengood, L.C.; Sattel, A.B.: Local hypothermia to prolong safe tourniquet time. *Clin. Orthop.* 264:200–208, 1991

123. Taghawinejad, M.: Therapieerfahrungen bei lateralem Hüft/Oberschenkelsyndrom mit kombinierter Kaltluft- und krankengymnastischem Übungsprogramm. *Z. Phys. Med. Baln. Med. Klim.* 17:249–253, 1988

124. Taghawinejad, M.; Birwe, G.; Fricke, R.; Hartmann, R.: Ganzkörperkältetherapie – Beeinflussung von Kreislauf- und Stoffwechselparametern. *Z. Phys. Med. Baln. Med. Klim.* 18:23–30, 1989

125. Thom, H.: Krankengymnastik. Band 3. Stuttgart: *Georg Thieme Verlag;* 1986

126. Thorsson, O.; Hemdal, B.; Lilja, B.; Westlin, N.: The effect of external pressure on intramuscular blood flow at rest and after running. *Med. Sci. Sports. Exerc.* 19(5):469–473, 1987

127. Thorsson, O.; Lilja, B.; Ahlgren, L.; Hemdal, B.; Westlin, N.: The effect of local cold application on intramuscular blood flow at rest and after running. *Med. Sci. Sports. Exerc.* 17(6):710–713, 1985

128. Trnavsky, G.: Quantitative Durchblutungsmessung vor, während und nach Eisapplikation. *VASA* 8(1):20–22, 1979

129. Trnavsky, G.: Kryotherapie. 2. Auflage, München: *Pflaum Verlag;* 1986

130. Troyer, H.: The effect of short-term immobilization on the rabbit knee joint cartilage. *Clin. Orthop.* 107:249–257, 1975

131. van der Meulen, J.C.H.: Present state of knowledge on processes of healing in collagen structures. *Int. J. Sports Med.* 3:4–8, 1982

132. van Royen, B.J.; O'Driscoll, S.W.; Dhert, W.J.: A comparison of the effects of immobilization and continuous passive motion on surgical wound healing in mature rabbits. *Plast Reconstr Surg* 78:360–368, 1986

133. Walton, J.N.: Disorders of voluntary muscle. 4. Auflage, London: *Churchill-Livingstone;* 1979

134. Waylonis, G.W.: The physiologic effects of ice massage. *Arch. Phys. Med. Rehabil.* 48:37–42, 1967

135. Wright, J.G.; Araki, C.T.; Belkin, M.; Hobson, R.W., II.: Postischemic hypothermia diminishes skeletal muscle reperfusion edema. *J. Surg. Res.* 47:389–396, 1989

136. Wright, J.G.; Fox, D.; Kerr, J.C.; Valeri, C.R.; Hobson, R.W., II.: Rate of reperfusion

blood flow modulates reperfusion injury in skeletal muscle. *J. Surg. Res.* 44:754–763, 1988

137. Yamauchi, T.: Whole body cryotherapie is method of extreme cold −175° C treatment initially used for rheumatoid arthritis. *Z. Phys. Med. Baln. Med. Klim.* 15:311, 1986

138. Young, A.; Stokes, M.; Iles, J. F.: Effects of joint pathology on muscle. *Clin. Orthop.* 219:21–27, 1987

Herstellerverzeichnis

Pino Pharmazeutische Präparate GmbH,
Notkestr. 13,
22 607 Hamburg

Aircast Europa GmbH,
Postfach 1151,
83 065 Stephanskirchen

Ormed Medizintechnik GmbH,
Merzhauser Str. 112,
79 100 Freiburg

Zimmer Elektromedizin,
Junkersstr. 9,
89 231 Neu-Ulm

Merckle GmbH,
Graf-Arco-Str. 3,
89 079 Ulm

Schupp GmbH & Co,
Postfach 840,
72 238 Freudenstadt